JN020912

発達障害大全

「脳の個性」について
知りたいことすべて

黒坂真由子

日経BP

はじめに

これだけ厚い本を開いてくださったのには、きっと訳があるはずです。

自分自身や大切な人に、発達障害の可能性があると考えておられるのかもしれませんし、もしかすると診断を受けた当事者やその家族かもしれません。学校の先生や医療・福祉関係者、人事に関わる方かもしれません。これまでに何冊も本を読み、情報収集をしてきた方もいるでしょう。

しかし、なかなか発達障害の全体像をつかみきれない、というところかもしれません。

私もそうでした。

発達障害に関する本がすでに書店に多数並ぶなかで、なぜ本書を書いたのか。それも「大全」という、おおげさともいえるタイトルをつけたのか。その訳を少しご説明したいと思います。

本書は、発達障害をテーマに、約2年にわたって続けてきたインタビューがもとになっています。インタビューを始めたきっかけは、私がフリーランスの編集者・ライターであると同時に当事者家族であることです。

2017年、小学2年生だった息子が、文字の読み書きが苦手な「学習障害」であることがわかりました。今振り返ると、おおげさに思えるのですが、当時の私は突然暗闇のなかに閉じ込められたような気持ちになりました。

息子の脳のなかで何が起こっているのか。
これは、どんな障害なのか。
なぜそのような障害になったのか。
遺伝なのか、そうではないのか。
治るのか、治らないのか。

どうやって勉強をすればいいのか。
受験はできるのか。
将来、働くことはできるのか。
どうやって生きてゆけばいいのか。
そのために、自分がしなければならないことは何か……。

わからないことがたくさんありました。
しかし、何より困惑したのは、「何がわからないのかが、わからない」ことでした。

検索ワードがわからない

発達障害について知識を持たなかった私には、知らなければならないこと、調べなければならないこと、しなければならないことが、たくさんあるはずでした。しかし、何を知り、何を調べ、何をしなければならないのかが、何ひとつわからなかったのです。調べようにも、検索ワードがわからない。そんな状態でした。

その後、学校の先生の勧めで検査を受け、学校で特別支援教育を受けるようになるにつれて、少しずつ学習障害と発達障害について理解するようになっていきました。とはいえそれは、個別具体的な経験と知識であり、情報としては断片的なものでしかありませんでした。「知能検査を受けましょう」といわれて、知能検査について慌てて調べるといったことの連続で、発達障害のことが「わかった」という感覚は得られませんでした。

自分の子どもが学習障害であると、ＡＤＨＤ（注意欠如多動症）の子は落ち着きがないといわれるとか、こだわりが強いＡＳＤ（自閉スペクトラム症）のなかには、天才と呼ばれる人もいるらしい、などといった情報は自然と入ってきます。しかしそれらは、とても知識と呼べるようなものでなく、解像度が低く、どこかぼんやりとしていました。

何より、発達障害の全体像がつかめません。

そんなときに、日経ビジネス電子版の編集部から、発達障害の連載をしてみないか、というお話をいただきました。2021年のことです。

発達障害の「あったらよかった1冊」

連載を始めるにあたって、発達障害について、自分が「知っておきたかったこと」「知りたいこと」、そして「これから知っておいたほうがよさそうなこと」を、ざーっと書き出し、整理しました。そして、これらを網羅できるように取材を進めました。

知っておきたかったこと――発達障害と知能の関係、遺伝の割合、診断に必要な検査の種類や方法、投薬の有無、併発はあるのか、治るのかなど。この障害に対して最初に感じる不安や悩みです。

知りたいこと――現在進行形で子どもを育てていて、切実に知りたい目の前の課題です。発達障害の子どもの進学と受験、学校選び、教育の場で受けられる合理的配慮や特別支援、ＩＣＴ（情報通信技術）の活用、そして本人の気持ちなど。

これから知っておいたほうがよさそうなこと——学校を卒業した先の人生に何が待ち受けているのか。就職できるのか、どんな仕事が合うのか、医療や福祉にどのようなサポートの制度があり、どう利用するのがいいのか。

これらをすべて網羅できれば、結果として、「何がわからないのかが、わからない」と途方に暮れたあのときに、「あったらよかった1冊」になるはずです。

複数の証言から浮かび上がる普遍性

本書は、どの章でも興味があるところから読んでいただけるようにつくりました。

各章は「インタビュー」と「インタビューして考えた」という2つのパー

トで構成されています。インタビューには、「外側の視点」と「内側の視点」を設定しました。発達障害の輪郭を捉えるために、医師や研究者、教育者など専門家に取材するのが「外側の視点」。発達障害の診断を受けた当事者に取材するのが「内側の視点」です。

発達障害の課題解決には、医療だけでなく、教育や福祉など、さまざまな分野の専門知識が必要で、外側の視点は不可欠です。一方で、発達障害の人々が内面にどのような思いや悩みを抱えているかを知ることも、発達障害への理解には欠かせません。

「インタビューして考えた」では、インタビューを終えて、私が大事だと思ったトピックを、自分の言葉で改めて簡潔に説明しています。

さまざまな専門家や当事者が語った内容には、重なる部分が驚くほど多くありました。

例えば、発達障害であるかどうかは、社会との関わりで決まるということ。

そして、発達障害に必要なのは、治療ではなく、対応であるということ。

あるいは、発達障害の人にとって、小学校に上がる前の幼年時代と、大学時代は、比較的穏やかであり、一方で、小学校入学直後と、就職直後は、困難が多くなりやすいこと。

これらの指摘には、一定の普遍性があると思います。

一方で、いくつかの点においては、専門家の間で意見が分かれたことも事実です。例えば、子どもに診断を下すべき時期や、特別支援教育をどう評価するかなど。これらについては、あえて両論を併記していますが、そういった意味においても、本書は発達障害に対する絶対的な正解を示すものではありません。発達障害に対する捉え方や考え方はこれまでも大きく変化してきましたし、この先も変化していくでしょう。発達障害という流動的な概念の、現時点でのスケッチであるとご理解いただければと思います。

選択肢があれば、将来の見通しが持てる

今、発達障害について何らかの知識を得たいと考えている皆さんにとって、「本書がどう役に立つのか」をまとめるなら、発達障害のキーワードを知ることで、選択肢が増えることだと思います。

例えば、職場でうまくいかなくて、「自分は発達障害かもしれない」と感じたとき。最初に浮かび上がるキーワードは、「診断」かもしれません。診断を受けるか、受けないか。そして、その先、職場や働き方を変えるのか、投薬で解決するのかなど、最初の選択肢をいくつか持てるはずです。

「わが子が発達障害かもしれない」と感じたときもそうです。相談できる相手は複数あります。そこから、どういった医療や福祉、教育につながっていけばいいのか。受験や進学、就職にも、さまざまな選択肢があります。それらを比較し、準備ができるようになるはずです。

あるいは、同僚など周囲の人が「発達障害かも」と感じたのなら、相手がどのような場面で、どのような困りごとを感じているのかが見えてくるでしょう。それに対して、どのような対応を取り得るのかが、想像できるようになるはずです。

知識としてのキーワードが増えるということは、手持ちのカードが増えるということです。悩みのただなかにいると、ふと目についたひとつの選択肢に焦って飛びついてしまうことがあるものです。しかし、手のなかにいくつかカードがあれば、もう少し落ち着いて考えることができるはずです。それは、将来への見通しが持てるようになるということです。

連載を始めた当初、私には当事者家族として、専門家や当事者に聞きたいことが山ほどありました。もしかすると、そのほとんどが素朴な疑問であったかもしれません。初期のインタビューを今、読み返すと、恥ずかしいようにも感じます。しかしこれらの素朴な質問は、息子が発達障害であるとわかったときに、心から聞きたかった、知りたかったことでもありました。

医学的なことだけでなく、制度的なことまでカバーするためには、たくさんの専門家、第一人者に話を聞かなければなりませんでした。インタビューという形で多くの皆さんにご協力いただいたおかげで、1人ではとうてい書き切れない内容を、本書に凝縮することができました。また、発達障害の人たちが日々、どのように感じ、考えているのかにも、触れることができるものになったはずです。最終的に、人生を通じて必要なキーワードが盛り込まれた「大全」と呼べるものになったと感じています。

本書の役割は「発達障害とは何か」を知りたいと思った皆さんが、できるだけ多くのキーワードに出合うことだと考えています。そのことで、皆さんの人生の手持ちのカードを1枚でも増やすことができたとしたら、とてもうれしく思います。

2023年12月　黒坂真由子

目次　発達障害大全

はじめに　001

序章
「発達障害」とは、何か？　023

発達障害とは「脳の個性」である　024
発達障害は「1つの障害」ではない　028
発達障害が増えているのは、社会の問題かもしれない　032
発達障害に必要なのは治療ではなく対応　036
障害になるかどうかは生きている時代と場所による　040

コラム
「DSM」は「診断のマニュアル」――039
お薦め書籍――044

第1章

ADHD――注意欠如多動症

045

インタビュー―1
［専門家・精神科医］岩波明氏――046
発達障害は病気ではなく「脳の個性」
治すべきものではない

インタビューして考えた
1　ADHDはどこにでもいる普通の人――072
2　「多動」といっても、歩き回るわけではない――074
3　診断を受けると「ほっとする」――078
4　大人になるにつれて悩みは減っていく――082
5　自己診断は禁物　怖いのは二次障害――086
6　「ADHDの薬」には劇的な作用がある――090

お薦め書籍――094

第2章
発達障害とＩＱ
095

インタビュー―2
［専門家・児童精神科医］宮口幸治氏――096
発達障害と知的障害「ＩＱ70～85」の生きづらさとは何か？

インタビューして考えた
1 発達障害の人の知能は凸凹している――120
2 発達障害の人には、ＩＱが高い人も低い人もいる――124
3 気づかれない境界知能と軽度知的障害――126
4 認知機能を強化するコグトレ――130
5 合理的配慮と周囲との連携――132
6 配慮しすぎれば、伸びる能力が伸びなくなる――134
7 ＩＱが高い発達障害の子は見逃されやすい――136
8 早期教育で「つくられたＩＱ」が子どもを苦しめる――138

お薦め書籍――140

第3章

子どもの発達障害

インタビュー3
［専門家・小児科医］高橋孝雄氏 ―― 142
子どもの発達障害でよくある〝勘違い〟
心配が要らないケースも

インタビューして考えた
1 発達障害の早期発見はプラスなのか？ ―― 170
2 発達障害の診断で自尊感情を守る ―― 174
3 発達障害から派生する二次障害、希死念慮、不登校など ―― 176
4 子どもの障害に親が気づくことの難しさ ―― 180
5 遺伝するから子どもの気持ちがわかる ―― 182
6 療育は負担にならないように ―― 184
7 しつけや育て方のせいではない ―― 186

インタビュー4
［当事者・漫画家］沖田×華《ばっか》氏 ―― 188
人気漫画家の告白
「発達障害の私はタヌキの子。人間になりたかった」

お薦め書籍 ―― 224

第4章
ASD ―― 自閉スペクトラム症 225

インタビュー―5
ASDの人が疲れやすいのは、カモフラージュをするから？
［専門家・精神科医］本田秀夫氏 ―― 226

インタビューして考えた
1 ASDは対人関係とこだわりの障害 ―― 250
2 ASDと知的障害 「天才」と呼ばれる理由 ―― 254
3 ASDとADHDの違いと重なり ―― 256
4「空気」は読まないほうが悪いのか？ ―― 258
5 ASDの人の内面にある豊かで不思議な世界 ―― 262

お薦め書籍 ―― 266

第5章

発達障害と学校

インタビュー6

［専門家・学校長］東野裕治氏──268

国連が中止要請の「特別支援教育」発達障害児にはメリットも

インタビューして考えた

1 少数派にとって学校は居心地が悪くなりやすい──302

2 不登校の背景にある発達障害──306

3 特別支援教育を受ける心理的ハードルが低くなった──312

4 発達障害の子の多くが普通の学校に通う──316

5 普通の学校で特別支援を受ける──318

6 いじめられやすい子が主役になれる特別支援学校──322

7 地元で友だちをつくれるといい──326

8 人気高まる「私立通信制高校」と「公立高校」の選択肢──328

9 就職率99％の高専　専門・実践教育が向く子も──332

10 進学準備は「早め」が肝心──334

11 発達障害の子が中学受験をするなら──338

インタビュー 7
［専門家・研究者］中邑賢龍氏 —— 340
発達障害の子どもは「天才」なのか？イノベーションの担い手なのか？
お薦め書籍 —— 370

第6章 発達障害と仕事

371

インタビュー 8
［専門家・経営者］鈴木慶太氏 —— 372
発達障害で障害者手帳をとることに損はない

インタビューして考えた
1 自分に向かない仕事を知ることが大事 —— 402
2 発達障害の人たちはいろんな職場で普通に働いている —— 406
3 発達障害をサポートできる職場は生産性が高い —— 408
4 障害者手帳にプラスはあってもマイナスはない —— 412
5 障害者雇用の給料は低くないかもしれない —— 414
6 発達障害の人と一緒に働いていくための小さな知恵 —— 416

7 誰もが誰かの支援者になるアライシップ――420

インタビュー―9
［当事者・作家］借金玉氏――422
発達障害の僕が「治療よりライフハック」と思う理由

お薦め書籍――450

第7章 学習障害――「発達性読み書き障害」を中心に

451

インタビュー―10
［専門家・研究者］宇野彰氏――452
読み書きが苦手な発達障害の人はクラスに3人くらいいる

インタビューして考えた
1 読めるけど書けない、漢字だけ書けない　さまざまなパターンがある――482
2 イタリア語なら障害にならない？　英語と漢字は難しい――484
3 小学1年生の夏休みが大事　ひらがなをチェックしよう――486
4 苦手な理由は一人ひとり違う　検査でわかれば楽になる――490

5 タブレット端末やスマホを活用して「文章をつくる」練習をしよう 494

コラム
フォントで読みやすさが変わる 498
お薦め書籍 499

第8章 発達障害と多様性

501

インタビュー11
［専門家・当事者］横道誠氏 502
発達障害を生きるのは、エヴァンゲリオンの操縦と似ている

インタビューして考えた
1 少数派のコミュニティーがあれば生きやすい 534
2 多数派だって生きづらいことがある 536
3 脳が持つ可能性に期待する 538
4 多数派の私たちは今のままでいいのか？ 540

インタビュー12
［専門家・研究者］松本敏治氏――542
発達障害の謎を解く
『自閉症は津軽弁を話さない』著者に聞く
お薦め書籍――564

終章
発達障害の希望
565

インタビュー13
［当事者・経営者］似鳥昭雄氏――566
勉強ができない口下手な少年が
ロマンとビジョンで人生を切り拓くまで

おわりに――580
参考文献――v
用語・索引――i

監修

序　章	**岩波明氏**（昭和大学医学部精神医学講座主任教授）
第1章	**岩波明氏**
第2章	**宮口幸治氏**（立命館大学教授）
第3章	**高橋孝雄氏**（慶應義塾大学名誉教授、新百合ヶ丘総合病院・発達神経学センター長）
第4章	**本田秀夫氏**（信州大学医学部子どものこころの発達医学教室教授）
第5章	**東野裕治氏**（大阪府立羽曳野支援学校校長）
	中邑賢龍氏（東京大学先端科学技術研究センター・シニアリサーチフェロー）
第6章	**鈴木慶太氏**（Kaien代表）
第7章	**宇野彰氏**（NPO法人LD・Dyslexiaセンター理事長）
第8章	**横道誠氏**（京都府立大学文学部准教授）
	松本敏治氏（「ガジュマルつがる」代表）
終　章	**中邑賢龍氏**

序章

「発達障害」とは、何か？

発達障害とは「脳の個性」である

発達障害とは何か――。

この2年ほど、発達障害に関わる方々に取材を重ねてきました。本書には、そのなかから13篇のインタビューを収録すると同時に、取材を通じて私なりに考えた「発達障害を理解するために大事なこと」をまとめていきたいと思います。

医師や研究者、教育者などの専門家、そして発達障害と診断を受けた当事者やその家族など、さまざまな立場の方々に、多くの質問や疑問を投げかけてきました。

そのなかで「答えるのが一番難しい」といわれたのが、冒頭の質問。「発達障害の定義」だったのです。

なぜ専門家が悩むほど、当事者がうまく答えられないほど、発達障害を定義することは難しいのでしょうか？　その理由がどこにあるのか、この章を通して見ていきましょう。

ポイントは「本人が困難や障害を感じるかどうか」

ひとつは、発達障害であるかどうかの判断においては「日常生活での困りごとがあるか」という部分が重視されるからです。

例えば、「忘れ物が多い。じっと座っているのが苦手」など、同じ特性があるAさんとBさん。Aさんはハーブを栽培する仕事をし、Bさんは役所で働いています。Aさんは日常生活において大きな困りごとはありません。一方のBさんは、しなければならない連絡を忘れていたり、計算ミスを頻発したりするなど、失敗ばかりで毎日上司に怒られています。

同じ特性があるAさんとBさんですが、「発達障害」と診断される可能性があるのはBさんです。Aさんは日常生活において大きな困りごとはありませんから、診断はつかないでしょう。そもそも病院へ行って診断を受ける必要がないのです。

このように発達障害の定義においては、日々の生活のなかで「本人が困難や障害を感じるかどうか」がポイントとなります。

これは、いわゆる「病気」の定義とは大きく違います。

例えば糖尿病。自覚症状が出にくいといわれる生活習慣病です。自覚症状がなければ、「生活に困難を感じる」こともなさそうですが、血糖値などの客観的な基準を満たせば、糖尿病と判断されるわけです。つまり、このような病気は発達障害と違い、客観的な診断基準が重視され、本人が困難を感じるかどうかは「病気かどうか」を判断するための指標にはならないということです。「生活に困難はない！　だから糖尿病ではない」と本人がいくら主張したとしても、検査データなどから医師が糖尿病であると判断すれば、糖尿病と診断されます。

発達障害にも「診断基準」はあります。「ＤＳＭ《ディーエスエム》」などのマニュアルにはチェック項目が列挙されています（本章のコラムで解説）。しかし、慶應義塾大学名誉教授で小児科医の高橋孝雄氏（インタビュー3）は、「チェックリストのうちの何項目が当てはまるかより、お子さんや家族が日常生活で本当に困っているかどうかをしっかり見極める」としています。

発達障害であるかどうかは数値やデータといった物差しだけで測れるものではなく、本人の主観に大きく左右されます。これが発達障害を定義するのが難しい理由のひとつです。

治すべきものではない

発達障害を「脳の個性」や「脳の多様性（ニューロダイバーシティー）」とする動きも出てきています。日本で初めてＡＤＨＤ（注意欠如多動症）（＊1）専門外来を立ち上げた医師の岩波明氏は「発達障害は『病気』ではなく、したがって『治すべきものではない』」といいます（インタビュー1）。

”
発達障害は生まれつきのものです。ポジティブに表現すれば、「脳の個性」ということもできますが、個性ですから「治る」ことはありませんし、基本的な特性は変わることはないのです。
“

発達障害の当事者である横道誠氏（インタビュー11）も「いまでは、発達障害者だけでなく定型発達者も『脳の多様性』を生きているという考え方が支持を集めている」としています[＊2]。「定型発達者」というのは、発達障害ではない大多数の人々を指す言葉です。「『脳の多様性』を生きる」というのは、人は皆違った脳を持ち、その特性とともに生きているということです。ただし、そのなかには多数派と少数派がいて、前者は普通、後者は障害とされ、「定型発達者」と「発達障害」という区分がなされてきたという指摘です。このように捉えると、発達障害の見方が大きく変わる気がします。

つまり、「発達障害は病気ではなく、脳の個性であり、特性である」。発達障害を理解するにあたり、最初に頭に入れておきたい考え方です。

＊1 ＡＤＨＤ（注意欠如多動症）：注意・集中力の欠如と多動・衝動性が見られる障害。Attention-Deficit/Hyperactivity Disorderの略称。
＊2 横道誠『みんな水の中』（医学書院、２０２１）

発達障害は「1つの障害」ではない

ちょっと複雑な発達障害という概念。

人に説明するときに、私は「色」をたとえとして使うようにしています。「色」というのは総称です。色とされるもののなかには、赤、青、黄色などたくさんの種類があります。青と黄色を混ぜると緑になるように、色の種類は無限に広がり、そしてそれぞれに濃淡もあります。

発達障害は総称だと教えてくれたのは、岩波氏でした。では何の総称かというと、「生まれつきの脳機能の偏り」を持つ状態の総称だといいます。「発達障害」という総称のなかに、「注意欠如多動症（以下、ADHD）」「自閉スペクトラム症（以下、ASD）」「限局性学習症（以下、学習障害）」などの種類があるということです。そしてそれらが重なり合うと、まるで色が混ざるように、それぞれについて一般的にいわれている症状とは違う面を表すようになります。また同じ症状のなかで濃淡があるのも、色と似ています。

ご自身やお子さんなどの発達障害について考えるときに、「どの種類で、どのあたりが色濃く出ているのだろう?」と考えると、理解しやすくなるかもしれません。

発達障害にはどのようなものがあるのか

本書で主に扱う発達障害についてお伝えしておきます。次の3つの障害です。

● ADHD:注意欠如多動症(Attention-Deficit/Hyperactivity Disorder)
● ASD:自閉スペクトラム症(Autism Spectrum Disorder)
● 学習障害:限局性学習症/限局性学習障害、LD、SLD(Specific Learning Disorder)

不注意や多動、衝動性が問題となるADHD、対人コミュニケーションやこだわりの障害であるASD、そして「読む」「書く」「計算する」など、特定の分野に困難がある学習障害です。

最近では「発達性協調運動症(DCD:Developmental Coordination Disorder)」が取り上げられることも増えてきました。これは今の親御さんが学生のころであれば、「不器用」や「運動が苦手」といわれていたものです。そのほかにも、チック症や吃音などを発達障害の概念に含めることもあり、この本で取り扱うものだけが「発達障害」であると定義されているわけではありません。

漢字や英語の略語が多くて、混乱してしまうかもしれません。ADHDとASD、学習障害についてはのちに章を改めてご説明しますので、ここでは「発達障害とは色のようなもので、赤、青、黄色のように種類がある」ということをなんとなく覚えておいてください。

発達障害には「重なり」と「濃淡」がある

次ページの図を見ていただくとわかるように、それぞれの症状には「重なり」があります。そのため、「ADHDとASD」「ASDと学習障害」など、1人のなかに複数の障害が共存し、重なっていることがあります。重なりがある人のほうが多い、という専門家もいます。

複数の障害が同時にあると、例えば「ぴったりとADHDの症状に当てはまらない」といったことが起こります。青と黄色を混ぜると緑になるように、ベースには同じ障害があるのに、見え方が違ってくるのです。

また、それぞれの障害には濃淡もあります。「発達障害とまではいえないけれど、それに近い特性がある」という人も多く、このような診断がつくかどうかの境界近くにある状態を「グ

発達障害の「重なり」と「濃淡」

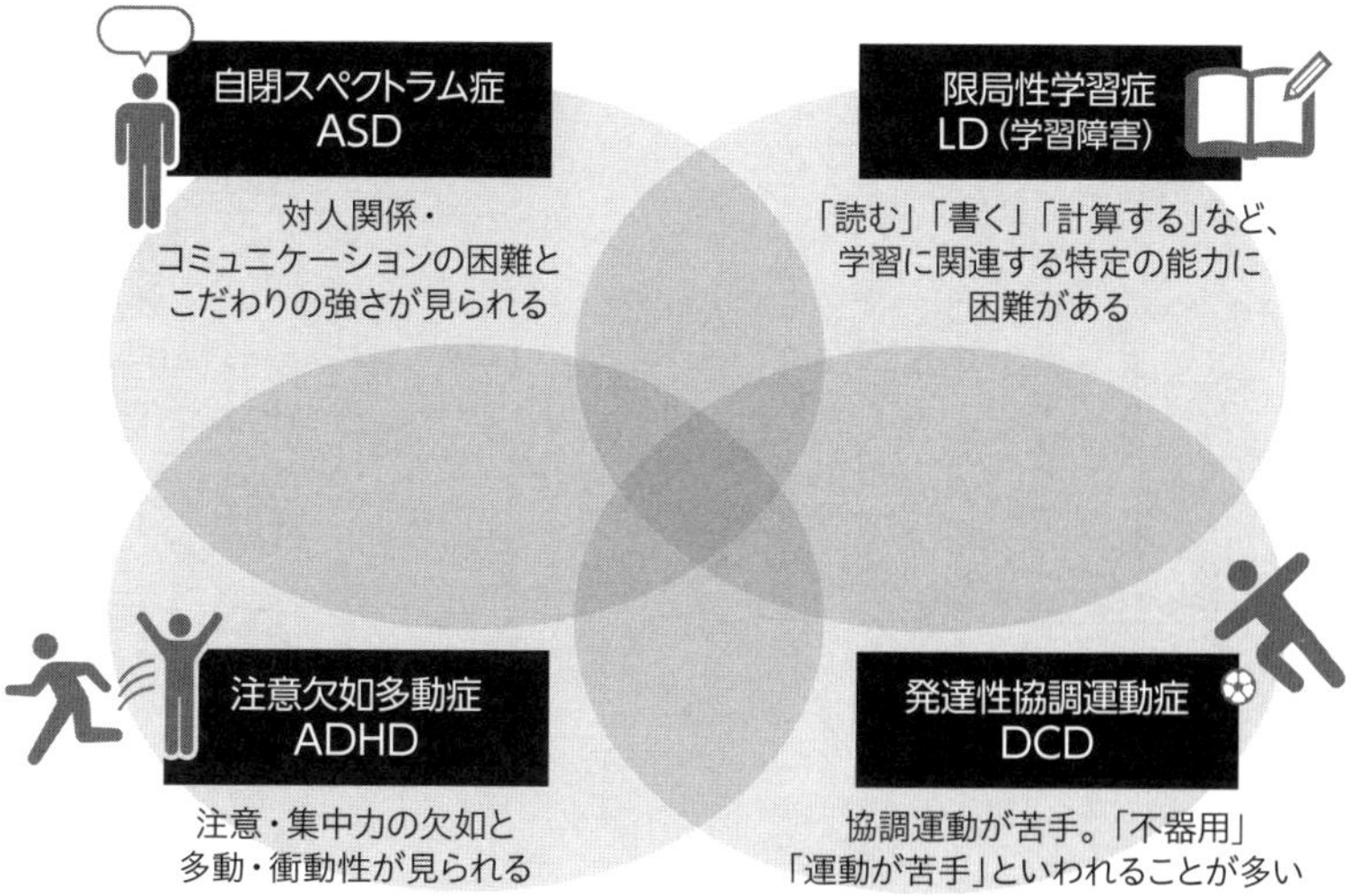
自閉スペクトラム症
ASD
対人関係・
コミュニケーションの困難と
こだわりの強さが見られる
限局性学習症
LD（学習障害）
「読む」「書く」「計算する」など、
学習に関連する特定の能力に
困難がある
注意欠如多動症
ADHD
注意・集中力の欠如と
多動・衝動性が見られる
発達性協調運動症
DCD
協調運動が苦手。「不器用」
「運動が苦手」といわれることが多い

レーゾーン」ということもあります。

また、人生を通じてその濃淡が変わるということも、当事者の話から見えてきます。特にＡＤＨＤから生じる困難は成長によって薄れていくことが多いようです。

発達障害には濃淡がある。これは、知っておきたいことのひとつです。同じ「ＡＳＤと学習障害」の重なりがある２人でも、どちらが濃く出るかによって、その症状は変わりますし、サポートの仕方も違ってくるからです。

一人ひとりの脳がまったく違うように、発達障害も人それぞれ違うものです。どの障害がメインなのか、どう重なるのか、濃淡はどうかによって、違った様相を見せてくるのです。

発達障害が増えているのは、社会の問題かもしれない

「数値やデータで決まらないなら、発達障害かどうかは、感じ方次第ということ？」

ここまで読んできて、疑問に思われた方もいるかもしれません。

そう、その通りです。「大人になってから発達障害になった」という人がいますが、このような言葉遣いは、「本人の感じ方によって決まる」ということを表しています。発達障害の本質は脳の特性にあり、脳の特性は生涯変わることはありません。しかし、周りの環境はどんどん変わっていきます。特に、学生から社会人となったときの環境の変化は、発達障害があるかどうかにかかわらず大きなものです。

繰り返しになりますが、発達障害が生まれつきの脳の特性であるとすれば、家庭環境やしつけによって生じたり、治ったりすることはありません。もちろん大人になってから、突然「発症」することもありません。にもかかわらず、大人になってから発達障害の「症状」を訴える

人は多くいます。それはなぜでしょうか?

岩波氏は、小さな自営のお店が減ったことも、発達障害の増加につながっていると指摘します。

会社では「仕事の管理化」が進んでいます。すると指示通りに仕事ができない人は、どうしても目立ってしまいます。例えば、昔ながらの街の電器店では無理なく働ける人も、大手家電チェーンでは働くことが難しい、といったことが起こります。前者では接客も在庫管理も自己流が許され、ある意味、自分の裁量が大きい一方、後者では細部までマニュアルに従ったり、上司に指示や判断を仰ぐことを求められたりするからです。

「ある一定の基準から外れないように行動すること」が求められる社会においては、それに応じることができない人は、弾き出されてしまいます。

「発達障害が増えている」という言い方がされるのは、「社会の変化によって、自分を発達障害だと認識する人が増えている」というところに原因のひとつを求めることができそうです。

学校生活を乗り切った後に

発達障害の特性があると、学校生活でも困難を感じるものですが、家族や先生、友人のサポートで乗り切る人も多くいます。受験をへて、大学へ進学する人もいます。生きづらさを感じつつも、なんとか頑張って周りの人と同じ道を歩んできた。そんな人が社会に出た途端、どうにもならないほどの困難にぶつかってしまう。そういうことが実際に起きているのです。

ＡＤＨＤの診断を受け、ＡＳＤ的な症状も持ち合わせているという借金玉氏。早稲田大学を卒業して銀行に入行したものの、「1ミリも仕事ができなかった」。そのため1年半で辞職したといいます（インタビュー9）。

> まず、書類が整理できない。それから自分に降りてきたタスクが整理できない。…（中略）…あと「顔を立てる」も難しかった。銀行では、「あの人に話を通しておけよ」というのがたくさんあるんです。「断られる前提で声をかけておく」とか。

あいさつする習慣が職場にあることはわかっても、忙しそうな人たちに声をかけるタイミングがわからず、そんなところでも困惑したそうです。

日本企業に多い「明文化されていないルール」に対応するには、空気を読まなければなりません。コミュニケーションが苦手な人にとって非常に難しいことです。職場での困りごとが増えて初めて、自分自身を発達障害だと認識する人もいるのです。

ではどうすればいいのか。

何より大切なのは、環境です。

環境という言葉を、ここではかなり広い意味で使っています。子ども時代においては、家族や先生、学校が大切な環境となります。周囲の人たちが、子どもの特性を理解し、受け入れてくれるかどうかです。社会で働く際には、職場がその人の生きやすさを左右する環境になります。

畑では、障害にならない

どのように職を選ぶべきかは、のちほど詳しくお話ししますが（第6章）、ここでは、発達障害の連載から派生してインタビューした、養老孟司氏(*)の言葉を引きます。

”

僕の知り合いは、学校になじめない子、例えばＡＤＨＤの子を引き取って、農業をしているんです。「畑に連れていってしまえば、多動もくそもないよ」といっていました。結局、置かれた状況次第なんですね。教室のなかだと多動が目立つけど、畑だったら全然目立たない。田舎で育って、畑にいたら誰も気にしなかったのが、「きちんとしなさい」と座らせようとするから気になる。それができないからって、別に異常なわけではないですよ。

“

＊養老孟司、黒坂真由子「養老孟司氏、『どうせ自分は変わる』が心をラクにする」日経ビジネス電子版（２０２２年５月27日）

発達障害に必要なのは治療ではなく対応

自分の子どもが学習障害だとわかり、一番つらかったのは、「治らない」という事実でした。息子は文字の読み書きが極端に苦手な発達性読み書き障害です（学習障害と発達性読み書き障害については、第7章で詳述）。最初のころは、発達障害の知識がなかったために、「専門的な訓練を受けたら治るかも」「目のトレーニングをすれば、普通の子のように読めるようになるのでは」といったことを延々と考えたものでした。

発達障害は治りません。

ここが、うつ病などの精神疾患とは違う部分です。発達障害の特性は生まれつきですから、「なったり、治ったり」ということはありません。現在、発達障害の診断を受けている人は、生まれたときからそのような特性の脳を持っていたわけです。

これを岩波氏は次のように説明します。「仮に、うつ病を例にとれば、『生まれつきうつ病』

という人はいません。しかし、発達障害は生まれつきのものです」。うつ病のような病気や疾患は、人生のある時期に罹患することはあっても、生まれつきということはありません。そして、治癒も可能です。ここは明確に違う部分です。

治らないなら、環境を変えてみる

脳の特性だから治らない。では、何もできないかというとそんなことはありません。脳の特性を「治療」することはできませんが、そこから生じる困りごとに「対応」はできます。

例えば、環境を変えることはできます。

就職で困っているのであれば、障害者雇用で就職するという選択肢があります（第6章）。職種を選ぶことも大切です。

1人でできる仕事は、発達障害の人に向いています。ADHDの借金玉氏は、銀行を辞めて作家となり、起業しています。看護師だった沖田×華《ばっか》氏（インタビュー4）は、漫画家として活躍しています。チームで働くのではなく、個人で働く方向へのシフトです。

ライターという仕事をしていると、何かと大学の先生に会う機会が多いものです。そんなときに発達障害が話題になると、「うちの学校の先生にも多いよ」「実は、私もそうなんだ」などとおっしゃる先生が多く、驚かされます。発達障害の特性は、どうやら研究職にも向いているようです。一般企業では、管理職への昇進やリーダーへの就任を断ることで、精神的な負担を減らしている方もいます。

リモートワークができるようになり、働きやすくなったという話も聞きます。発達障害の特性がある人にとって、「1人で働ける環境」は仕事をするうえで大切になるようです。

道具を変える、方法を変える

学習障害であれば、道具を変えることで、ずいぶんと負担が減ります。発達性読み書き障害の息子は、小学3年生からタイピングの練習を始め、4年生で教室にタブレットを持ち込みました。これで初めて、皆と同じように授業時間内で板書を写せるようになりました。

考え方を大きく変えて、対処の方法を変えるのも有効です。

ADHDで持ちものをすぐなくしてしまう子の親御さんには、「消しゴムはなくなるもの」と割り切って、消しゴムをたくさん買い置きしている方がいます。筆箱を複数持っている子もいます。なくすたびに探したり、叱ったりするより、ストレスがありません。

発達障害であることを、変えることはできません。その事実を受け入れると逆に、できることが見えてきます。

コラム

「DSM」は「診断のマニュアル」

発達障害に関する本を読んでいると「DSM」という言葉が出てきます。精神疾患を診断するときに用いるマニュアルです。

DSMはDiagnostic and Statistical Manual of Mental Disordersの略称で、日本では「精神疾患の分類と診断の手引」「精神疾患の診断・統計マニュアル」とされています。米国精神医学会が作成し、世界で利用されています。現在、よく目にするのは「DSM-5」で、2013年に出版された第5版。初版は1952年です。2023年に最新版「DSM-5-TR」の日本語版が出たので、今後はこちらを目にすることが増えるでしょう。

DSMが版を重ねるごとに、そこに含まれる精神疾患やその表現は変化しています。例えばアスペルガー症候群（Asperger syndrome)。「DSM-4」では、知的発達や言語発達に遅れがない広汎性発達障害のひとつとして、自閉性障害と区別されていましたが、「DSM-5」では自閉スペクトラム症（ASD）に含まれた概念となっています。

もうひとつ「ICD《アイシーディー》(International Statistical Classification of Diseases and Related Health Problems）」という分類があります。これはWHO（世界保健機関）が作成しているもので、統計調査や医療機関での診療録（カルテ）の管理などをするために使用されています。ICDは精神疾患だけでなく、病気やけが全般を分類しています。

いずれにせよ「診断のマニュアル」と思い出せばOKです。

障害になるかどうかは生きている時代と場所による

「発達障害は治らない」という話をしてきました。

しかし、実はこの言い方そのものが間違いかもしれません。

なぜかというと、発達障害の人が「障害がある」とされるのは、「今、この場所で生きることに困難を感じている」からです。今ではない時代、ここではないどこかであれば、困難を感じない可能性があります。つまり、障害にはならない時代や場所があるということです。

狩猟採集の時代に活躍したADHD

ベストセラーとなった『スマホ脳』（新潮新書）は、ADHDの特性が、有利に働く時代があったことを指摘しています。

「常に周囲を確認し、異常なほど活発で、すぐに他の事に気を取られる」ような子どもが、現代社会にいれば、教室でじっと座っていられず、「ADHDの診断が下る」はずだと著者のアンデシュ・ハンセン氏はいいます。しかし、狩猟採集社会だったらどうでしょう？
「かつてはそんな性格のおかげで、危険を速やかに避けることができたのだ。茂みの中でカサカサと音を立てているのは、食べられる物かもしれない。すぐに見てみよう！」（『スマホ脳』）

そんなADHDの特性のおかげで、生存競争を勝ち抜けたのです。

また、学習障害があったとしても、文字のない社会では問題にはならないかもしれません。これほど大きな時代の変化でなくても、「小さな自営業が減ると、発達障害は増える」というように、この数十年だけを考えても、社会は発達障害の人が生きにくい方向へと変化してきました。

小児科医の高橋氏は、発達障害の本質を「発達が進むに従って、次第に明らかになってくる日常生活上の困難さ」としています。借金玉氏はそれを「生活のなかで生じる具体的な問題」と表現しています。障害は「現代社会における日常生活」のなかにあります。社会の側の変化が、人に新しい障害を生じさせるともいえます。

このような捉え方は国連総会で採択された「障害者権利条約」にも通じます。障害を個人の心身の特徴としてではなく、取り巻く環境との相互作用で捉える「社会モデル」の考え方です。自分の特徴と社会のミスマッチが起こったとき、それが障害となるわけです。

社会モデルの考え方を知ったとき、正岡子規の『病牀六尺』（岩波書店）のなかにある一節を思い出しました。子規が1902年、新聞「日本」に連載した日記的随筆ですが、こんな記述があります。

「近眼の人は遠方が見えぬこと、すべての物が明瞭に見えぬこと、これだけでも…（中略）…既に半分の知識を失ふて居る。まして近眼者は物を見ることを五月蠅《うるさ》がるやうな傾向が生じて来ては、どうしても知識を得る機会が少くなる」

「なるほど100年前だと、眼鏡がないと本も読めない近眼の私は、普通に学ぶことはできなかったのか」と思いました。眼鏡がまだ高価だった時代の話です。現在、眼鏡やコンタクトレンズを使う人に、障害があるとされることはありません。社会の変化で、障害の定義が変化した身近な例です。

「空気が読めない」のは誰か

時間的変化だけでなく、場が変わるだけでも障害にならないことがあります。

ある銀行員の方は、発達障害の特性から、職場でのコミュニケーションに悩んでいました。ところが、米国に赴任になった途端に悩みは「まったくなくなった」といいます。米国社会では、明確な言葉で説明するのが当たり前で、「空気を読む」必要がないからです。

海外まで行かなくとも、集まるメンバーが変わるだけで障害が消えることがあります。発達障害の当事者が集まる「自助グループ」の場であれば、発達障害の特性があっても、あまりコミュニケーションに困りません。このような場で「空気が読めない」とされるのは、むしろ定型発達の人たちです。当事者の集まりを運営する松本敏治氏（インタビュー12）と横道氏（インタビュー11）はいいます。

”

ASDの人が多数派で、定型発達の人が少数派の世界になったら、定型発達の人たちのほうが「何かおかしい」ということになるでしょう。「なんで、表情を読もうとするの？」「発言で判断したほうが、合理的でしょ」などと。（松本氏）

“

”

私たちはよく、「KY（空気が読めない）」といわれますが、自助グループでは逆の現象が起きます。自助グループの集まりでは、発達障害者が多数派です。そこに支援者など定型発達の人が混ざると、定型発達者こそがKYなんです。（横道氏）

“

発達障害だとされるのは、今、この時代の日本で、多数派のなかで暮らしているから。それが2年に及ぶインタビューから見えてきたことです。

お薦め書籍

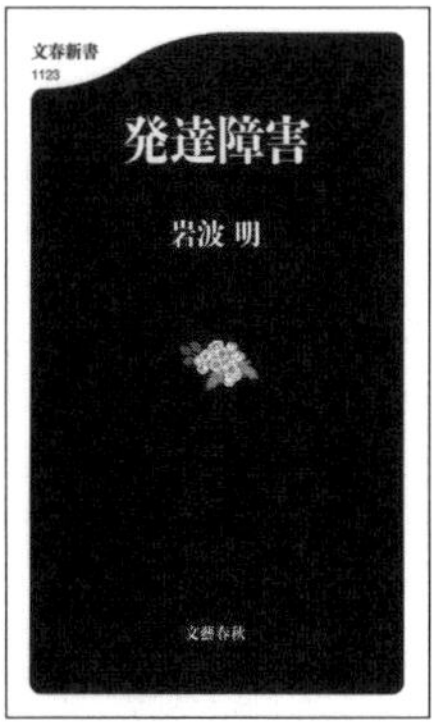

『発達障害』

岩波明

文春新書

発達障害を知るため、人に伝えるために、参考にした本を各章末に挙げます。思い入れのある本ばかりで、個人的な感想が多くなりますがご容赦ください。岩波明氏の『発達障害』は、ASD、ADHD、学習障害などの概説にとどまらず、「大人の発達障害」を世に知らせた1冊です。発達障害がどういうものだかわからず、親として不安に思っているときに手にとり、藁にもすがる思いで講演会に足を運びました。私にとって発達障害の学びのスタートとなった本です。

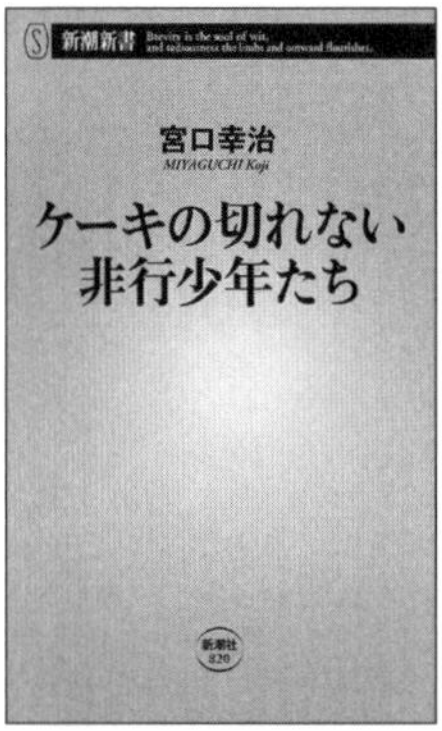

『ケーキの切れない非行少年たち』

宮口幸治

新潮新書

医療少年院で著者が出会った少年が、「三等分したケーキ」として描いた図は衝撃的でした。著者の宮口幸治氏が、この本で何より訴えたかったのは、「気づかれない境界知能と軽度知的障害」の問題だったと、インタビューでうかがいました。ベストセラーとなった本書は、漫画化、ドラマ化され、この問題を提起し続けています。犯罪を犯した子は、凶暴な子ではなく困っている子だった——。そんな子どもたちを助けるための具体的な提案も含まれています。

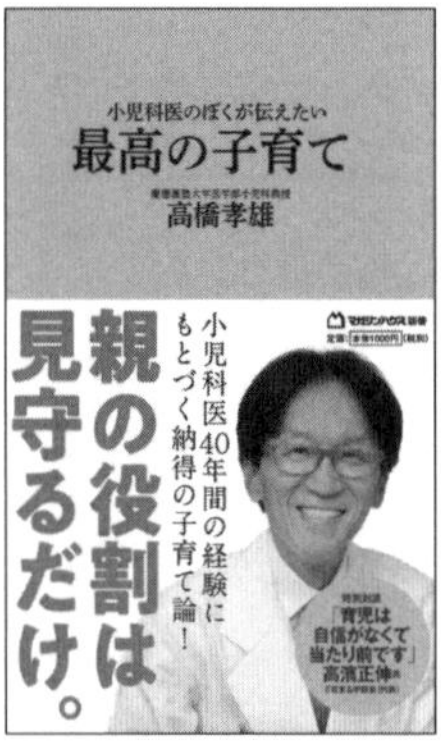

『小児科医のぼくが伝えたい最高の子育て』

高橋孝雄

マガジンハウス新書

小児科医として40年もの間、臨床の現場に立ってきた慶應義塾大学名誉教授の高橋孝雄氏。そのリアルな経験から紡ぎ出される言葉には、優しい語り口ながら強い説得力があります。発達障害にまつわる助言もあり、遺伝の話も真正面から取り上げます。個別の課題と関係なく、小さなお子さんを持った親御さんが、子育てで気持ちが揺れてしまったときにもいい本です。「あまり心配しなくていいんだ」「むしろ心配しすぎないほうがいいのかも」と思えてきます。

第1章

ADHD

注意欠如多動症

インタビュー

1

発達障害は病気ではなく「脳の個性」治すべきものではない

「発達障害」という言葉がよく使われるようになりました。

「もしかして、うちの子も発達障害?」「あの同僚は、もしかして?」「もしかしたら私も?」——そんな思いが頭をよぎった経験のある方も少なくないでしょう。私（黒坂真由子）も、発達障害（学習障害）の息子を育てる当事者家族の1人です。

「発達障害」とは、そもそも何を指す言葉なのでしょうか? 「きちんと理解している」と自信を持って答えられる人は少ないと思います。

注目を集めながらも、定義すら流動的で理解しにくい「発達障害」の世界を、できるかぎり平易に、かつ正しく紹介していきたい。本書のベースとなるウェブ連載は、そんな思いからスタートしました。そのために2つの視点を設定しました。ひとつは、医師や研究者など専門家に取材する「外側の視点」。もうひとつは、発達障害の診断を受けた当事者に取材する「内側の視点」です。

連載初回は、岩波明氏にインタビューしました。「外側の視点」からのスタートです。

［専門家・精神科医］

岩《いわ》波《なみ》 明《あきら》氏

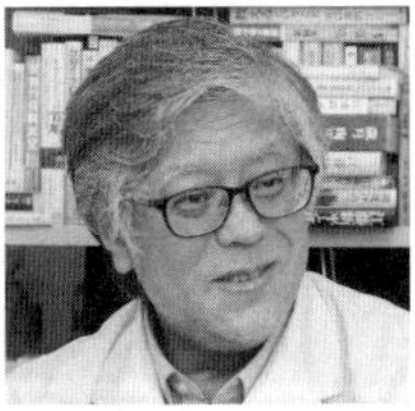

昭和大学医学部精神医学講座主任教授（医学博士）。1959年、神奈川県生まれ。東京大学医学部卒業後、都立松沢病院などで臨床経験を積む。東京大学医学部精神医学教室助教授、埼玉医科大学准教授などをへて、2012年より現職。2015年より昭和大学附属烏山病院長を兼任、ADHD専門外来を担当。精神疾患の認知機能障害、発達障害の臨床研究などを主な研究分野としている。（写真：栗原克己）

2015年より昭和大学附属烏山病院長として、ADHD専門外来を担当（昭和大学医学部精神医学講座主任教授と兼任）。日本で初めてADHD専門外来を立ち上げ、「大人の発達障害」の存在に光を当てた医師として知られています。

発達障害は「1つの障害」ではないと書きましたが、最も多いのがADHDです。このインタビューでは、発達障害の全体像を提示していただいたうえで、ADHDについて詳しくうかがいました。

発達障害の増加には「システム化された社会」という時代背景が大きく働いている――岩波氏との対話からは、そんな構図も見えてきました。

（2021年8月取材）

――発達障害が急速に注目を集めるようになったのは、ここ10年ほどのことだと思います。何か理由があるのでしょうか？

岩波　まず何よりも「仕事の管理化」が進んでいるということが、理由として挙げられると思います。

――会社では確かに、ある一定の基準から外れないように行動することが求められますし、その傾向は、昔より強まっているように感じます。ある意味、「普通」と認定されるための基準が上がっているのかもしれませんね。

岩波　そのために発達障害の人の存在が顕在化しやすくなっているということは、やはりあります。

会社のなかに逃げ場がなくなっているということも重要です。以前だったら、例えば、対人関係が苦手だけど、事務処理能力は高いといった人などに向いた部署というのがあって、発達障害だったり、うつ病を発症したりしたような方々の受け皿になっていた気がします。しかし、現在ではアウトソーシングにより、そういった部署を持つ会社は減っています。
社会全体で見ても「仕事の管理化」は、進んでいます。例えば、小さな自営のお店が減っていますよね。小さなお店を切り盛りしたり、手伝ったりするのは、発達障害の人にとって比較的やりやすい仕事でした。

――自分の手が届く範囲を、自己流で管理できればいいというわけですね。

岩波　同じ「モノを売る」という仕事でも、自分のペースで働ける自営の店舗では問題にならなかったことが、マニュアルのあるチェーン店では問題になってしまう。発達障害の人が自由に働ける場所が、どんどん少なくなっていると感じています。

――つまり、発達障害が今、問題になっているのは、絶対的な人数が増えているというより、社会の変化によって、昔からあった「事象」が、新しい「問題」として顕在化しているという可能性も高いのですね。

発達障害は「病気」ではない

――そもそも発達障害とは、どのような事象を指すのでしょうか。先生の言葉でできるだけ簡単にご説明いただけますか。

岩波　多くの方が「発達障害」という言葉を、「糖尿病」や「胃がん」のような疾患名だと誤解しています。発達障害とは、あくまで「総称」なのです。では何の総称かというと、「生まれつきの脳機能の偏り」を持つ状態を示しています。脳機能に偏りがあるために、思考パターンや行動パターンが独特の特徴を持つようになります。

――「脳機能の偏り」であって「疾患名」ではない。

岩波　「疾患名ではない」ということには、もうひとつ意味があります。それは、発達障害は「病気」ではなく、したがって「治すべきものではない」ということです。

仮に、うつ病を例にとれば、「生まれつきうつ病」という人はいません。しかし、発達障害は生まれつきのものです。ポジティブに表現すれば、「脳の個性」ということもできますが、個性ですから「治る」ことはありませんし、基本的な特性は変わることはないのです。

「発達障害」についてこれから学ぶ方には、まず「発達障害という疾患はない」ということをわかっていただけたらと思います。

――「発達障害」は疾患名ではなく総称であり、個性や特性である、と。それはあたかも「色」と総称されるもののなかに、青があったり、赤があったり、黄色があったりするようなものだということですね。では具体的に、どのようなものが発達障害に含まれるのでしょうか。

岩波　主には、次の3つがあります。

ADHD：注意欠如多動症（Attention-Deficit/Hyperactivity Disorder）

ASD：自閉スペクトラム症（＊）（Autism Spectrum Disorder）

＊ASD（自閉スペクトラム症）：対人関係・コミュニケーションの困難とこだわりの強さが見られる障害。Autism Spectrum Disorderの略称。

ＬＤ：限局性学習症（Specific Learning Disorder）

これら3つのほかにも、症例は少ないものの、いくつかの疾患が発達障害の概念に含まれています。ＡＳＤ（自閉スペクトラム症）に含まれる「スペクトラム」という言葉には「連続している」という意味があります。症状に濃淡があると捉えていただいていいでしょう。

「学習障害」[*1]という略称で知られるＬＤ（限局性学習症）は「知的障害」とよく混同されるのですが、異なる概念です。知的障害の判断においてはＩＱ（知能指数）に代表される、知能検査の結果が重要な判断ポイントになりますが、学習障害では、知的機能全般には問題はなく、ＩＱは必ずしも低くありません。ただ「読む」「書く」「計算する」など、特定の分野を苦手とします。「限局性」とついているのはそのためです。

ただ、我々（岩波氏が病院長を務める昭和大学附属烏山病院）が主に診ているのは思春期以降の成人の方たちで、成人になってからＬＤだとわかり、来院されるというケースはそれほど多くはないのです。

アスペルガーという名の「天才」は「消えた」

――「アスペルガー」という言葉をよく聞くのですが、発達障害のカテゴリーのひとつではないのですか？

岩波　以前は、ＡＳＤ的な特性はあるけれど知的障害がなく、言語の遅れのないケースは、「アスペルガー症候群」[*2]と呼ばれていました。しかし、現在はＡＳＤに含まれる下位分類として扱われています。似た言葉に「高機能自閉症[*3]」というのもあります。

――「アスペルガー症候群」というと「天才」のイメージもあります。例えば「シリコンバレーで活躍するエンジニアやプログラマーの大半は、アスペルガー症候群だ」などと、まことしやかに語られたりもしていました。

岩波　実は「アスペルガー症候群」という名称は、今ではあまり使われなくなっています。というのも、この名称を生んだハンス・アスペルガー医師がナチスの協力者だった可能性が指摘されたため、米国精神医学会の診断基準「DSM-5[*4]」からは、すでに削除されています。日本での診断もDSM-5に準拠していますから（取材した2021年8月現在）、これから先、この名称は使われなくなっていくでしょう。

したがって、大人の発達障害として主に扱うのはADHDとASDとなります。そして、症例数が多いのは、圧倒的にADHDです。

――ADHD（注意欠如多動症）にASD（自閉スペクトラム症）、そしてLD（限局性学習症）……。略語がたくさん出てきて混乱してしまいそうです。

＊1　学習障害：「読む」「書く」「計算する」など、学習に関連する特定の能力に困難がある障害。限局性学習症／限局性学習障害、LD、SLD（Specific Learning Disorder）ともいう。
＊2　アスペルガー症候群：知的発達や言語発達に遅れがないタイプのASD（自閉スペクトラム症、Autism Spectrum Disorder）。現在は、共通の特徴を持つひとつのスペクトラムとして、ASDという概念にまとめられている。
＊3　高機能自閉症：幼児期に言語発達の遅れを示すが、知的障害のない自閉症を指す。
＊4　DSM-5：米国精神医学会が作成する公式の精神疾患診断・統計マニュアルの第5版。精神障害診断のガイドラインとして用いられる診断的分類表。DSMはDiagnostic and Statistical Manual of Mental Disordersの略称。取材時（2021年8月）は、DSM-5が最新版だったが、その後、DSM-5-TRが出ている。TRはText Revisionの略。

——まずは、大人の発達障害のなかで最も多いADHDについて、できるだけ、わかりやすく教えてください。

岩波　ＡＤＨＤは「注意欠如多動症」という日本語の名称の通りで、注意・集中力の欠如と多動、そして衝動性が見られる疾患です。

「子どものころ、忘れ物チャンピオンといわれていました」というような方が、ＡＤＨＤの典型です。授業中、先生の話を全然聞かないでぼうっとしていたり、空想の世界に遊んでいたり、自由に絵を描いたりしていたというケースもよく見られます。

多動で落ち着かず、授業中におしゃべりをして怒られたりした経験がある方もいます。ただ、ここには誤解も多くて、「多動」というと皆さん、「席に座らないでうろうろしている」というイメージを持つのですが、そこまでの人はあまりいません。いつも体を揺らしているとか、椅子をガタガタさせているとか、その程度です。

——それは意外です。多動の子どもとは、「歩き回る子ども」のことだと思っていましたが、むしろ、そういう子は少ないということですね。

では、ASDとはどのようなものなのでしょうか?

岩波　ＡＳＤには大きな特徴が2つあります。「空気が読めない」「場の雰囲気にそぐわない言動をしてしまう」などの対人関係やコミュニケーションの障害が第1の特徴です。親しい友人がいない、集団の仲間入りができないといった方もよく見られます。相手の表情や言葉のニュアンスをつかむのが苦手なので、孤立してしまい、学校や職場での活動が難しくなってしまうのです。

——「空気を読むこと」が求められる日本においては、苦労が多そうですね。

岩波　そうですね。ただ、この側面がクローズアップされすぎたために「コミュニケーションが苦手な人＝ＡＳＤ」と決めつける傾向が生まれてしまいました。しかし、このひとつの特徴だけで、ＡＳＤだと判断することはできないのですよ。

２つ目の特徴がないと、ＡＳＤとは診断できません。

――２つ目の特徴とは、何でしょう？

「タイムカードを押し忘れる人」には２パターンある

岩波　それは「こだわりの強さ」です。例えば小さい子であれば、電車を1時間でも2時間でも見続ける、おかずを全部食べてからでないと絶対に白飯に手をつけない、野菜は絶対に食べないなど、物事や自分の行動パターンについて極端なこだわりを持っていることが、診断の基準になります。

――なるほど。ＡＳＤと診断するには、「コミュニケーション障害」に加えて「こだわりの強さ」という2つの条件が必要ということですね。

ＡＤＨＤとＡＳＤは同じ発達障害というカテゴリーのなかにあっても、症状はずいぶん、違うようですね。見分けはつきやすそうです。

岩波　それが、そうでもないのです。このように「言葉で説明する」とかなり違うのですが、「表面上の言動を見る」と似てきてしまうのです。

例えば、タイムカードの打刻をよく忘れる人がいるとします。ＡＤＨＤの人であれば「うっかり忘れる」ために「打刻を忘れる」のに対して、ＡＳＤの人は「打刻する意味がわからないから、やらない」という理由で「打刻をしない」のです。ＡＳＤの人には頑固なところがあり、自分の興味がないことはやらないという側面があるからです。

――そうなると、原因がＡＤＨＤであれＡＳＤであれ、表面上は「またあの人、タイムカード押すのを忘れている」となるわけですか。

岩波 そうなんです。それがなかなか難しいところなのです。

あと、ＡＤＨＤの人が、時間の経過とともにＡＳＤの人に似てきてしまうという面もあります。ＡＤＨＤの人はもともと、どちらかというと外交的で友だちも多いタイプです。しかし、思春期以降、どこかでメンタルダウンすることが起こりやすい。ミスが多かったり、約束を忘れてすっぽかしてしまったりして、怒られたりすることが続いて、落ち込んで自閉的になってしまうことがあるのです。そうなると、表面上は、ＡＳＤの人に似てくる。

実際、他の病院でＡＳＤと診断された人を、我々が詳しく調べてみるとＡＤＨＤだということはよくあります。そういう表面上の見え方に引きずられず、その後ろにある本来の特性を見分けるというのは、専門医であってもなかなか難しいものです。

――では、どういったところで違いを判断されるのですか？　何かいい方法はあるのでしょうか？

岩波 そうですね、子ども時代を思い起こしていただくことが大きなヒントになります。

ＡＤＨＤの方は、少なくとも小学校時代に孤立していることはありません。活発でクラスの中心でしたとか、友だちも多かったとか、そういう人が多いのです。一方ＡＳＤの方は、小さいころから集団のなかに入れずに孤立していることが多いですね。

あとは、強いこだわりです。小学校低学年で漢和辞典を暗記していたとか、学校からは必ず同じ道順で帰っていたなど、興味や行動パターンの極端な偏りは、ASDと診断する要素になります。ただ最近は、当初から両方の症状を持っている人がいることもわかってきています。

――一般の人が軽々しく判断してはいけないということが、よくわかりました。最近では、大人になってから「実は発達障害ではないか」と自覚し、診断を受ける方も多いですよね。こうした「大人の発達障害」において、特有のことはありますか？

岩波　私の外来には、「発達障害になってしまいまして……」といって来院される方がいるのですが、発達障害が大人になってから「発症する」ということはありません。最初にお話ししたように、これは「生まれつきの脳の特性」を原因としているので、うつ病のように人生の途中でかかったり、治ったりということはないのです。

実は「高学歴」が多い、発達障害の人たち

――ではなぜ、大人になってから診断を受ける方がいるのでしょうか？

岩波　大人になってから発達障害の診断を受ける方には、大きく分けて2つのパターンがあります。ひとつは職場での不適応から自覚が生まれるケースです。学歴を含めた「その人に本来あると周囲が期待する能力」と比較して、仕事のパフォーマンスが非常に低い。そのために上司から頻繁に叱責を受ける。そんな職場での問題がきっかけとなって、ADHDあるいはASDを疑うということがあります。もうひとつは、仕事が続かないケースです。長続きしなくて、いろいろな職を転々とする。その結果、引きこもりになることも見られます。そういった方のベースにADHDや

ＡＳＤがあることがあります。

――ということは、その方たちは、高校や大学までは大きな問題なくすごせていたということですか？

岩波　子ども時代に顕著な症状がある方は、その時期に治療に入っているものです。ですから、大人になってから我々の外来に来る方の９割以上は、子ども時代に本格的な受診歴のない方です。学生時代までは、本人の努力もあると思いますが、なんとかやってこられた方たちですね。

今外来に来られているＡＤＨＤやＡＳＤの方々には、知的能力の高い方が多いのですよ。我々はＷＡＩＳ-Ⅳ(*)などの知能検査を使ってテストをするのですが、ＩＱベースで見ても平均よりも高い方が多い。また、大部分の方が４年制大学を出ています。有名大学を卒業している方も多数います。そのため、「あんないい大学を出ているのに、なんでこんなことができないのか」といわれてしまうわけです。大学までは地頭でそれなりにやってこられたのが、仕事においてはそうもいかなくなってしまうのですね。

そうなると、最初に戻って「仕事の管理化」「社会の管理化」の問題が、浮かび上がってきます。小規模な自営業のような受け皿が減っているなかで、管理された職場や社会に対応できず、隠れていた「脳の個性」が、ネガティブな方向であらわになってしまう。それが「大人の発達障害」という新しい社会問題を生んでいるのです。

＊ＷＡＩＳ（ウェイス）：ウェクスラー成人知能検査（Wechsler Adult Intelligence Scale）。16歳以上を対象とする知能検査。「ＷＡＩＳ-Ⅳ」が最新版。

発達障害で最多のADHD、診断されて「ほっとする」のはなぜ？

——先生のところに受診に来る患者さんは、どのような方が多いのですか？

岩波　20代から30代前半の社会人で、４年制大学を卒業された方が多いですね。有名大学を出た、いわゆるエリートもいます。これまで「よくできる優等生」だったのに、働き出したら「なんでこんなこともできないんだ」と怒られてしまう。会社でのそんな状況が引き金となり、自分から受診する人と会社から勧められて受診する人がいます。

大人の発達障害は、ＡＤＨＤとＡＳＤが主要な疾患であるというお話をしましたね。このうち、数としては圧倒的にＡＤＨＤのほうが多いんです。いろいろな統計があるのですが、大人に占めるＡＤＨＤの割合は低く見積もって２～３％、多いと４～５％という統計もあります。５％だとすると、かなりの数ですよね。日本で５００万人以上はいることになります。

——すると、同じフロアに30人の人がいたら、1人はいる計算ですね。

岩波　そうですね。成人の精神科関係の疾患で一番多いといわれているのがＡＤＨＤです。ただ、ほとんどの人が軽症なんですよ。「疾患」といっていいかどうかもわからないくらいの人が多いんです。社会で普通にやっていける人が大多数です。医者のなかにも結構いますよ。診断はつくけれども、治療は受けないという人も多いですね。

実は、大人と子どもでは統計結果に差があって、子どもに占めるＡＤＨＤの割合は少なく見積もっても６％ほどになります。

―― 発達障害は「生まれつきの脳機能の偏り」を持つ状態であるとうかがいました。それなのに、子どもが大人になるにつれて、ＡＤＨＤの割合が下がってくるのはなぜでしょうか？

岩波　子どもより大人の割合が低いのは、大人になれば多動の症状を抑制したり、不注意症状の対策をとれたりするようになるからです。自分の弱点や不得意な面がわかってきて、対処できるようになるからです。そのため症状が目立たなくなり、診断される例が減るのです。

例えばある大企業に勤めている人は、いつも小さな粘土を持っていて、指の先でこねているといっていました。またある士業の人は、常に折り紙を持っていて暇さえあれば折っているそうです。ＡＤＨＤに特有の「多動への衝動」を、手先を動かすという工夫で解消しているんですね。

―― ということは、子どものころはＡＤＨＤで苦労したとしても、大人になるとそれが生活の支障にならなくなる人がいるということですね。

一方、大人のＡＳＤはどのくらいいるのでしょうか？

岩波　ＡＳＤは人口の１％に満たないといわれています。子どもも大人もその割合は変わりません。ＡＳＤのなかで知的障害を伴わないケース、つまり高機能と呼ばれるケースは、さまざまな研究がありますが、人口の０・１％から０・７％と報告されています。

ＡＳＤの場合、社会に出たことで新たに診断される人は必ずしも多いとはいえません。ＡＤＨＤのほうが絶対数が多いということもあるでしょうが、ＡＳＤの方は、自分がＡＳＤであると自覚するのが難しい場合が多いからです。それが受診率を下げることにつながっている可能性もあります。

ＡＤＨＤには薬が劇的に効く

岩波　ＡＳＤの方は自覚するのが難しい、ということですが、ＡＤＨＤの方はどうですか？

ＡＤＨＤの人の自己診断の〝ヒット率〟は、私の印象で7～8割か、それ以上かもしれません。つまりご自身が「ＡＤＨＤかもしれない」と考えているなら、実際にそうである可能性が高いということです。

──「ＡＤＨＤですよ」と診断されて、がっかりする人とほっとする人、どちらが多いのでしょうか？

岩波　がっかりする人は、何百人かに1人くらいですね。「やっぱりそうだったんですか！」という反応が一般的です。「確認しにくる」受診者の人が多いです。

──では、ＡＳＤの方の〝ヒット率〟は、どれくらいになるのでしょうか？

岩波　「ＡＳＤかもしれません」とやってくる人のなかで、本当にＡＳＤなのは2～3割です。最終的には、他の診断がつく場合が多いんです。どんな診断がついたのかを以前に調べたことがありますが、特定の疾患が多いということはなく、その結果はバラバラでした。ＡＤＨＤやうつ病なども含まれますが、ただ「対人関係が苦手なだけ」で何の診断もつかないという人も何割か見られました。

──発達障害の「治療」というと、どんなことが中心になるのでしょうか？

岩波　まず前提として、発達障害における「脳の個性」そのものは治すべきものではないということは、すでにお話しした通りです。

ただ、「困った症状」は治療できます。より正確に表現するならば、「特性そのものは変わらなくても、症状の改善は可能」ということです。

ＡＤＨＤには薬が非常によく効きます。定期的に治療に通い、合う薬を見つけられた人は症状の改善が見られます。一方で、ＡＳＤに効く効果的な薬はまだ見つかっていません。臨床試験が行われているのですが、認可の段階には至っていないのです。

――具体的にどのような薬があるのでしょうか？

岩波　日本でＡＤＨＤによく使用されているのは、「コンサータ」という薬です。分類名でいえば「中枢神経刺激剤」となります。そのほか、「ストラテラ」「インチュニブ」など作用機序（薬がどう効くか）の異なる薬剤も使用可能です。それぞれの特徴はありますが、いずれも「コンサータ」と同等の効果が見られています。

ただ、なぜ効くのかという理由は、あまりよくわかっていないんです。例えば「コンサータ」の添付文書の「作用機序」には、「AD/HDの治療効果における詳細な作用機序は十分に解明されていない」と明記されていますが、ノルアドレナリンなど脳内の神経伝達物質を調整する作用があることは示されています。

――なぜ効くかはわかっていないけれど、効く薬がある、ということですね。でも、どうしてADHDには効く薬があるのに、ASDにはないのでしょうか？

岩波　ＡＤＨＤの治療薬に限らず、精神科の治療薬の多くは偶然発見されたものです。病気の原因がはっきりしていれば、治療薬の開発はそれに基づいて行うことができますが、ＡＳＤなど多くの精神疾患はいまだに原因が不明であり、有効な薬物の発見には至っていません。

薬を飲んでも、発達障害の「メリット」は残せる

――薬を飲むことで、例えば、芸術家やクリエイターのような仕事をされている方の発想が制限されることはないのでしょうか？

岩波 「マインド・ワンダリング」という言葉があります。「心の徘徊」といえばいいのでしょうか。要するに、考えがあっちに行ったりこっちに行ったりすることですが、この働きは創造性と密接に関連していることがわかっています。この「マインド・ワンダリング」は服薬によって若干抑えられることにはなります。それが嫌だという人も見られます。ただ、「考えがまとまるようになってよかった」という人のほうが多いんです。それに、ADHDの薬は一時的に服薬を止めてもいいので、そこは大きな問題になることはありません。

――飲み続けなくてもいいし、飲み続けたい人はずっと飲み続けていいと。

岩波 服薬についてはご本人の選択に任せています。軽症でも服用したいという人もいれば、逆のケースも見られます。

独立してお仕事をされているADHDの方で、僕が3年ほど診てきた方がいます。その方がこの前、「ちゃんとお薬を飲んでいたので、年収が倍になりました」といっていました。実額は聞きませんでしたが、何かすごく実感を込めて話されていたので印象に残っています。以前は不注意のためミスを繰り返していて、仕事をクビになったこともあったそうです。やっと本来の能力が

発揮できるようになったんですね。

——ADHDの薬は、子どもも飲めるのですか?

岩波　子どものころから服用を継続している人も少なくありません。小児科領域で継続的に服薬することには賛否があり、反対される方の主張も理解できます。ただADHDに使われている薬は、それ自体は実は歴史が古く、60~70年以上にわたって使われているものなのです。もちろん、なかには合わないという方もいますが、長年飲んでいる方がいるということは、安全性が確かめられていると考えていただいていいと思います。今は新しい薬も出ていて、以前よりバリエーションも増えています。症状やライフスタイルに合わせて、処方できるようになってきました。

「成績がいい発達障害児」は見すごされやすい

——子どものころから治療ができるということは、早めに診断を受けたほうがいいということでしょうか?

岩波　治療をするしないにかかわらず、「この子には発達障害があり、その結果こうなっている」ということを、本人や周りが理解するのはよいことだと思います。なぜかというと、発達障害のある子というのは、小学校のころなどに「だらしない」「ちゃんとしていない」「ふざけている」などと、親や先生から責められることが多いからです。それがその子にとって、かなりのプレッシャーになってしまうんですね。自尊感情の問題にもなります。大人になって診断を受けた方で、「怠け者だとずっと怒られてきたけど、そうじゃなかったんだ」とほっとする方が、結構いらっしゃるんです。

――すごくわかります。息子は学習障害があって漢字がうまく書けないのですが、そうとわかる前は、「ちゃんと書きなさい！」と叱ってばかりいました。お手本を見ながらでも書けないなんて思いもよらなかったので、ふざけているんだと勘違いしてしまって。

岩波　そうなんですよ。書けないのに「書きなさい」っていっても無理だし、集中できないのに「集中しなさい」っていっても無理があります。その子なりの個性として認めてあげることは、すごく大切だと思います。

――親が子どもの発達障害に気づくためのきっかけやヒントはありますか？

岩波　ＡＤＨＤのお子さんは、忘れ物が多い、片づけができない、落ち着きがない、集中できないなどがサインですね。ＡＳＤのお子さんは、集団活動ができない、友だちができない、孤立している、特定の物事に興味を持ちすぎるという特徴があります。

ただ、頭がいい子だと、親は放置してしまうんですよ。学校側もそうです。

――先生の立場から考えると、成績がすごくいい子の親御さんに、「病院へ行ってみたらどうですか」って、きっといいにくいですよね。

岩波　そうなんですよ。忘れ物が多いし授業も聞いていないんだけど、テストがいい点だと、「まあ、なんとかなるか」と思われてしまうんです。そういう子が、中学、高校でメンタルダウンし、不登校になったりして苦しむことが多いんです。ただ、もともと頭がよくて特に問題があるとは思われていなかった子どもたちなので、自分で勉強して結構いい大学に入ったりします。大学は「緩い場」なのでなんとかなるんですが、社会人になってまたメンタルダウンする、というパターンです。そういう方が大人になって、病院に来ているわけです。
お子さんが発達障害かもしれないと思ったら、治療するかどうかはともかく、確認しておいたほうがプラスは大きいはずです。早いうちに弱点や不得意な面に気づくことができれば、本人もその後の人生が楽になります。親御さんもお子さんを怒らないで済むようになるので、親子でトラブルになることが減ると思います。

「うつ病」といわれたのに実は「発達障害」。誤診を防ぐには

――発達障害には、誤診も多いという話を聞くのですが、実際はどうなのでしょうか？

岩波　「うつ病といわれたんですが、本当は発達障害じゃないでしょうか？」と来院する人は、たくさんいます。そしてその場合、発達障害を疑う患者さんのほうが正しいことが多いと思います。ただ、合併している場合もあるので、すべてが誤診というわけではありません。

――合併しているというのは、どういうことでしょうか？

岩波　もともとＡＤＨＤやＡＳＤがあり、それにプラスして二次的にうつ病が生じているんですね。

――発達障害のある人というのは、子どものころから「だらしない」「ちゃんとしていない」「ふざけている」などと、親や先生から責められることが多く、自尊感情が損なわれやすいというお話をうかがいました。それが原因で、うつ病を発症するということですか。

岩波　そういうケースもあります。ですから、表面だけ見ればうつ病なんですが、根本には発達障害がある人が多いんです。

――例えばADHDでなおかつうつ病という場合は、どちらの治療を優先するのでしょうか。一緒に行うのですか？

岩波　うつ病が重い場合は、まずうつ病の治療をします。うつ病が改善してから、ADHDの治療をするかどうかを再検討するわけです。

うつ病は、発達障害の「二次障害」として一番多い疾患です。

――「二次障害」とは、どういうことでしょうか？

岩波　二次障害というのは、最初の障害から派生して次の障害が生じることです。ADHDの二次障害としては、うつ病に加えて、不安障害も多いですね。ADHDの人の2~3割は一時的にせよ二次障害を生じることがあると考えられています。海外のデータだと4割以上というものもありますから、決して無視できるものではありません。

あとADHDには、異なるタイプの併存症が見られることがあります。ADHDには多動とともに衝動性があって、怒りっぽかったり、スリルを求めたり、あまり考えずに物事を決定したりする傾向を持っています。それが悪いほうに向かうと、ギャンブル依存、アルコール依存、薬物依存などになりやすい。ADHDにはこういった側面もあるということは知っておいてもいいかもしれません。

――二次障害を防ぐためにも、最初の診断が大事ということですね。

岩波　「生まれつきの脳機能の偏り」を持つ状態である発達障害がベースにあると知って治療をしなけ

れば、うつ病や不安障害を繰り返すことにもなりかねません。二次障害だけを治療するのではなかなか改善しないことも珍しくありません。

――では、誤診を防ぐにはどうすればいいのでしょうか？

岩波　発達障害を専門に診ているクリニックや診療所も最近、増えてきています。発達障害の可能性を感じるなら、そういう病院をインターネットなどで探して受診することをお勧めします。そのほうが正しい診断がつきやすいですから。

医学部でも、発達障害に関する教育をするようになってはきましたが、それもほんの最近のことなんです。ですから発達障害のことをよく知らない精神科医もいます。そうなると、根元にある発達障害を見逃して、二次障害だけを診断してしまうということが起きてしまうわけです。

ＡＤＨＤやＡＳＤの診断を受けているか、それに即した治療や環境調整などが行われているか、それに加えて本人に発達障害の自覚があるかどうかで、二次障害を起こす割合はずいぶん変わってきます。

発達障害の歴史は浅く、これからの研究分野である

――先生はなぜ、大人の発達障害の診断をスタートされたのでしょうか？　何か注目するきっかけのようなものはあったのですか？

岩波　東大病院に精神科の小児部という部門があり、研修医のときにそこで勉強する機会がありました。その後、いくつか自閉症に関する研究に参加しました。また病棟医長の時代には、発達障害

の患者さんの入院を担当しました。昭和大学では約15年前から、成人期の発達障害の臨床に取り組んでいて、その診療チームに参加してきました。

ただ、このチームでも当初、ADHDは視野に入っていなかったんです。当時、ADHDの研究をしている人はまったくといっていいほどいなかった。なぜかというと、ADHDは何らかの脳の疾患の後遺症的なもので、比較的単純な疾患と考えられていたからです。出生前後の軽度の脳障害が主な原因で、生来のものではないと考えられていました。そのため、あまり研究も進んでいませんでした。

ASDのほうは最初、「統合失調症が子どもに発症したもの」と考えられていました。統合失調症においても、自閉的な症状はよく見られるからです。

ですからADHDとASDという2つの発達障害は、当初、まったく違う文脈で捉えられていたんですね。そんななかで、大人のASDの臨床研究を始めてみたのですが、どうもしっくりこない人が多かったんです。他の病院から「ASDではないか」と紹介されてくる人が、そう診断できないことが相次ぎました。これはちょっとおかしい、もしかすると、ADHDではないかという人が多数含まれていました。

――それが日本初のADHD専門外来とデイケアの開設につながったんですね。

岩波　2008年にASDの専門外来を開設したのに続いて、2013年からは成人のADHD専門外来と専門プログラムをスタートさせました。ですから、ADHDが大人の発達障害として本格的に治療の対象になってから、まだ10年もたっていないんです。これからの分野なんです。

――発達障害が「生まれつきの脳機能の偏り」を持つ状態であるなら、やはり遺伝の割合も高い

のでしょうか？

岩波　遺伝の割合は高いですね。ですから付き添いで来た親御さんに、「私も似ているから、一緒に診察してもらっていいですか？」とお願いされることもあります。ただ、必ずしも親がそうだから子どもも、もしくは子どもがそうだから親も、というわけではありません。遺伝の仕組みはまだわかっていないんです。親がADHDで子どもがASD、ということもありますし、両親がそうでも子どもは何もないということもあります。きょうだいでADHDとASDに分かれることもあります。遺伝に関しては、まだはっきりわからないことばかりです。

ただ、遺伝云々《うんぬん》の前に、親御さんのなかには「うちの家系から精神科的な病気が出るはずがない」といった信念を持っている人がいます。目の前の子どもの症状を受け入れることができない。そのほうが問題です。問診をしようにも「この子はまともな子でした」の一点張り。こちらとしては、診断のための情報として小さいころの話を聞きたいのですが、何を聞いても「大丈夫です」といわれてしまうことがあります。また、「私も働いていたので（子どもと接する時間が少なく）、全然わかりません」といった無関心な親御さんもいます。このように、付き添いで来院する親御さんの態度は本当にさまざまです。

発達障害の人が幸せになるカギは「職選び」

——仕事をしていくうえでは、具体的にどのようなことが問題になるのでしょうか？

岩波　ADHDでは一般的にケアレスミスが多いことが問題になります。例えば、上司からの指示が頭に入らないで忘れてしまう。そういう不注意症状が主です。
あと全員ではないのですが、いいすぎ、しゃべりすぎが問題になる人もいます。例えば先輩に向かって、「これ、違っていますよ。こうすればいいじゃないですか」と偉そうにいってしまうわけです。そうすると「なんだこいつ」となって、対人関係が悪化してしまうんですね。上下関係がしっかりしている公務員や銀行員などの職場では、苦労が多いはずです。
また、いろいろな人から声をかけられる仕事も苦手とする傾向があります。飲食店でバイトをしていたある学生は、お客さんがいっぱい来ると混乱してしまって、「お釣りはいつも多めに渡していました」といっていました。ゆっくりやればできるのですが、複数の人から声をかけられると焦って集中できなくなって、混乱してしまうんですね。軽いパニックになることもあります。

――ASDの人の場合は、どうでしょうか？

岩波　ASDの人は、臨機応変に対応できないことが問題になります。例えばその日の仕事が変わるのが許せない。「今日は向こうが大変だから、手伝いに行ってくれ」といわれても、「そんなのおかしいじゃないですか。私の仕事じゃないですよね」と怒ってしまう。ASDの人には頑固なところがありますから、それは本人もなかなか変えられないんです。

――うまく折り合いをつけて働いている方もいると思うのですが、そういう方は自分の状態を伝えて業務を制限してもらったりしているのでしょうか？　それとも職選びに成功しているのですか？

岩波　障害者雇用でない場合、つまり前者のパターンでは、上司を含めた周りがうまく対応してくれることはあります。「この人はこれが得意だから、好きにやらせておこう」というくらい余裕のある上司だと、うまくいくことはあります。
ただ、基本的には職種です。ADHDもASDも、個人プレーが向いています。自分1人で取り組める仕事で、結果を出している人は大勢います。発達障害はある意味、個性ですから、それを生かせる仕事を見つけることが大切になってくるのです。

――一緒に働いていくために、周りができることはあるのでしょうか？

岩波　なかなか難しい面があるのは、事実です。障害者雇用であれば配慮ができるのですが、一般雇用となるとそうもいきません。上司に発達障害に対する正しい知識があれば、産業医と相談して病院の受診を勧めるのもひとつの方法ですが、産業医がいるかどうかは会社の規模にもよりますし、あまり強く勧められないという面もあります。なぜならそういう話をすること自体が、ケースによってはハラスメントととられることがあるからです。

――でも受診したほうがいいのですよね？

岩波　まず、自分自身の特性を理解するきっかけになることが重要です。さらに受診が効果的なのは、ADHDの人の多くが投薬で症状が改善するからです。
通院を勧められない状況であれば、仕事のパフォーマンスという切り口から、話し合いを始めるしかないと思います。「この仕事について、ここが問題だ」「求められる達成レベルが10のところ、6しか到達していない。それをどう一緒に協力して修正していくか？」といったように、具体的に話をするのがひとつの方法です。
もしくは、その人の特性を見極めることで、解決することもあります。例えば「管理職になったために、仕事のパフォーマンスが落ちた」という人もいます。私のところの患者さんでも、管理職の打診を受けて悩んでいる人がいます。

――そういった打診を断ることができる職場環境をつくるというのも、これからの企業に求められることかもしれませんね。発達障害かどうかにかかわらず、管理職として高いパフォーマンスが発揮できるかは、個人の特性と大きく関わります。皆がリーダーに向いているわけではありませんから。

岩波　これは、これからの社会の課題になってくると思いますが、ミスマッチを防ぐ雇用形態、例えば管理職にならなくても、その職種のなかで昇格や昇給できるような雇用形態があると、発達障害の人ももっと働きやすくなるのではないかと思います。どのような個性を持つ人であっても、その特性に合った場を用意することができれば、生産性の高い仕事をする人はたくさんいます。そのためにも、発達障害とは何か、どんな個性を持った人たちなのかということを、多くの人が理解することは重要であり、多様性を生かす社会のスタートになるはずです。

ADHDはどこにでもいる普通の人

発達障害のなかには、さまざまな障害があるといいました。そのなかでも、特に話題になることが多いのが、ADHDです。なぜかといえば、それだけ人数が多いからです。ADHDは、「注意欠如多動症」と訳されます。文字にある通り、注意力の欠如と多動、そして衝動性が症状として見られます。

大人に占めるADHDの割合は、低く見積もって2~3%、多いと4~5%という統計もあるそうです。診断を受けていない人、症状が軽い人も含めるとさらに多いでしょう。昭和大学附属烏山病院長の岩波明氏（インタビュー1）によれば、ADHDの患者さんは「ほとんどの人が軽症」で、ごく普通に暮らしているそうです。ADHDの人はどこにでもいる普通の人です。「発達障害は治らない」「人生においてその特性が変わることはない」というお話もしました。

しかし統計をとると、子どもに占めるADHDの割合は、大人より高くなります。なぜでしょうか。それは成長するにつれて、症状をコントロールできるようになるからだと考えられます。授業中に教室を歩き回っていた子も大抵、大人になると、じっと座っていられるようになります。社会の規範を学び、動きたいという衝動を工夫で抑えられるようになるからです。規範に従えばストレスもありますが、そのストレスを解消する手段を見つけていくわけです。

こんなケースがあると、岩波氏に教わりました（インタビュー1）。

”

ある大企業に勤めている人は、いつも小さな粘土を持っていて、指の先でこねているといっていました。またある士業の人は、常に折り紙を持っていて暇さえあれば折っているそうです。ADHDに特有の「多動への衝動」を、手先を動かすという工夫で解消しているんですね。

“

このように、自分と折り合いをつける方法を見つけていく人は多いようです。注意力の欠如も、整理整頓やスケジュール管理の方法などを工夫して、なんとか対応しているADHDの人は多くいます。このような「ライフハック」的な解決策については、借金玉氏に詳しくうかがいました（インタビュー9）。

「多動」といっても、歩き回るわけではない

「ＡＤＨＤの子は多動」――そういわれて、どんな姿をイメージしますか？
「ああ、そういえば、小学生のとき、授業中に教室からふいに出て行ってしまう同級生がいたなあ」なんていう出来事を、思い出す人もいるかもしれません。

ＡＤＨＤの子たちは、確かに「多動」です。とはいえ、ＡＤＨＤの子が皆、そんなふうに「歩き回っている」わけではありません。

席に座ってはいるけれど、ガタガタ机を揺らしている、ソワソワ体を揺すっている。そんな子もＡＤＨＤの可能性があります。ずっと絵を描いていたり、ずっとおしゃべりしていたり、という「多動」もあります。

物理的に動く子ばかりではありません。ぼーっとしているように見えて、頭のなかでいろいろなことを考えているというタイプの「多動」もあります。

ＡＤＨＤの子は、物静かなように見えて、頭のなかが激しく活動していることがあります。これは「マインド・ワンダリング」と呼ばれます。考えていることが、あっちへ行ったり、こっちへ行ったりして、思考が「徘徊」するのです。授業中でも、友だちと雑談しているときでも、本題から離れた関係のないことばかりを延々考え続けてしまいます。そして突然、的外れなことをいって、周りの人たちを困惑させてしまうこともあります。本人のなかでは話がつながっているのですが、周りからすると「なぜ今、その話？」となるわけです。

ＡＤＨＤに特有の「多動」には、このようにさまざまな形があります。「ＡＤＨＤ＝多動＝歩き回る子」というイメージを持ってしまうと、困っている子を見逃してしまう可能性があります。

集中力は阻害されるが、創造性は高まる

「マインド・ワンダリング」は、集中力を阻害します。本題と関係のないことばかりを考えてしまうのですから、当然、本題に集中できません。集中力の欠如もＡＤＨＤに特有の症状です。しかし、デメリットばかりではありません。「マインド・ワンダリングの働きは、創造力と密接に関連していることがわかっている」と、岩波氏はいいます。

マインド・ワンダリングから生まれる創造性とは、どのようなものでしょうか。

発達障害の診断を受けている、漫画家の沖田×華《ばっか》氏がそれを漫画に描いています。

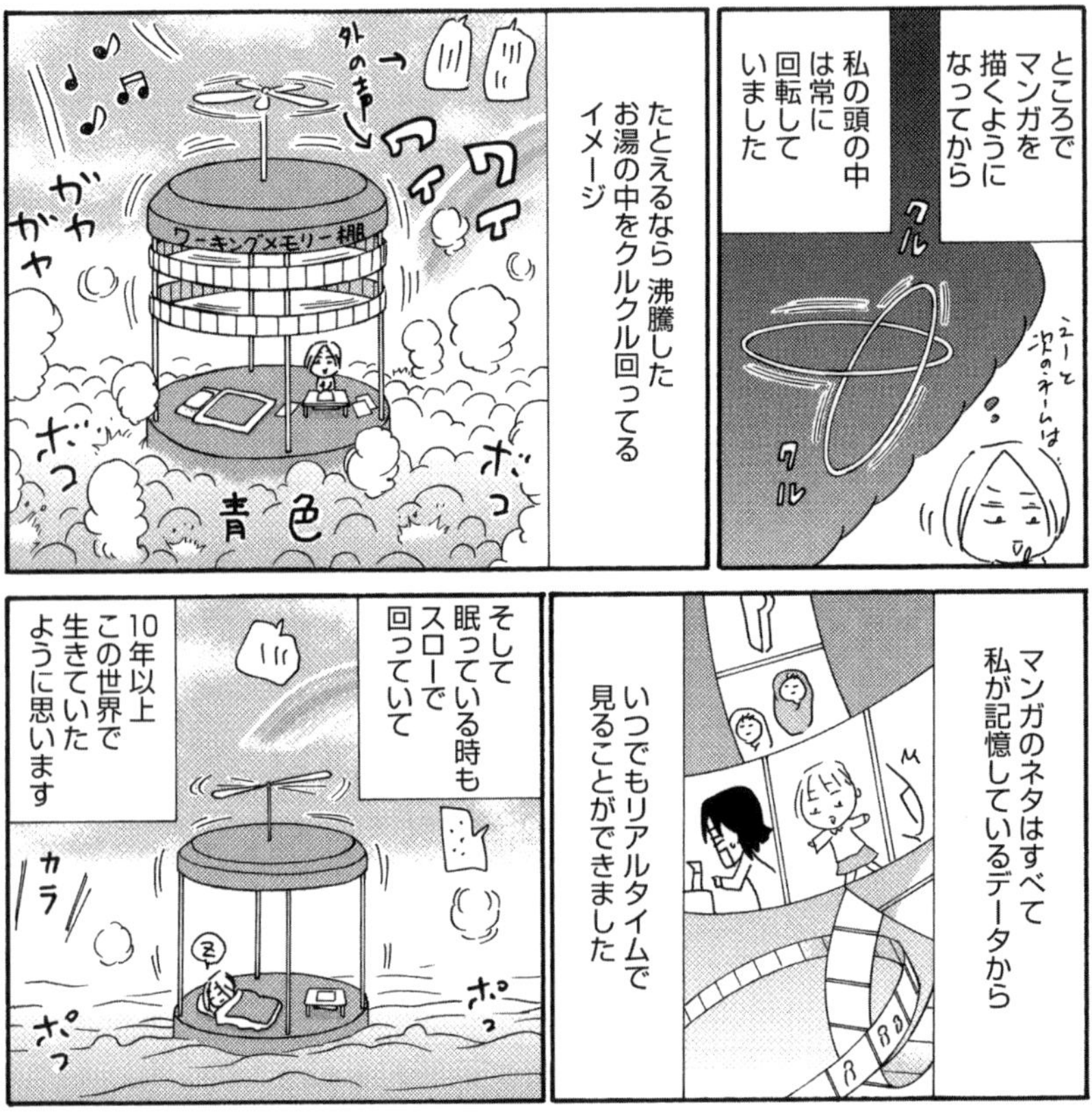

『こんなに毎日やらかしてます。トリプル発達障害漫画家がゆく』(沖田×華、ぶんか社)より

ところでマンガを描くようになってから　私の頭の中は常に回転していました
たとえるなら　沸騰したお湯の中をクルクル回ってるイメージ
マンガのネタはすべて　私が記憶しているデータから
いつでもリアルタイムで見ることができました

学習障害、ASD（アスペルガー症候群）の診断も受けている沖田氏ですが、漫画家になってから、ADHDの症状が強く出てきたといいます。マインド・ワンダリングをうまく創造力につなげているのかもしれません。

やはり漫画家で、「発達障害の性質が多分にある」という高田真弓氏は、「漫画家界隈では、ADHDっぽい人は普通にいる」といいます。アイデアがどんどん浮かんできてしまうADHDの特性。アート系の仕事に生かし、才能を開花させる例も少なくないようです。

マインド・ワンダリングのように、発達障害の特性にはプラスとマイナス両方の側面があります。プラスにすることができるかどうかは、その人の働き方に大きく関わります。発達障害の人にとって、職業選択は重要です。

診断を受けると「ほっとする」

「発達障害の診断を受けたとき、どんな気持ちになりましたか？」

そう問いかけると、「ほっとした」という答えばかりが返ってきました。これは臨床の現場でも同じで、特にADHDの場合、診断されて「がっかりする人は、何百人かに1人くらい」だと、岩波氏はいいます。ほとんどの人が「やっぱりそうだったんだ」という反応を示すそうです。

障害と診断されてがっかりするならともかく、なぜ「ほっとする」のでしょうか？

それは、ADHDの人たちにとって、診断を受けるまでに経験した苦労が大きすぎるからでしょう。子ども時代の話を聞くと、学校生活での苦労話が次々と出てきます。

例えば、ADHDに典型的な症状のひとつに、忘れ物の多さがあります。もちろん忘れ物が多い子はADHDに限らずいるものですが、沖田氏の話を聞くとやはり、よくある忘れ物とは違うように感じます（インタビュー4）。

”宿題ももちろん忘れるんですが、ランドセルもしょっちゅう忘れていました。冬、ジャンパーを着ると、ランドセルを背負ったと勘違いしてしまうんです。“

ほかのADHDの人たちもそうです。「教科書を忘れる」といっても、1冊、2冊の話でなく、その日に必要な教科書を丸ごと全部忘れてしまう、ということが起きます。そうなると、「うっかり忘れた」と説明したところで、なかなか信じてもらえません。このようなことが続くと、学校で毎日、注意を受けますし叱られます。先生にしてみれば、何度も注意しているのになぜ毎日忘れるのか、まったくわからないからです。そのうち「わざと忘れているのだろう」と思い込み、きつく当たるということもあるでしょう。

診断が「伏線回収」になる

ただ、先生に忘れ物の理由がわからないように、子ども自身にも理由はわからないのです。どうして、みんなが忘れ物をしないでいられるのかも、なぜ自分だけが忘れ物をしてしまうのかもわかりません。だから、改善策も思いつきません。そのため、忘れ物が多いADHDの子にとって学校はつらい場所となりがちです。

40歳でADHDとASDの診断を受けた横道誠氏は、診断されて生きるのが楽になったといいます（インタビュー11）。

“診断って、発達界隈では「伏線回収」といわれているんですよ。私も、自分の人生のいろいろなことの意味が、ようやくわかったと思って。「ああ、だからだったのか」と。”

伏線回収における「伏線」とは、一般に、物語の前半にちりばめられた「ヒント」を指します。物語の後半で、これらの「伏線」や「ヒント」が1本の糸でつながり、物語全体を貫く「疑問」に対する「答え」が提示される、というのが「伏線回収」です。

発達障害における伏線回収とは、「なぜ、私の人生はこれほどつらいのか」という疑問に対する答えが、「診断」によって明らかになる、ということだと思います。人生の前半にあった、悲しい経験の理由や、疑問に感じた出来事の意味がすべて、診断された障害の名前を聞くことでわかる。ADHDだと診断されることで、「だから、あんなに怒られたのか」「だから、みんなと同じようにやれなかったのか」「だから、いつも気が散ってしまったのか」など、振り返って納得がいくのです。

伏線が回収されると、「できなかったのは、自分のせいではなかった」とわかります。診断を受けて、ほっとし、生きるのが楽になる理由として、これは大きいと思います。

ADHDの人たちは、いつも頑張っています。忘れ物をしやすいからこそ、忘れ物をしないように頑張っています。じっとしていられないからこそ、ちゃんと座っていられるように頑張っています。期限を守るのが難しいからこそ、課題をしっかり終わらせるように頑張っています。そういう努力を必死でしながら毎日をすごしているのに、それでも、うまくできなくて怒られる。その繰り返しです。

そして、うまくできたときにも、ほめられることはありません。

これは覚えておきたい部分です。みんなと同じにできたからといって、ほめられることはあまりありません。忘れ物をすれば怒られますが、しなかったからといってほめられません。授業中に席に座っていたことも、宿題をやってきたことも、それだけでは、ほめる理由になかなかなりません。ADHDの子にとって、これは非常にきついことです。

頑張りを認めてもらえない経験が重なると、「自分がどんなに努力をしても無駄なのだ」と思い、頑張ること自体を諦めてしまいます。自暴自棄になって、周囲の人に迷惑をかけてしまうこともあるかもしれません。

だからこそ、周囲はADHDに気づく必要があります。ADHDの存在に気づき、ADHDの子の頑張りに気づき、その成功を見つける努力が必要とされているのです。ADHDの当事者の方々にお話をうかがってきて、痛切に感じた部分です。

大人になるにつれて悩みは減っていく

２０２２年12月、「小中学生の８・８％に発達障害の可能性」というニュースが、大きく報道されました。文部科学省が「通常の学級に在籍する発達障害の可能性のある児童生徒」を調査したところ、小中学校では８・８％が該当したという内容です。(*) 「35人クラスなら３人」という数字の読み替えにもインパクトがあり、注目を集めました。

ただ、文部科学省の調査結果をよく見ると、別の側面も見えてきます。

それは「子どもが成長するにつれて、ＡＤＨＤ的な行動は減る」という事実です。

ただし、この調査は「医師の診断」に基づく調査ではありません。医学的な診断基準を参考にした質問項目に、担任の先生などが答える形で行われたものです。要するに「先生たちが発達障害ではないかと思った児童生徒の数」を調べた調査で、この点には注意が必要です。

本題に戻れば、文部科学省の調査で、ＡＤＨＤ的な特性を持つと考えられるのは、「『不注意』

ADHD的な行動は、成長とともに減る

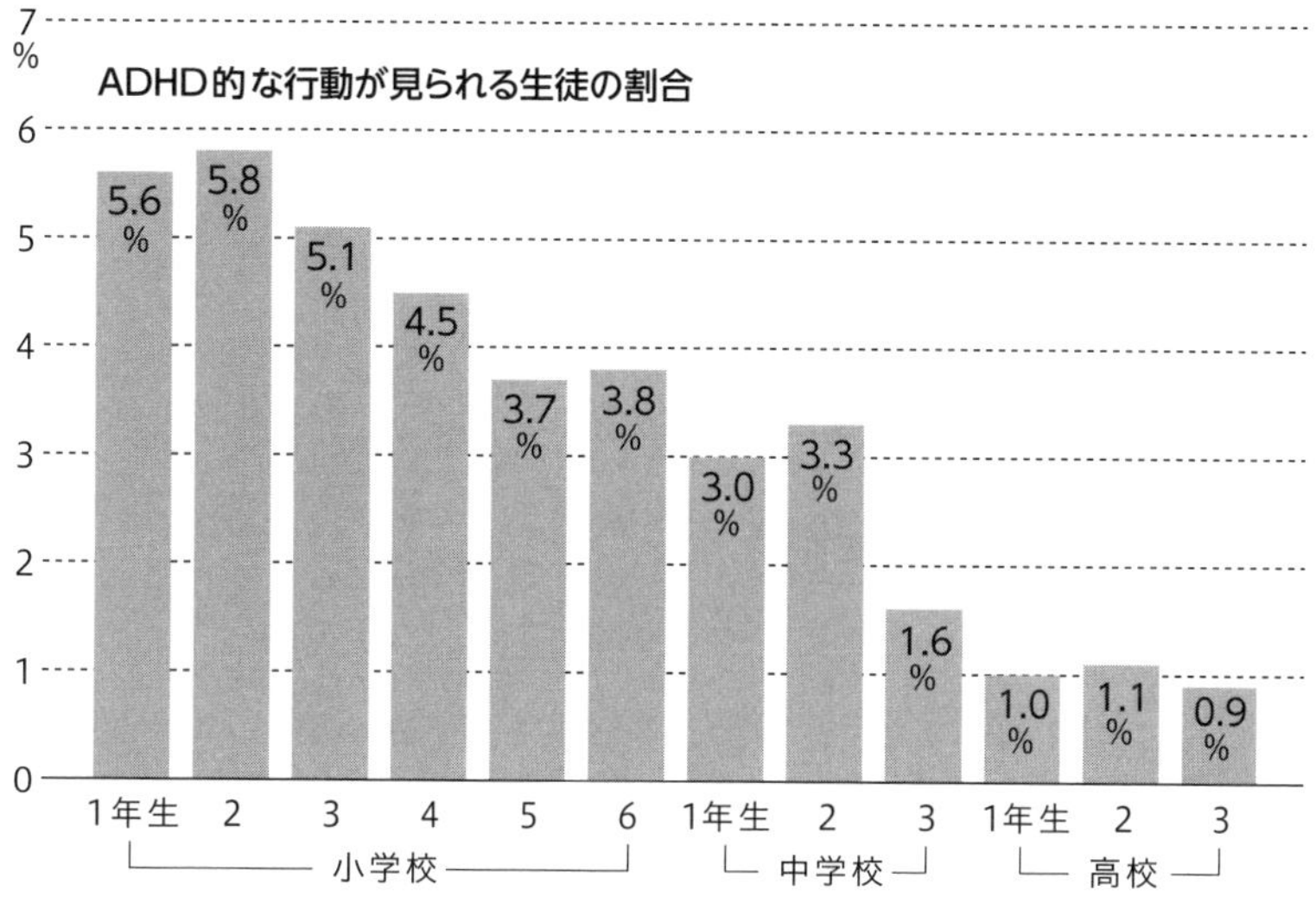

文部科学省「通常の学級に在籍する特別な教育的支援を必要とする児童生徒に関する調査結果について」を基に作成。「『不注意』又は『多動性－衝動性』の問題を著しく示す」という生徒の「推定値（%）」を「ADHD的な行動が見られる生徒の割合」とした

又は『多動性-衝動性』の問題を著しく示す」児童生徒です。これに該当する児童生徒の割合をグラフにまとめてみました。

ご覧の通り、年齢が上がるとともに減り、小学1年生のときに5・6%いた「ADHD的な子ども」は、高校3年生になると1%もいません。

文科省のデータで、もうひとつ注目したいのが、男女比です。小中学校では、ADHD的な「男子」が6・6%いるのに対して、「女子」は1・4%。男子のほうが5倍近くいる計算です。これが、高校になると、男子1・3%に対し、女子0・6%。2倍程度に差が縮まります。

ＤＳＭ−５でも、ＡＤＨＤは男性に多いとされますが、それでも小児期で２倍、成人期で１・６倍だといいます。「幼くて元気な男の子」ほど、大人の目にＡＤＨＤに見えてしまうというのは、日本に特有の傾向かもしれません。

このような数字の変化や違いを見ていくと、幼いときに「ＡＤＨＤではないか」と心配されていた子の多くが、高校生になるころには問題視されなくなるようです。

発達障害でなくても、子どもというのはそもそも、落ち着きのないものです。長時間じっと座っていることはできませんし、興味のないことをしているのならなおさらです。教室のなかの授業より、窓の外の出来事に興味を奪われてしまう子もいるでしょう。そういった子が全員ＡＤＨＤかというと、そうではなさそうだということも、この調査は示唆しています。

大人になると、ＡＤＨＤの悩みは減る

ＡＤＨＤとＡＳＤの診断を受け、大学で准教授として働く横道氏のコメントは、「多動だった子ども」が、具体的にどう変わっていくのかを教えてくれます（インタビュー11）。

”

今でも、学会などで座りっぱなしだとつらくて、話は聞いてはいても、ずっとパソコンやスマホをいじっています。それでも座ってはいられるわけで、ＡＤＨＤの傾向はすごく弱

まっていると思います。その分、ASDの傾向が相対的に目立つようになっているかもしれません。昔はADHDっぽかったけれど、今はASDっぽい人になっているのかなという気がします。

横道氏のほかにも、これまでのインタビューを通じて、多くの当事者の方から「ADHDはずいぶん軽くなった」「大人になってADHDで悩むことが減った」という話をお聞きしました。大人になることで、ADHDの特性をコントロールできるようになる人は多いようです。

＊文部科学省「通常の学級に在籍する特別な教育的支援を必要とする児童生徒に関する調査結果について」（2022年12月13日）

自己診断は禁物 怖いのは二次障害

ここまで、ADHDにはどのような特性があるか、どのような子ども時代を送っているかといった話をしてきました。

ただ、本で読んだり、メディアで見聞きしたりした話を基に、自己診断するのは危険です。「もしかして、うちの子は発達障害なのでは？」「もしかしたら、私も？」と思ったら、必ず医師の診断を仰いでください。基本的には精神科医、子どもであればまず小児科医に相談するといいでしょう。いきなり病院に行くのはハードルが高いと感じるなら、まずは地域の「発達障害者支援センター」や「児童発達支援センター」に足を運ぶのがいいと思います。子どもであれば、学校のスクールカウンセラーや養護教諭、担任の先生も相談に乗ってくれます。

今はネットに、発達障害のセルフチェックができるサイトもあります。いくつかの質問に答えていくと、ADHDやASDである可能性がどの程度あるかという簡易な診断が得られるものです。さらに精神科医が参照する診断基準「DSM-5」を掲載しているサイトもあります。そのためか、医師の診断を受けることなく、「うちの子はADHDだ」などと自己診断をしてしまう人がいます。このような自己診断を、小児科医の高橋孝雄氏は「星占い」と評しています（インタビュー3）。

親御さんがお子さんの様子をチェックして、「こんなに当てはまりました」と来院することがあるんです。そういう場合に、「ああ、それ星占いですね」ということもあるんです。「そういわれてみれば当たっているような気がしてきた」程度の場合もあるということです。

考えてみれば、こういったチェックリストを使うのは、自分の子どもや自分自身が発達障害ではないか、ADHDではないかと疑っているときです。ですから、どうしても「ADHDなのだろう」という前提で、チェックしてしまいがちです。

例えば、「長時間座っていなければならないときに、手足をそわそわと動かしたり、もぞもぞしたりすることが、どのくらいの頻度でありますか?」というチェック項目があったとします。それに対して、「よくある」なのか「ときどきある」なのかで迷ったとき、いかにもADHDらしい、「よくある」にチェックを入れてしまいます。

これでは、ADHDでない子を、ADHDだと決めつけることになりかねません。

実際に診断を下すためには、問診はもちろん、複数の検査が必要です。知能検査や心理検査に加えて、脳波の検査や脳の画像検査が推奨されるなど、慎重に判断します。

また、序章でお伝えした通り、発達障害であるかどうかの判断においては、「日常生活での困りごとがあるか」が、重視されます。たとえ、ネットにあるチェックリストがすべてADHDを指し示す形で埋まったとしても、本人が生活に困難を感じていなければ発達障害ではないのです。

「うつ病+発達障害」の人は多い

発達障害の診断には、誤診が多いという話を聞くことがあります。それにはいくつか理由がありそうです。

ひとつは、発達障害が、精神科医にとっても比較的、新しい分野であるということ。そのため、どこの病院の精神科でも発達障害の診断ができるわけではありません。受診の際は、発達障害の診断ができる病院かどうかを、あらかじめ確認しておきましょう。最近では、発達障害を専門に診るクリニックや診療所も増えています。

また、二次障害を発症している場合も、診断が難しくなります。二次障害というのは、元の障害から派生して、別の障害が生じることです。岩波氏によると、「ADHDの人の2~3割は、一時的にせよ二次障害を生じることがある」といいます。海外では4割以上というデータもあるそうです。二次障害としてはうつ病が極めて多く、不安障害も目立ちます。

例えば、ADHDから派生してうつ病を発症しているときに、ADHDを見逃し、うつ病だけが診断されてしまうと、本質的な解決に至りません。岩波氏は、こう指摘します（インタビュー1）。

”

「生まれつきの脳機能の偏り」を持つ状態である発達障害がベースにあると知って治療をしなければ、うつ病や不安障害を繰り返すことにもなりかねません。二次障害だけを治療するのではなかなか改善しないことも珍しくありません。

“

二次障害を防ぐためにも、正しい診断が大事です。

二次障害が生じている場合、二次障害の治療が優先されることがあります。例えば、うつ病が重い場合は、まずうつ病を治療し、うつ病が改善してから、ADHDの治療をするかどうかを再検討すると、岩波氏はいいます。その分、ADHDの治療に至るまでに時間がかかってしまうことになるわけです。

安易な自己診断も危険ですが、発達障害を見逃してしまうのも避けたいもの。不安に思ったときには、ネットで「診断する」のではなく、ネット以外の方法も駆使して「診断できる病院を探す」が正解でしょう。

「ADHDの薬」には劇的な作用がある

ADHDの人にとって病院での診断が有効なのは、「治療」が可能だからです。

「えっ？　発達障害は治らないのではなかったっけ？」——そんな声が聞こえてきそうです。「治らない」というのは、確かにそうなのですが、発達障害から生じる「困った症状」を「抑える」ことはできます。そしてADHDにはそのための薬があります。

ADHDの人の脳のなかで何が起こっているのかは、正確にはわかっていません。ただ、特定の神経伝達物質（ドーパミンやノルアドレナリン）が脳内で不足したり、調整がうまくいかなかったりしているのではないかと考えられています。そこで、神経伝達物質の量や働きを調節する薬を使います。「中枢神経刺激剤」はそのひとつです。

これらの薬が、ADHDの人には効くので、集中力も高まるわけですが、同じ薬を症状のない人が飲むと、寝食も忘れるほどの「超集中状態」になりかねず、とても危険です。

ＡＤＨＤと診断されて、薬を服用するかしないかは、人それぞれです。飲んだものの、まったく薬が合わなかった人、薬の種類によっては効果のあった人、効果が限定的で満足できなかった人、飲むことを結局やめた人、症状がひどいときだけ飲むことにした人など、話を聞いていると本当にさまざまです。そしてもちろん薬が合う人もいます。服薬は医師としっかり相談し、用量や種類、飲み方を慎重に判断していく必要があります。

子どもを「静かにさせる」ための投薬ではない

小児科医の高橋氏はＡＤＨＤの薬を処方していますが、子どもに処方するかどうかの最初の目安は、「このまま小学校に入学して、学校生活が送れるかどうか」だといいます。薬を処方するのは、６歳すぎからだそうです。ＡＤＨＤであれば誰にでも処方できるわけではなく、厳しい規制が設定されているといいます（インタビュー3）。

”

簡単には処方しませんし、そもそもできないんです。ＡＤＨＤに処方される薬は法律で厳しく管理されていて、医師にも薬剤師にも特別なライセンスが必要なんです。病院も薬局も、それに患者さん自身も登録する必要があります。決して簡単に処方できるようなものではないんです。

“

そして、投薬の目的は「静かにさせることではない」と念を押します。

私は1990年代の後半、米国の小学校で1年ほど働いたことがあります。当時の米国は、まさに多動な子どもたちを「静かにさせる」ため、向精神薬が処方されていた時期だといわれています。(*)「こんな子どもに薬を飲ませて大丈夫なの?」と聞いた私に、先生は「まだわからない」と答えたのを思い出します。

あれからおよそ30年、日本で似た話を耳にします。学校の先生が多動な子どもを静かにさせるため、保護者にADHDの診断と服薬を求めることが増えているそうです。繰り返しになりますが、本人が生活に困難を感じていなければ、発達障害ではありません。ですから、本人の気持ちを聞かずにADHDだと決めて、服薬を求めるというのは、おかしな話なのです。

大人の場合は、どうでしょうか? ADHDにはマインド・ワンダリングという特性があると書きました。思考が「徘徊」するマインド・ワンダリングは、集中力を阻害する一方で、創造性の源にもなります。そうだとすれば、服薬がマイナスに働くこともありそうです。

漫画家の沖田氏がそうでした(インタビュー4)。

”

(引用注:ADHDの薬を飲んで)薬が効いてきたら、漫画が全然描けなくなっちゃったんです。創造力も鎮静化されちゃうんですね。いつもアイデアって、沸騰する液体から泡が出てくるみたいな感じでぽこぽこ出ていたのが、ストップしちゃって、何も出てこない。慌てて先生のところに行って、減薬しました。それである程度、症状を抑えられて、漫画もぎり描けるみたいな用量に調整したんです。

一方で、投薬によって、ひとつのことに集中して取り組めるようになり、仕事の成果が上がったという人もいます。岩波氏が、こんな事例を教えてくれました（インタビュー1）。

独立してお仕事をされているADHDの方で、僕が3年ほど診てきた方がいます。その方がこの前、「ちゃんとお薬を飲んでいたので、年収が倍になりました」といっていました。実額は聞きませんでしたが、何かすごく実感を込めて話されていたので印象に残っています。以前は不注意のためミスを繰り返していて、仕事をクビになったこともあったそうです。

服薬は、仕事にプラスなのかマイナスなのか。結論をいえば、「人による」となります。ADHDの特性が、その人の仕事や生活にどう関わっているかによって、さじ加減を考えることになりそうです。

＊ 筆者の経験に加えて、左記を参照。
吉田耕平「児童養護施設の職員が抱える向精神薬投与への揺らぎとジレンマ」『福祉社会学研究』（2013）

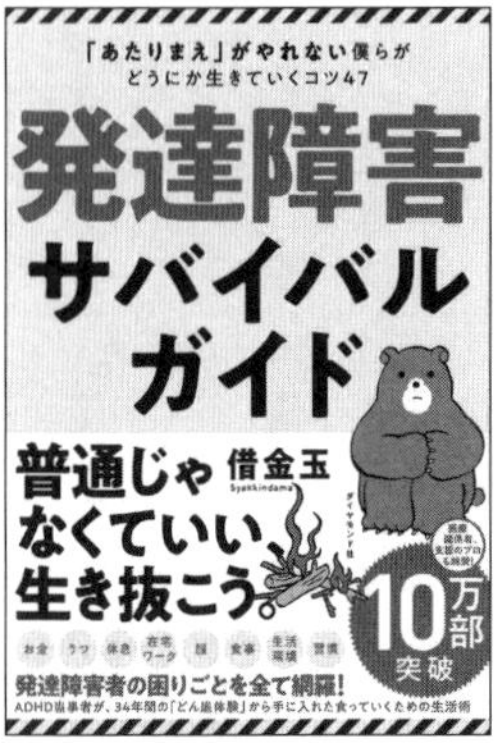

『発達障害サバイバルガイド「あたりまえ」がやれない僕らがどうにか生きていくコツ47』

借金玉

ダイヤモンド社

「いかに生き延びるか」――そこに特化した発達障害の人のための生活術です。「生活環境」「お金」「習慣」など、意識を変えるのではなく、環境を変えることに徹底していて、具体的。「これだ！」と思ったことは、その通りに実行してしまえばいいのです。私も読んでさっそく、整理用の箱を買いました。ADHDの診断を受けた著者のトライアンドエラーの歴史から生まれたありがたい本です。

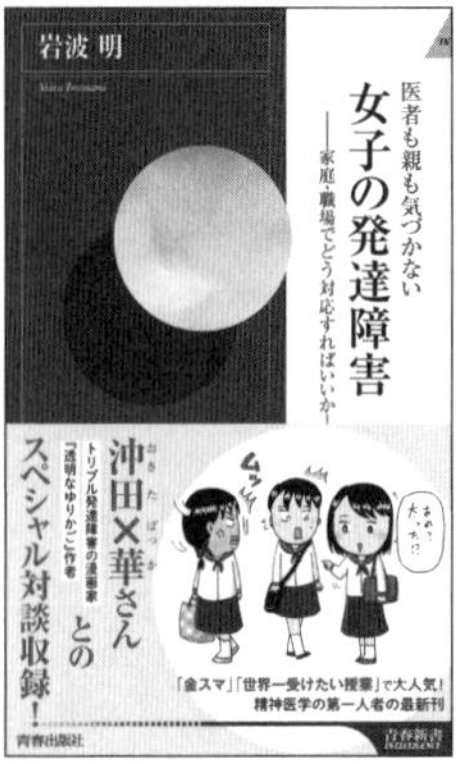

『医者も親も気づかない女子の発達障害―家庭・職場でどう対応すればいいか―』

岩波明

青春新書

精神科医の岩波明氏が、ADHDの女性たちの疑問や質問に答えています。「経済的に可能であれば大学に行ったほうがいい」など、助言は端的で具体的。女性の発達障害は見逃されやすく、対応も遅れがちになるといいます。家事をこなし、細やかに気配りすることを求められるなど、同じ発達障害でも、男性であればあまり経験しない、つらい場面があることがわかります。

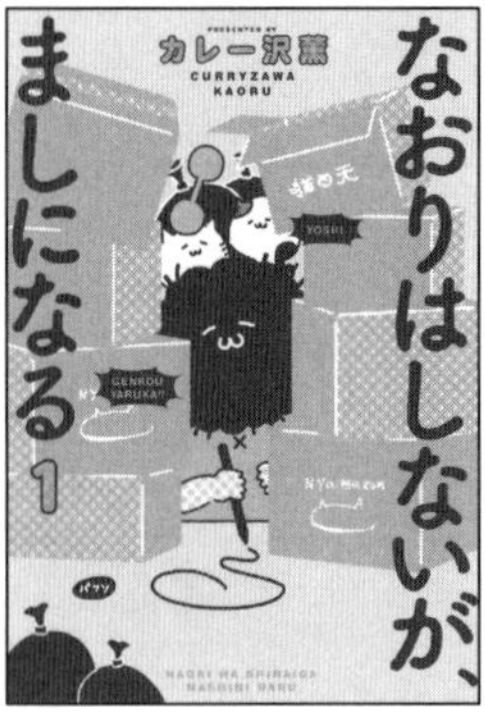

『なおりはしないが、ましになる』

カレー沢薫／医療監修：五十嵐良雄

小学館

会社を辞めて、漫画家としての仕事に専念するはずだったカレー沢薫氏。ところが、浮いた時間はすべてスマホやネットへと吸い込まれて、仕事の効率はむしろ下がってしまいます。そこで、編集者とともに病院へ。不注意型ADHDで、ASDの傾向もあると診断されます。発達障害の大人が直面する困難や悩み、心の揺らぎが赤裸々に描かれているのですが、深刻な内容を独特のセンスで面白く読ませてくれます。

第2章

発達障害と IQ

インタビュー
2

発達障害と知的障害「IQ70〜85」の生きづらさとは何か？

発達障害に対応するとき、直視しなければならないのが、知的障害の有無です。「発達障害に知的障害が伴うかどうかで、生じる課題や対応策は違ってくる」。こう指摘するのは、立命館大学教授で医学博士、児童精神科医でもある宮口幸治氏です。宮口氏といえば、2019年に刊行された著作『ケーキの切れない非行少年たち』が、大きな話題を呼び、続編の『どうしても頑張れない人たち』（ともに新潮新書）も注目を集めています。

『ケーキの切れない非行少年たち』は、「発達障害の問題」を取り上げた本として読まれることが多かったと思います。しかし、この本で宮口氏が本当に問題視しているのは「気づかれない境界知能と軽度知的障害」なのだといいます。

発達障害と知的障害は、どのような関係にあるのでしょうか。知的障害があるかどうかで、発達障害への対応はどう変わるのでしょうか。見すごされやすいという「境界知能」と「軽度知的障害」の問題と絡めてお話をうかがいました。

［専門家・児童精神科医］
宮《みや》口《ぐち》幸《こう》治《じ》氏

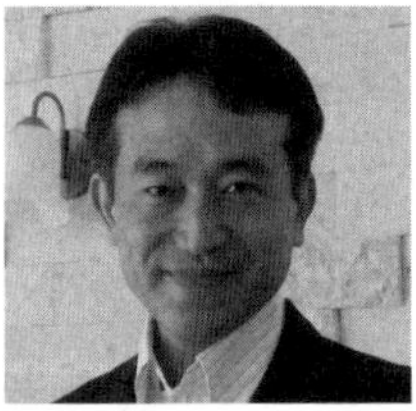

立命館大学教授。一般社団法人日本COG-TR学会代表理事。医学博士、児童精神科医。京都大学工学部を卒業後、建設コンサルタント会社に勤務。その後、神戸大学医学部を卒業。児童精神科医として精神科病院や医療少年院、女子少年院に勤務。コグトレの普及、研究のための「日本COG-TR学会」を主宰。『ケーキの切れない非行少年たち』（新潮新書）など著書多数。

発達障害も知的障害も、最初のハードルは「障害の存在に気づく」ことにあります。周囲の人たちが障害の存在に気づいて初めて、当事者がさまざまな配慮を受けることが可能になります。一方で、障害に配慮するばかりでは、伸びる能力も伸びなくなってしまうと、宮口氏は警鐘を鳴らします。

さまざまな障害とともに生きる人たちを支援しながら、一人ひとりの可能性を最大限引き出すには、どうしたらいいのでしょうか。知的障害と発達障害の問題を起点に、多様性が増す社会に求められるリーダーシップのあり方まで、話は広がりました。

（2022年4月取材）

——先生は著書『ケーキの切れない非行少年たち』で、発達障害や知的障害のある子どもたちの存在について、社会に問題を投げかけておられます。

宮口　いえ、それが違うのです。誤解している方が多いのですが、あの本で私が問題にしているのは「発達障害」というより、「気づかれない境界知能と軽度知的障害」なのです。

——そうだったのですか。では、先生が問題とされている「気づかれない境界知能と軽度知的障害」とは何でしょうか。

宮口　まず「知的障害」の定義を確認しましょう。

知的障害の障害認定基準は、都道府県によって多少の違いはありますが、今はだいたい「ＩＱ（知能指数）[*1]70未満」で、「ＩＱ75未満」とするところも一部あります。さらに日常生活における援助の必要が認められると「知的障害」と判断されます。

――知的障害と認定されれば、障害者手帳がとれますね（障害者手帳については、第6章で詳述）。

宮口　はい。そして「ＩＱ70未満」の知的障害のうち、だいたい「ＩＱ50～70」が「軽度知的障害」です。

――なるほど、知的障害のなかでは相対的にＩＱが高いから「軽度」の知的障害、ということですか。でも、日常生活に支障がなければ、知的障害とは判断されないのですよね。ＩＱだけで決まるものではないのですね。

「知的障害」の認定基準が厳しくなった

宮口　ええ。不登校になったり、勤め続けられなかったり、対人関係がうまくいかなかったり、何らかの社会的な障害があって、初めて知的障害と診断されます。ですからＩＱ65でも、普通に社会で生活できている人に「あなたは知的障害ですよ」という必要はないわけです。それは発達障害と同じです。社会での生きにくさがプラスされて、初めて診断がつきます。

――ＩＱと社会的な生きづらさと、両方の基準を満たすことが必要なんですね。

宮口　逆にいえば、原則としてＩＱが70、もしくは75以上あると、社会的な障害を感じていても知的障害とされにくい。それが一般的です。しかし、そこでスパッと切ってしまうのが問題なのです。

実は、「ＩＱ70未満」という知的障害の定義は１９７０年代以降のもので、それ以前には「ＩＱ85未満」とされていた時期もあるのです。この2つの基準の境となる「ＩＱ70～85」に該当

知的障害と境界知能

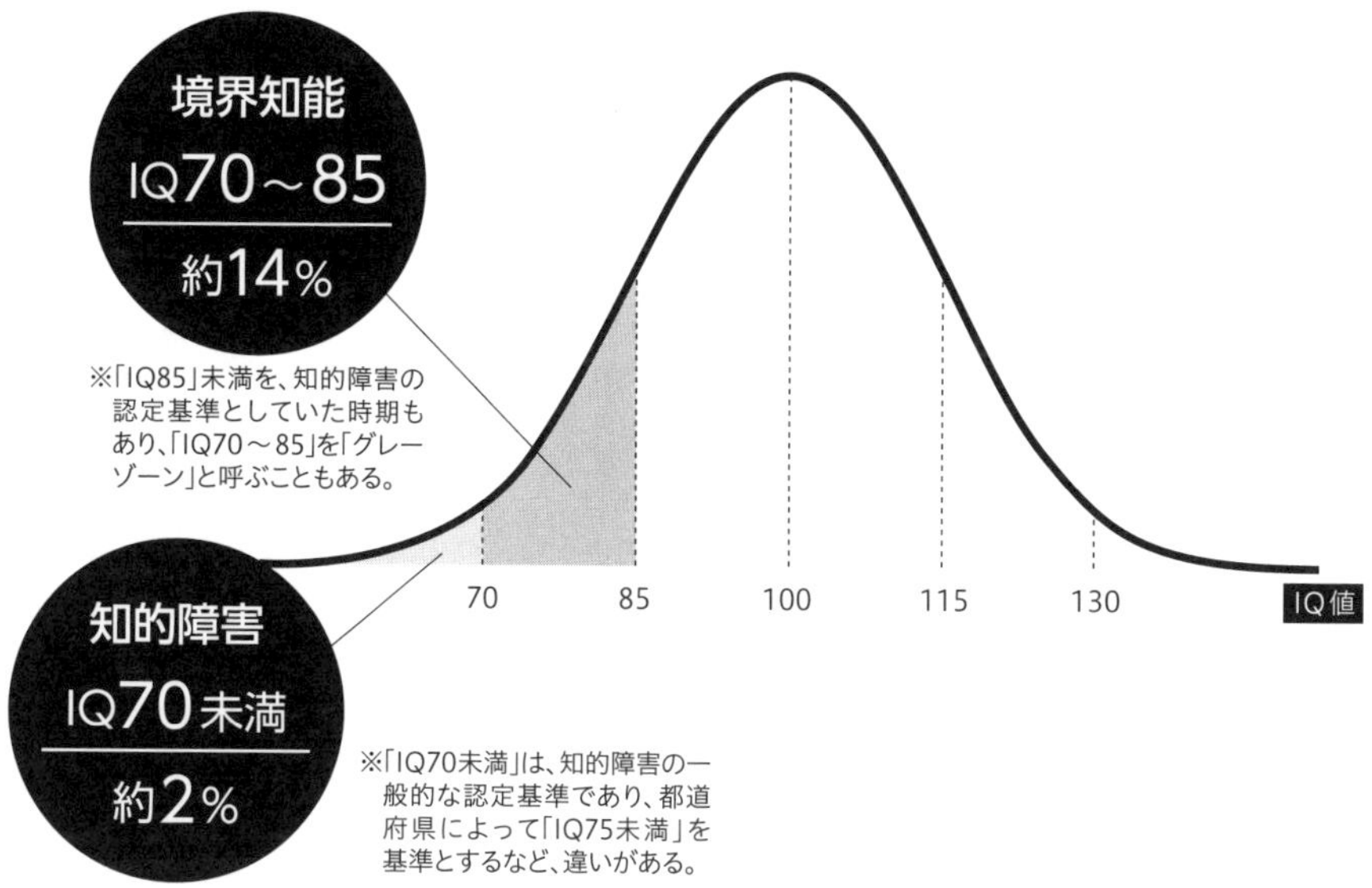
境界知能
IQ70～85
約14%
※「IQ85」未満を、知的障害の認定基準としていた時期もあり、「IQ70～85」を「グレーゾーン」と呼ぶこともある。
知的障害
IQ70未満
約2%
※「IQ70未満」は、知的障害の一般的な認定基準であり、都道府県によって「IQ75未満」を基準とするなど、違いがある。
70
85
100
115
130
IQ値

宮口氏への取材を基に作成

する部分は「境界知能」と位置づけられています。一般に「グレーゾーン」と呼ばれることもあります。かつては知的障害とされていた時期があったのに、今は障害とされなくなったのが境界知能です。

　上の図をご覧いただければ、わかりやすいと思います。

——濃いほうのグレーの部分が境界知能となるわけですね。結構多いように感じられますが。

宮口　ＩＱだけで判断すると統計上約14%いることになります。単純に数字だけで考えれば、35人クラスのなかに5人は境界知能の子がいることになります。日本の人口に当てはめると約1700万人。

——思いのほか多いのですね。発達障害との関係は、どうなのでしょう

か。境界知能や知的障害は、発達障害とどう違うのでしょうか？

宮口　発達障害というのは発達に凸凹《でこぼこ》があるイメージですよね。いろいろな能力のなかに、ほかの能力と比べて、著しく高いものや低いものがある。それに対して知的障害は全体的に低いというイメージです。発達がゆっくりしていると考えるといいかもしれません。どこかの能力が欠けているのではなく、全体的にゆっくり成長する。例えば、ＩＱ60の10歳児であれば、精神年齢は6歳くらいです。そしてそのゆっくりとした成長が12歳くらいの水準で止まるというのが、軽度知的障害です。ただ、絶対に12歳で止まるかというとそうでもなく、介入次第で伸ばせるところはあります。発達障害との違いは、左の図を見るとわかりやすいかもしれません。

――なるほど、発達障害の子どもには、知能が正常域にある子もいれば、境界知能の子も知的障害の子もいるし、逆に知能が平均より高い子もいる。一口に「発達障害の子」といっても、その特性や課題は千差万別ですが、そんな個々人の違いの大きさにも関係していそうです。

宮口　この図からは、境界知能の子が、支援の枠から外れやすいこともわかります。

――「知的障害」と診断された子どもは、療育手帳(＊2)がとれれば福祉サービスを受けることができる。けれど、「境界知能」では、手帳はとれません。ただし、「発達障害」で障害者手帳をとることはできますよね（発達障害で障害者手帳をとる条件などについては、第6章で詳述）。

宮口　そこで問題なのが、「発達障害ではない境界知能」の子どもたちです、知的障害の子が受けられる支援と発達障害の子が受けられる支援の両方から漏れてしまいます。そこをなんとかしないといけないと思ったのが、現在の活動のきっかけとなりました。

――宮口先生が、境界知能や軽度知的障害の問題に気づかれたきっかけを教えてください。

発達障害と知能の関係

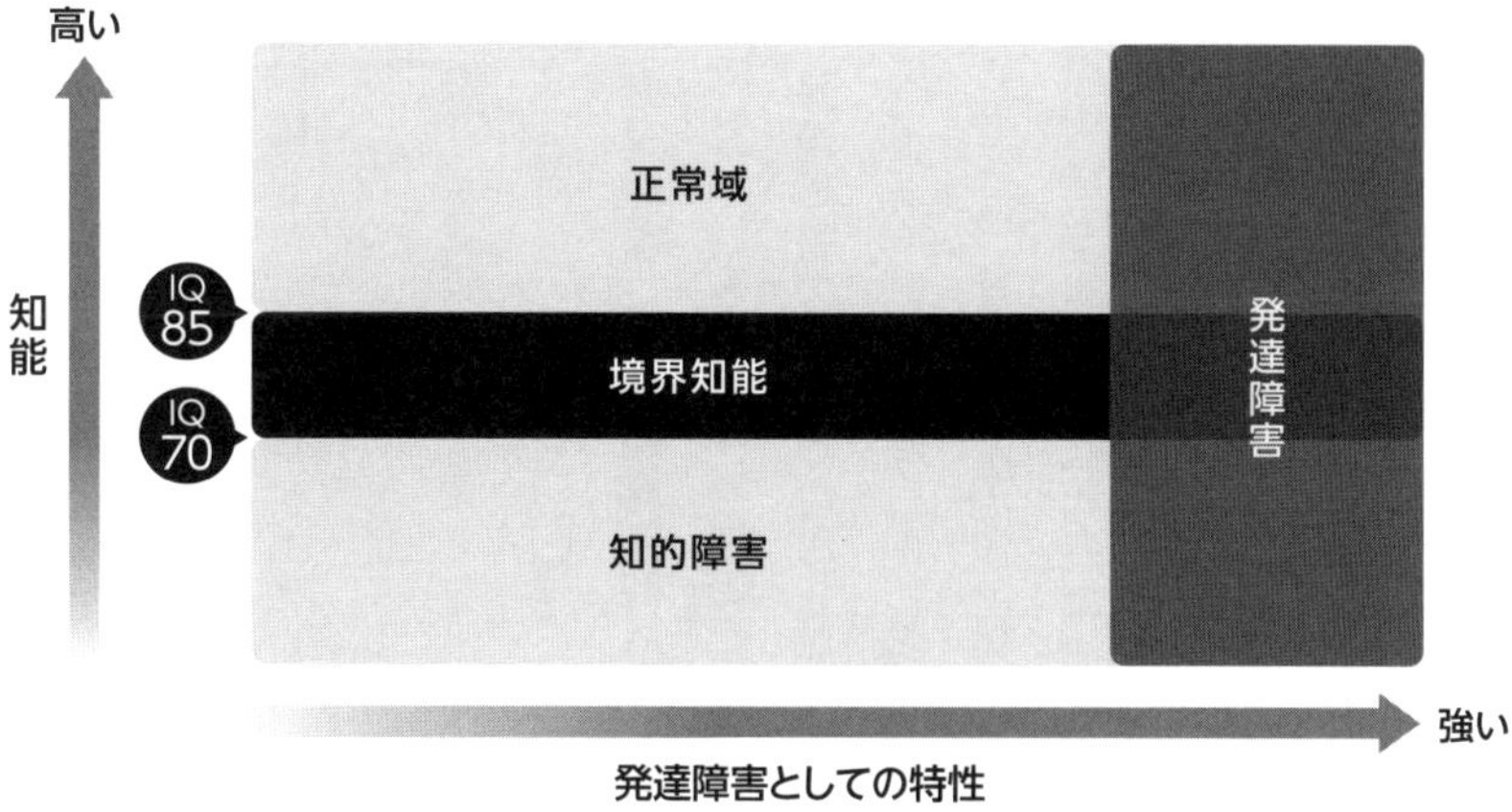

宮口氏への取材を基に作成

宮口　私はもともと、公立の精神科の病院で児童精神科医として働いていました。発達外来、児童思春期外来などが専門で、患者さんのほとんどが発達障害のお子さんでした。ASD（自閉スペクトラム症）（＊3）が多く、ADHD（注意欠如多動症）（＊4）のお子さんもいました。ですから私のなかでの「困っている子ども」のイメージは、もっぱら発達障害だったのです。その後、さまざまな経緯があり、医療少年院で働くことになったのですが、そこで問題になっていたのは知的障害でした。軽度知的障害や境界知能の子たちが多くいたのです。病院ではあまり見ることのなかった知的障害の子どもたちの課題を、医療少年院で初めて認識したのです。

――病院では知的障害の子にはあま

り出会わなかった。それはなぜですか？

医療少年院で初めて認識したのはなぜか？

宮口 知的障害だけだと福祉と教育の問題になり、医療は関係しないんですね。しかし、医療少年院に行ってみると、境界知能や軽度知的障害の子が多くいて、知能の問題がひとつのきっかけで非行に走り、犯罪の加害者になっていることを知りました。これが子どもの生きづらさや困難を語るうえで避けて通れない問題なのだと気づいたのです。

――発達障害に知的障害が伴うかどうかで、生じる課題や対応策は変わってくるのでしょうか？

宮口 やはり違います。知的障害を伴う場合は、まず知的障害に対応することが必要だと思います。

――発達障害のところだけを見てもうまくいかないと。

宮口 そうですね。発達障害の特徴よりも、知的障害の程度がどうかというところが非常に重要になるからです。社会的な生活を送るうえでの困りごとは、知的な障害から生じる部分がほとんどです。発達障害でもＩＱが高ければ、今の社会を生き抜いていく方法は結構あります。けれど知的な能力が低いと、それだけで生きにくさが増えてしまいます。知的障害の程度を知ることは重要です。

――知的障害の診断は、どこで受けるのでしょうか？　一斉テストとかないですよね？

宮口 ありません。知的障害に関しては、困ったことがあって初めて児童相談所や病院などで発達検査を受けるといったことになります。困りごとが浮かんでこなければ気づかれないままです。知能指数は正規分布ですから、統計的には人口の約２％の人がＩＱ70未満に該当し、知的障害の可能性を持つはずです。しかし、厚生労働省が把握している知的障害者は1%未満です。2000年代まで遡ると0・5%もいませんでした。それだけの人が支援の枠から漏れてしまっているのです。

――つまり、日本の人口の1%以上を占める人たちが、IQ70未満なのに知的障害者と認められていない。いい見方をすれば、社会のなかでうまくやれている人が多いのかもしれないし、悪く考えれば、気づかれないまま困っている人が多いのかもしれない。境界知能の人を含めたら、困っている人はもっと多い可能性がありますね。

宮口　そもそも「境界知能というものがある」ということが、ほとんど知られていませんから。

――確かに私も「知的障害かそうじゃないか」という考え方をしていました。私のように「AかBか」みたいな考えをしている人の周りでは、「知的障害じゃないなら、普通にできるはず」と判断されて、苦しんでいる人が多いかもしれません。

宮口　知的障害に気づかれずに療育手帳もなければ、普通だと思われるわけです。本人が気づいていない場合もあります。「どうして仕事がうまくできないんだろう」「どうして勉強ができないんだろう」と思っていたとしても、それだけで知能検査を受けに行く人など、ほとんどいませんから。

＊1　IQ（知能指数）：知能検査結果の表示法のひとつ。指数100が平均値。Intelligence Quotientの略称。
＊2　療育手帳：障害者手帳の1種で、児童相談所などで知的障害があると認定されると、都道府県知事や市長から交付され、さまざまな支援策の対象となる。認定基準や運用方法は、自治体によって違いがある。
＊3　ASD（自閉スペクトラム症）：対人関係・コミュニケーションの困難とこだわりの強さが見られる障害。Autism Spectrum Disorderの略称。
＊4　ADHD（注意欠如多動症）：注意・集中力の欠如と多動・衝動性が見られる障害。Attention-Deficit/Hyperactivity Disorderの略称。

なぜ軽度知的障害が冤罪につながるのか？

――境界知能や軽度知的障害が気づかれないことで、どのような問題が生じるでしょうか？

宮口 例えば、冤罪《えんざい》事件が起こり得ます。

――境界知能や軽度知的障害を見落とすことが、冤罪につながる。それが事実とすれば衝撃的ですが、どういうことなのでしょうか。

宮口 最近のケースでは、2019年、神戸在住の女子大生が羽田空港のトイレで産み落とした赤ちゃんを殺害し、公園に埋めた事件がありました。公判前の検査によると、彼女のIQは74でした。

――IQ74というと、先生のいう境界知能に当たりますね。

宮口 はい。しかし、境界知能は一般に、知的障害とはされません。

――現在、知的障害の基準が「IQ70未満」だから、ですね。

宮口 その結果、この女子大生には完全責任能力が認められ、東京地裁は2021年に、懲役5年の実刑判決を下しました。ただ東京都では、軽度知的障害の障害認定のIQ基準が「おおむね50から75」となっているんですよ。

――知的障害の障害認定基準は都道府県によって微妙に違うとうかがいました。ということは、生まれ育った場所によって、知的障害とされるかどうかが変わってしまうということですね。

宮口 そうです。ですから見方によっては被告の女子大生は境界知能ではなく、知的障害といえるわけです。この線引きの違いが責任能力の判断に影響を与えるならば、判決が変わってくる可能性があります。

東京地裁の判決文は、この事件が「強い殺意に基づく執拗かつむごたらしい犯行」であり、被告は「身勝手で短絡的」だと批判します。しかし、この「身勝手で短絡的」に見えてしまうというのが、まさに知的障害の特徴のひとつなんですよ。先のことを考えるのが苦手だから、パニックになってしまい、裁判所のいう「一時しのぎな言動」に出てしまう。弁護側は「相談できる人がいれば起きなかった」と主張しましたが、うまく人に相談できないというのも、知的障害によく見られる特徴です。これだけ明確に知的障害の様相を示しているのに、それが悪い方向にばかりとられてしまう。

私はこれがすごく大きな問題だと思っています。先日もある県で裁判官向けに境界知能について講演をしたのですが、皆さん、あまりご存じではないんです。「知的障害ってそもそもどういう状態を指すのですか？」というレベルの方もおられました。そんな方々が判決を下すこともあるんです。これは恐ろしいことだなと。冤罪で12年服役された方もいます。

——12年も……。

宮口　当時23歳だった元看護助手の女性です。人工呼吸器を外して患者を殺害したと自白し、懲役12年の実刑判決を受けました。しかし、刑期を終えられてから再審が始まり、無罪になりました。その過程で、女性が実は軽度知的障害だったことがわかったのです。取り調べのときに、刑事に気に入られたくてつい嘘の供述をしてしまったそうです。そういうことは、軽度知的障害であれば十分に考えられるわけです。

――それまで誰にも気づかれなかったのですか？

宮口　ええ、気づかれないまま大人になってしまったんです。その結果が、12年服役の冤罪です。恐ろしいですよね。「気づかれない境界知能と軽度知的障害」は、最悪の場合、こういった事態につながるのです。

――境界知能、そして軽度知的障害が見落とされる一番の理由は何でしょうか？

宮口　学校で気づいてもらえないことは大きいでしょう。家庭で親御さんが気づくのは、実はなかなか難しい。自分の子ばかり見ているとわからないんですよ。比較対象がなく、それが普通だと思ってしまいますから。きょうだいができて気づくこともありますが、1人目だとなかなかわからないですね。

――確かにそうかもしれませんね。

宮口　集団のなかの1人として子どもを見ている先生が見つけてくれるといいのですが、先生自体もまだ境界知能についてあまり知らないことも少なくありません。それが一番の問題だと思います。

――境界知能だけでも、人口の14％、クラスに5人くらいいる計算になる。困っている子どもの人数は意外と多いのですよね。その割に、先生たちがあまり知らないとしたら、確かに大きな問題です。宮口先生の著書『マンガでわかる 境界知能とグレーゾーンの子どもたち』（扶桑社）が、主に学校の先生向けに書かれているのには、そういう背景もあるのですね。でも、教員免許をとるときに習わないのですか？

宮口　以前は習わなくても、先生になれました。今は制度が変わって、教職課程で「特別支援教育」に関する科目が必修化されています。ただ、そこで知的障害の概要を習っても、現実に境界知能や軽度知的障害の子どもが目の前にいるとき、どのような言動をとるのか、そして、それがどういう症状の表れなのかというところまでは教わる機会がないのです。ですから、境界知能や軽度知的障害の子どもがクラスにいてもなかなかわからないでしょう。

我々精神科医だってそうです。医師になるときに習うのですが、実際にはわかりません。見た目ではほとんど区別がつきませんし、普段の生活の様子もほかの子とほぼ同じですから。

——気づくために、何かできることはありますか？

宮口　まずは正しく理解することです。境界知能や軽度知的障害の子どもたちの困りごとは、勉強が苦手というだけではありません。友だちとの会話についていけない、約束を忘れてしまう、不器用で体がうまく動かせないなど、さまざまなところに困っている状況があるはずなんです。そのサインをひとつずつ受け取り、困っている状況を理解していくことが大事です。理解すれば、次に何をすべきかは、おのずと見えてきます。理解が一番大事です。

——先ほど親が気づくのは難しいというお話がありました。私の息子の学習障害(*)も、最初に気づいてくださったのは小学1年生のときの先生なんです。

宮口　それは素晴らしいですね。大抵の場合、字が汚いとか、雑だとかいわれるだけで、高学年までそのままですから。よく見つけてくださいましたね。

——最初は「問題を飛ばして解いてるから、まず目の検査をしたほうがいいんじゃないか」みた

＊学習障害：「読む」「書く」「計算する」など、学習に関連する特定の能力に困難がある障害。限局性学習症／限局性学習障害、LD、SLD（Specific Learning Disorder）ともいう。

いなお話から始まりました。ただ親としてはやはり「自分の子に障害がある」とすんなりは受け入れられなくて。検査をしたり学習障害について調べたりするなかで、だんだんと受け入れていった感じです。今は見つけてくださった先生にとても感謝しています。

その先生が、数年前に転任された際、お礼をお伝えしたんです。「伝えてくださりありがとうございました」って。そうしたら「伝えるのにすごく勇気が要るんです。感謝してもらえてこちらもうれしい」と。先生も悩みながら伝えてくださったんだなと、そのとき思ったんですよね。

障害の可能性を伝えにくい本当の理由

宮口　そうやって感謝の気持ちを伝えてもらえることばかりだったら、先生も親御さんに伝えやすいのですが、なかなかそうはならないので、先生も切り出しにくいところがありますよね。

――伝えられて怒ってしまう親の気持ちもわかります。最初は認めたくないですから、気持ちが揺れてしまうんですよね。だから先生も大変だろうと思います。

宮口　それも関係性によりますよね。大嫌いな先生からいくら正しいことをいわれても、受け入れたくないものですから。だから先生と親との関係づくりがすごく大事なんです。ちゃんと信頼関係をつくってからでなければ、何を伝えても受け入れてもらえません。

そういった意味でも、いい先生との出会いは子どもにとってすごく大きなことなんです。

――でも、学校の先生たちは、今すごく忙しいですよね。親としては先生に頼るばかりではなく、先生がもっと楽になるようにできることはないかと考えてしまうのですが。

宮口　先生にとって一番大変なことのひとつが、親からのクレームなんです。それがとてもこたえます。私も患者さんと接していて、本人からいろいろいわれることにはもう慣れているのですが、保護者だとか、少年院でいえば教官など、本来なら一緒にサポートしてくれるはずの人たちからいろいろといわれるのが一番こたえるんですね。そっちがしんどいです。子どものためにと思って、保護者と一緒に協力してやっていきましょうというときに、保護者からクレームをつけられたら、学校の先生は潰れてしまいます。

――それは、親がなんとかしなきゃいけない部分ですね。

宮口　親と先生の仲が悪かったら、それぞれがどんなにいいことを考えていても、子どものためにならない。絶対にならないです。その段階で目的を履き違えちゃっている。子どものために、先生と親が協力することがすごく大切なんです。

――学校の特別支援の現場を見ていると、先生が考案されたコグトレが広がっていることを感じます。学習障害の息子の「通級による指導(*)」でも、当たり前のように利用されているんです。コグトレについて詳しく教えていただけますか?

宮口　コグトレは、認知機能を少しでも伸ばすために開発したトレーニングです。認知機能を5つの構成要素――「注意」「記憶」「言語理解」「知覚」「推論・判断」――に分けて、トレーニングします。例えば、2つの絵を見比べる「違いはどこ?」や、見本と同じように点をつないで絵を描く「点つなぎ」などがあります(131ページ参照)。

＊通級による指導：障害に応じた特別な指導を、通常学級に在籍しながら受けること。障害に応じた指導を受ける場を「通級指導教室」と呼ぶこともある。

――小さいころ遊んだパズルゲームのようなものですね。

宮口　ええ。ですから勉強に苦手意識がある子も楽しく参加できます。

知的障害でも、認知能力は伸ばせる

――なぜコグトレを開発されたのですか？

宮口　非行少年といわれる少年たちと多く関わってきましたが、目の前にいた多くは凶暴な少年ではないんです。そこにいたのは、困っている少年たちでした。計算ができない、図形が描けない、漢字が書けない。そもそも見る力、聞く力、想像する力が育っていない。そのために失敗を重ねている。勉強をする以前に、勉強するのに不可欠な認知機能が弱い少年たちだったのです。そのような少年たちの認知機能をなんとかしてあげたいと思って開発しました。

このようなトレーニングを、「特別支援学級(＊)」だけでなく、学校教育の現場で広く活用してほしいと思います。例えば小学校低学年でみんながコグトレをすれば、みんなで認知機能を強化することもできますし、認知機能が弱い子の存在に気づくこともできます。

ただ、その場合も認知機能が弱い子を見つけることを目的にするのではなくて、見つけた後、認知機能を何らかの方法でトレーニングするところまで用意しておかなければなりません。見つけるだけであれば、保護者を不安にさせるだけです。そういうことも実際よくあるんです。「知的障害の可能性があります」と伝えるだけで、その後の方針をなかなか示すことができないのが現状なんです。なかには知的障害は一生変わらないとおっしゃる先生やお医者さんもおられますから。

――ということは、知的障害と診断されても変わる可能性はある。

宮口　もちろん変わる可能性はないとはいえません。ＩＱは思春期になってからも変化するという研究も出てきていますし、そもそも子どもの脳、特に小さなころの脳がどう変化するかには未知なところが大いにあります。私は認知機能の弱い子どもたちと多く関わってきて、トレーニング次第で大きく伸びる子もいることを目の当たりにしてきました。ですから、境界知能や軽度知的障害だとされても前向きに、今やれることをやりましょうと呼びかけたいのです。

――そうですね。今できることがあると、親も少しは安心できます。

宮口　そうなんです。コグトレをつくる前は、診断だけを伝えるのが苦しかったんですよ。できることがあまりありませんでしたからね。今はコグトレがあるので、診断とともにその後の道筋を示すことができるようになって、私自身もずいぶん、気持ちが楽になりました。

「頑張る人を応援する」ではダメな理由

――境界知能と軽度知的障害の子どもへの対応として、小学校低学年の段階で気づくことが大事。とすれば、学校の先生が知的障害や発達障害について詳しければ、子どもも学校でずいぶん、す

＊特別支援学級：小中学校等に設置された軽度の障害がある児童のための少人数の学級。

ごしやすくなりそうですね。

宮口　そうなんです。例えば、身体的に不器用な子っていますよね。これが「発達性協調運動症(*1)」と呼ばれる障害であれば、手先が不器用だったり、力加減がうまくできなかったりして、よく物を壊してしまったりするんです。そういうことを知っていれば「ちょっと工夫してあげないといけないな」と思いますし、配慮に結びつきます。

――親は子どもが境界知能や軽度知的障害かもしれないと思ったら、やはり先生には伝えていったほうがいいということですよね。

宮口　信頼できる先生には伝えたほうがいいですね。ただ、希望通りの配慮はあまりしてもらえないこともあるのが現状なんです。

――そうなんですか。学習障害の息子の場合、学校で合理的配慮(*2)をしてもらえて、漢字の「トメ・ハネ」に関しては厳しく問われませんでした。ですから伝えれば大丈夫なのかなと漠然と思っていたのですが。

宮口　そういった配慮で、ちょっと不安に感じることもあります。例えば、入試の漢字の書き取りで「トメ」や「ハネ」がなかったらバツになることもありますよね。

――そうですね。

宮口　そうだとしたら、お子さんに「その能力が本当にないのかどうか」という見極めが必要です。「トメ・ハネ」を書く能力がまったくなくて、どんなに頑張っても書けないのか。それともトレーニングすれば「トメ・ハネ」を書くスキルを身につけることができるのか。ここが大事なんです。もしトレーニングで少しでも身につけることができるのであれば、なんでも配慮すればいいというわけではないですよね。

そういう意味で、知的障害や発達障害に対する合理的配慮は、場合によっては、大きなリスクとなる可能性もあるのではないでしょうか。だって社会へ出たら、そういう配慮は一気に薄れますよね。

――確かに学校だけで終わる問題ではないですね。考えさせられます。配慮って、すごく難しいことなんですね。

配慮ばかりでは、伸びる能力が伸びないことも

宮口　今は全体に、どちらかというと配慮するほうに向かっている気がします。それが本人の能力を確かめてからの配慮だったらいい。でもトレーニング次第で伸ばせる可能性があるのだったら、配慮は慎重に考えたほうがいいと思うんです。

伸びる可能性の有無はわかりません。トレーニングをやってみなければ。そこを下手に配慮して必要なトレーニングをしなかったら、伸びるものも伸びません。

――例えば、宮口先生が考案されたコグトレは、そんなトレーニングのひとつですね。

＊1　発達性協調運動症：協調運動が苦手な障害。「不器用」「運動が苦手」といわれることが多い。DCD（Developmental Coordination Disorder）ともいう。

＊2　合理的配慮：社会的障壁を取り除くための対応。障害者からの意思の表明に基づいて、個別に提供される。2016年に施行された「障害者差別解消法」のなかにも組み込まれている概念。

宮口　ええ、コグトレのひとつの意義はそこにあるんですよ。今まで「無理にさせるとつらい思いをするから、頑張らせなくていいよ」とされていたところを見直すというか。必要以上の配慮で子どもの可能性を潰してしまうようなことは避けねばいけません。

それにね、子どもって「みんなと同じにできるようになりたい」と思っているはずです。

――それはすごく感じます。うちの息子も学校で作文を書くとき、先生が「タブレットで書いてもいいよ」と声をかけてくれても、「いや、僕は手でも書けるから」と長い時間をかけて手書きしていました。できないからこそ、みんなと同じにやりたいんだという気がします。

宮口　子どもの本音は「みんなと同じようになりたい」なのだと、私は考えます。本音では、特別な配慮をされる存在にはなりたくないと思っているはずです。ですから、伸ばせる可能性があるなら決して見逃さず、なりたい自分になれるように努力の筋道をつけてあげるのが、本当の支援だと思います。

私は実際、少年院の少年たちがトレーニングでぐんぐん変わっていくのを目の当たりにしてきました。中高生でも大きく変わるんです。小学生ならまだまだ伸びしろがあるはずです。まったく別人になる可能性すらあります。「障害があるから」といって配慮ばかりしていたら、子どもの可能性を潰すばかりか、逆に障害をつくり出すことにもなりかねません。

――できるはずのことができなくなってしまうわけですから……。うちの息子のような発達障害の子や、境界知能や軽度知的障害の子に過剰な合理的配慮をすることは、場合によっては大きなリスクもあるのですね。

宮口　しかし、反対に「頑張る人を応援する」という姿勢にもリスクがあると思うんです。学校でも、社会に出てからも。

――頑張る人を応援することのリスク……。頑張る人を応援しちゃダメですか?

「頑張らない人は応援しない」でいいのか

宮口　「頑張る人を応援します」というのは、企業の広告にも使われるくらい一般的なコンセプトです。でも、裏を返せば「頑張らない人は応援しない」ということになりませんか?

――なるかもしれません。

宮口　「頑張れない人たち」というのは実際いるんですね。頑張りたくても頑張れないとか、頑張っていても頑張っているように見えないとか。「頑張る人を応援します」というフレーズは、そういう頑張れない人たち、いわば弱者を切り捨ててしまう。一見温かいメッセージのように見えるんですけど、そうではないんです。

――でも、どうしても怠けている人より頑張っている人を応援したくなります。

宮口　それはそうなんですよ。ただ、頑張らないように見えるのにも何か理由があると思います。単に怠けたいというだけではない、何か別の理由もあるはずなんです。

――超進学校の先生から「あまり成績がよくない子はわざと頑張らない」というお話を聞いたことがあります。それで「自分は頑張らなかったから、東大に行けなかった」という態度を示すそうです。頑張ったのに失敗したらきっとプライドが傷ついてしまうから、それを回避するためにわざと頑張らない。

宮口　それはつらい話ですね。頑張らない子どもたちには、いろんな理由がありそうですね。

――頑張ればできるのに頑張らないのと、真面目にやっているのに頑張っているように見えないのでは、対応のアプローチが違ってきますよね。

宮口　そうですね。ですから、とにかく相手を観察することが大事なんです。軽度知的障害や境界知能の子どもたちを支援するには、観察する目を鍛えなければなりません。こういったスキルはビジネスの現場でも役立つと思います。本人の特性をしっかりキャッチし、理解する。それができて初めて支援が始められます。

――気づかれない境界知能や軽度知的障害の人は、職場にもきっといますよね。

宮口　ええ、いると思います。

――そういう意味でも、働く人にとって無関係な問題ではないと思います。境界知能や軽度知的障害の人が、そうと気づかれないまま、社会に出たときに起こる問題点には、どのようなことがありますか？

宮口　仕事がうまくできないということももちろんありますが、それ以前に対人関係でつまずきます。大人の会話についていけませんから。境界知能の人の精神年齢は、だいたい中学3年生レベルです。中学3年生の子が会社に入って、周りの社員とうまく会話できるかといったら、やはりできないですよね。だから孤立してしまうこともある。仕事もうまくできず、人間関係もダメで、職を転々とするようになります。

今はサービス産業がＧＤＰ（国内総生産）の7割以上を占めるようになって、コミュニケーション力が必要とされる仕事ばかりです。そのために、境界知能や軽度知的障害の人たちの生きにくさが増しています。

——社会の変化も関係している、と。発達障害についても、「仕事の管理化」が進み、小さな自営業が減ることで問題が顕在化してきたというお話がありました（インタビュー1：岩波明氏）。

宮口　我々だってDX（デジタルトランスフォーメーション）が進む今の社会に対応していくのに、いっぱいいっぱいでしょ？

——ええ、正直私も、いっぱいいっぱいです。

もしも、ノーベル賞受賞者ばかりの職場があったら？

宮口　多分IQ（知能指数）が100くらいの平均的な人でも「今のこの世の中、余裕で渡っているぜ」という人はなかなかいないはずです。ましてIQ70とか80くらいの境界域の人たちにとっては、本当に恐ろしい世界だと思うんです。今のこの社会で「普通」を要求されるのは、非常にきついことなんです。そもそもIQというのは相対的な数字ですから、皆さんだって、職場の人たちがみんなノーベル賞をとるくらいの知能を持っていたら、ひょっとしたら知的なハンディがあるとみなされる可能性だってあります。

——そんな職場では働きたくありません。

宮口　そうですよね。境界知能や軽度知的障害の人の立場を考えるときには、そんな状況をイメージしてみるといいかもしれません。

——生きにくいでしょうね……。

宮口　「ノーベル賞もとれないのっ⁉」っていう扱いを受け続けたら、かなりしんどいですよね。

――そう考えると、境界知能や軽度知的障害の生きにくさを和らげるには、学校の先生だけでなく、さまざまな人が広く、その存在について知ることが、最初の一歩になりそうですね。知らないと、怠けている、ふざけている、やる気がないなどと判断してしまいそうですから。

宮口　そうなんです。職場で本人がつらい思いをするのはもちろん、周りの人も、なぜその人がつまずいているのかがわからないばかりに、無駄な労力を使うことになります。ちょっと話が逸れるかもしれませんが、境界知能や軽度知的障害の社員に対応するという考え方は、例えば、外国人労働者の受け入れにも役に立つはずなんです。日本人にとっては当たり前にわかることがなかなかわからない人たちに働いてもらうということですから。これからの企業には、さまざまな特性を持つ人たちを理解し、対応できる力が求められているはずです。

――そこは発達障害と共通するところで、広く考えれば、多様な人たちを職場に受け入れるということなのですね。これからのリーダーにとっては、宮口先生がおっしゃるような観察眼や知識が必要になりそうです。では、もしも自分の職場に境界知能や軽度知的障害の可能性がある人を見つけたとしたら、どう働きかけたらいいのでしょうか？

宮口　まずは頑張れない人を応援するということを自覚するところから始めなくてはなりません。応援したいと思えない人を、支えていくのは結構大変です。どうしてもネガティブな感情が生まれてしまうこともあります。ですから無理は禁物です。

――無理して助けようとしない、ということですか？

宮口　ある会社で、私が提案した取り組みのひとつは「何もいわない」ということです。

――何もいわない？

宮口　そう、何もしない。

――なぜでしょうか？

宮口　大抵の場合、周りが余計なことをして、本人のやる気をそいでしまっているからです。

――なるほど、やる気が出るよう何かを「する」のでなく、本人のやる気を邪魔しないように何も「しない」……。それならできるかな……。いや、自分の子どもに置き換えて考えたら何かいいたくなりそうな気がしてきました。

宮口　確かに周囲をもどかしくさせるようなことも時折あるわけです。そのときに余計なことを口にして相手のプライドを傷つけてしまうと悪循環になります。そういう事態を避けることが大切です。ですから、まず何もしない。余計なことをいわない。本人が頑張ろうとしているときに、口出しをしないこと。それがスタートですね。

　皆さん、よかれと思って「大丈夫？」と聞いちゃうんですよ。

――いってしまいそうです。

宮口　「大丈夫？」と聞かれたら、普通「大丈夫」と答えますよね。

――確かに大丈夫じゃなくても、そう答えますね。無理してでもそう答えるかもしれません。

宮口　そういう余計な声かけをなくすことからであれば、比較的、楽な気持ちで始められるのではないでしょうか。多様性が増すこれからの時代、職場のリーダーには、人を観察する視点を複数持つことが求められると思います。仕事においても、そのようなリーダーに必要な知見のひとつとして、境界知能や軽度知的障害について知っていただきたいと思うのです。

発達障害の人の知能は凸凹している

ＩＱ(Intelligence Quotient) は、知能指数と訳され、全般的な知的能力を表します。ＩＱを測るためのテストが「知能検査」です。現在、よく使われる代表的な知能検査は、次の2つです。

- ＷＩＳＣ《ウィスク》：ウェクスラー児童用知能検査（Wechsler Intelligence Scale for Children）。5歳から16歳11カ月までを対象とする児童用の知能検査
- ＷＡＩＳ《ウェイス》：ウェクスラー成人知能検査（Wechsler Adult Intelligence Scale）。16歳以上を対象とする知能検査

いずれも定期的に改訂され、最新のバージョン（2023年9月現在）は「ＷＩＳＣ《ウィスク》－Ｖ《ファイブ》」と

「ＷＡＩＳ－Ⅳ《ウェイス・フォー》」です。新しいバージョンほど、後ろにつくローマ数字が増えます。

知能検査の結果を示す数値は、統計的に処理して、平均が「ＩＱ１００」になるようにします。母集団となるのは「一般的な人」で、検査を受けた人だけではありません。

ＩＱ１００が平均ですから、ざっくりと捉えるなら、日本人の半分くらいがＩＱ１００以上、残り半分はＩＱ１００未満といった感じです。

知能は、いくつかの分野に分かれる

ＷＩＳＣやＷＡＩＳは、どのような能力を測る検査なのでしょうか。ＩＱとは、どのような能力を示す数値なのでしょうか。

例えば、児童用の知能検査「ＷＩＳＣ－Ｖ」では、次の5つの指標を出し、これらを総合して、いわゆる「ＩＱ（全検査ＩＱ）」を出します。立命館大学教授で、児童精神科医の宮口幸治氏（インタビュー2）の著書『境界知能の子どもたち ―「ＩＱ70以上85未満」の生きづらさ』（ＳＢ新書）から、抜粋します。

● 言語理解指標：言語による理解力・推理力・思考力に関する指標
● 視空間指標：視覚情報を処理する力や視覚情報から推理する力に関する指標

● 流動性推理指標：非言語情報の特徴を把握し、関係性や規則性、暗黙のルールを察する力に関する指標
● ワーキングメモリ指標：耳で聞いたり目で見たりした情報を一時的に正確に記憶する能力に関する指標
● 処理速度指標：どれくらい速く物事を処理できるかを測定する指標

ちなみに、成人用の最新版「WAIS-Ⅳ」と児童用の「WISC-Ⅳ」では、「視空間」と「流動性推理」の2つの指標が、「知覚推理」として、ひとつにまとめられています。

ここまでの話をざっくりとまとめると、知能検査で問われるのは、次のような能力です。

● 言葉を使う力がどのくらいあるか？
● 目で見て理解する力がどのくらいあるか？
● 耳で聞いて理解する力がどのくらいあるか？
● 情報を記憶し処理する能力がどのくらいあるか？

IQというと、総合的に見て「高いか低いか」ばかりを気にしてしまいがちですが、発達障害の場合、この分野別の結果が意味を持ちます。

知能検査から見えてくる「困りごと」と「解決策」

次項で詳述しますが、発達障害の人のなかには、ＩＱが高い人もいれば、低い人もいます。けれど、発達障害の人が知能検査を受けると、結果にある共通点が出る傾向があります。それは、分野別の凸凹が大きいということです。

できることとできないことの差が大きいのが、発達障害です。知能検査で完全にわかるわけではありませんが、この分野別の凸凹は、その人が日常生活で感じている困りごとを探るヒントになります。そして困りごとが具体的にわかれば、何らかの対策を講じることが可能になります。

例えば、耳で聞いた情報を理解することが苦手な人の場合、口頭で指示されても理解できずに困る、ということが起こります。それならば、黒板やホワイトボードなどを使って、視覚的に伝えるのがいいかもしれません。情報を処理するスピードが遅い人にとっては、ノートやメモをとるのが難しいでしょう。そうだとわかれば、内容をあらかじめレジュメにまとめて渡しておくといった工夫もできます。

もちろん、知能検査は、その人の能力のすべてを測るものではありません。知能検査で把握しきれない苦手もあれば、ＩＱで測れない長所もたくさんあります。

発達障害の人には、ＩＱが高い人も低い人もいる

発達障害の人のなかには、ＩＱが高い人もいるし、低い人もいます。これは一般の人と変わりません。ＩＱが一定の水準を下回れば、知的障害とされるのも同じです。

発達障害と知的障害、ＩＱの関係をわかりやすく示しているのが、宮口氏に教わった図です。インタビューでも紹介しましたが、再度、確認しましょう。

縦軸が知能、ＩＱです。横軸が発達障害としての特性です。

発達障害の人のなかで、知能に差があることがわかります。同じＡＤＨＤだったり、ＡＳＤだったりする人でも、グラフの上のほうにプロットされる「正常域」の人もいれば、下のほうの「知的障害」にプロットされる人もいます。

同じ発達障害でも、知的障害が伴う場合には、当事者が直面する困難の性質が異なり、対応も変わります。

発達障害と知能の関係（再掲）

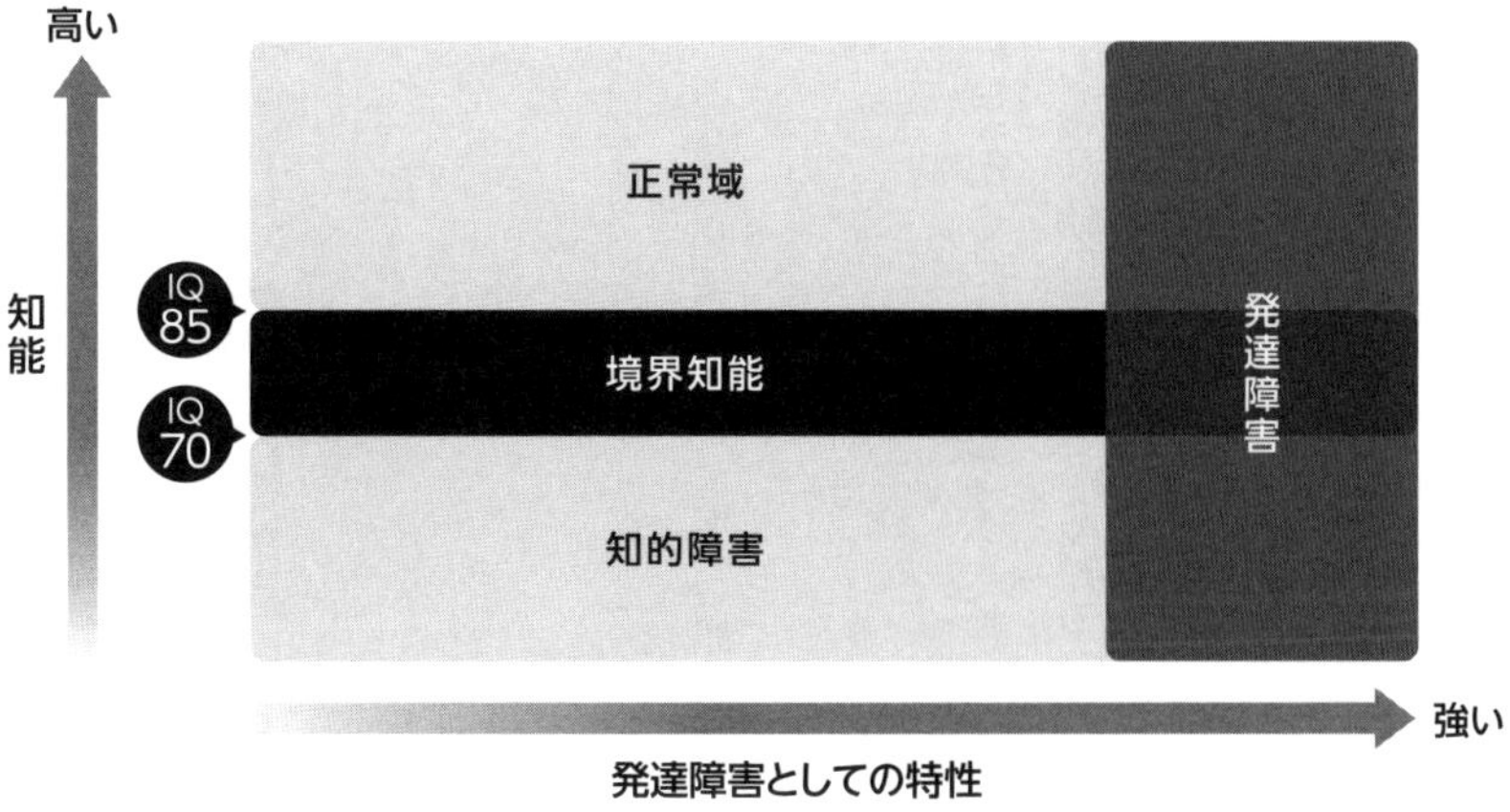

宮口氏への取材を基に作成

気づかれない境界知能と軽度知的障害

発達障害には、知的障害を伴うケースと伴わないケースがあります。

発達障害と知的障害の違いを、児童精神科医でもある宮口氏は次のように表現しています（インタビュー2）。

”

発達障害というのは発達に凸凹があるイメージですよね。いろいろな能力のなかに、ほかの能力と比べて、著しく高いものや低いものがある。それに対して知的障害は全体的に低いというイメージです。発達がゆっくりしていると考えるといいかもしれません。

“

そして、発達障害に知的障害が伴う場合、まず知的障害に対応すべきだといいます。それは、社会生活を送るうえで、知的障害から生じる困難のほうが大きいからです。

福祉のボーダーライン

宮口氏は、知的障害以上に、「気づかれない境界知能と軽度知的障害」が問題だといいます。なぜでしょうか。宮口氏が指摘しているポイントを確認していきましょう。

知的障害と境界知能、軽度知的障害——3つの言葉が出てきました。それぞれの言葉が示すIQの水準は、おおむね次の通りです。

●知的障害　IQ70未満
●軽度知的障害　IQ50～70（知的障害の枠内）
●境界知能　IQ70～85（知的障害の枠外）

知的障害のなかでIQが高めなのが、軽度知的障害。そして、軽度知的障害よりIQが高いのが、境界知能、ということです。

そうはいっても、IQの平均は100ですから、どちらも平均的な人よりは知能が低く、社会生活を送るうえで、困難を感じることは多くあります。けれど、見た目や普段の様子は、平均的な人とあまり変わりません。そのために抱えている困難が目立ちにくく、周囲の人も本人も、知能の問題に気づきにくいのです。

ここに福祉の問題が関係してきます。知能検査でＩＱが低いことがわかった場合、療育手帳をとって、福祉サービスを受けることが可能です（療育手帳については、第6章で詳述）。ただし、その条件は、大抵の場合、「ＩＱ70未満」（都道府県によって多少の違いがあり、「ＩＱ75未満」とするところもある）。それに加えて、「日常生活に困難」があることです。

ですから、境界知能の場合、そもそも福祉サービスは受けられません。「日常生活に困難」があっても、受けられないことが少なくありません。軽度知的障害ならば、福祉サービスを受けられる可能性はあります。ただし、先に書いたように、知能の問題に気づかれにくく、放置されることもあります。

知的障害にも濃淡がある

知的障害にも濃淡があります。宮口氏をインタビューするまで私は、そのグラデーションに気づかず、「知的障害の人と、そうでない人」がいるという二項対立的な考え方をしていました。そんな認識自体が誤りであったことに気づかされました。

境界知能や軽度知的障害の人たちの多くは、生きづらさを抱えながらも、その生きづらさを周りの人たちにわかってもらえずに苦労しています。根本的な問題が知能にあるという可能性に、周囲はもちろん、本人もなかなか気づきません。そうして支援の網からこぼれていきます。仕事がうまくいかなかったり、人間関係でつまずいたりしたときに、知能検査を受けに行く人はあまりいません。「どうしても勉強ができない」「職場で怒られてばかりいる」「雑談にもついていけない」――。そんな悩みを自分のせいにして、心を病んでしまう人もいるかもしれません。自暴自棄になってしまうかもしれません。

被害者となり、加害者となるのを看過してはならない

困っていることに気づいてもらえないことで、冤罪になったのではないかと疑われる事件があると、宮口氏のインタビューで教わりました。それだけでなく、多くの少年犯罪の背景に、境界知能や軽度知的障害の問題があることを、宮口氏の著書『ケーキの切れない非行少年たち』は、私たちに教えてくれます。「守られるべき障害児が被害者となり、加害者となっていくことを看過してはならない」という宮口氏の言葉を記しておきます(*)。

＊宮口幸治(原作)、鈴木マサカズ(漫画)『ケーキの切れない非行少年たち』1巻(新潮社、2020)巻末「少年院の医務室から」

認知機能を強化するコグトレ

ＩＱとは、全般的な知的能力を表す数値でした。知的能力は、いくつかの認知機能をベースとしています。発達障害の人たちは、そういったさまざまな認知機能のなかに、とても不得意なものがあるために、日常生活に困難を感じています。そして、知的障害や境界知能の人の場合、全般的に認知機能が低いことから大きな困難に直面します。

認知機能を、伸ばすことはできないのでしょうか？　トレーニング次第で伸ばせる可能性はあると宮口氏はいいます。宮口氏が開発した「コグトレ」は、基礎学力の土台となる認知機能を強化するトレーニングとして、教育現場で普及しつつあります。

コグトレにはいくつかの種類がありますが、その内容は、「点つなぎ」や「くるくる星座」（左図）のほか、「間違い探し」など、楽しみながら取り組めるものばかりです。私たち大人が、脳の老化の予防策として取り組むこともできます。

コグトレの具体例

点つなぎ：見本の通りに点をつないで、上の絵を下に写す

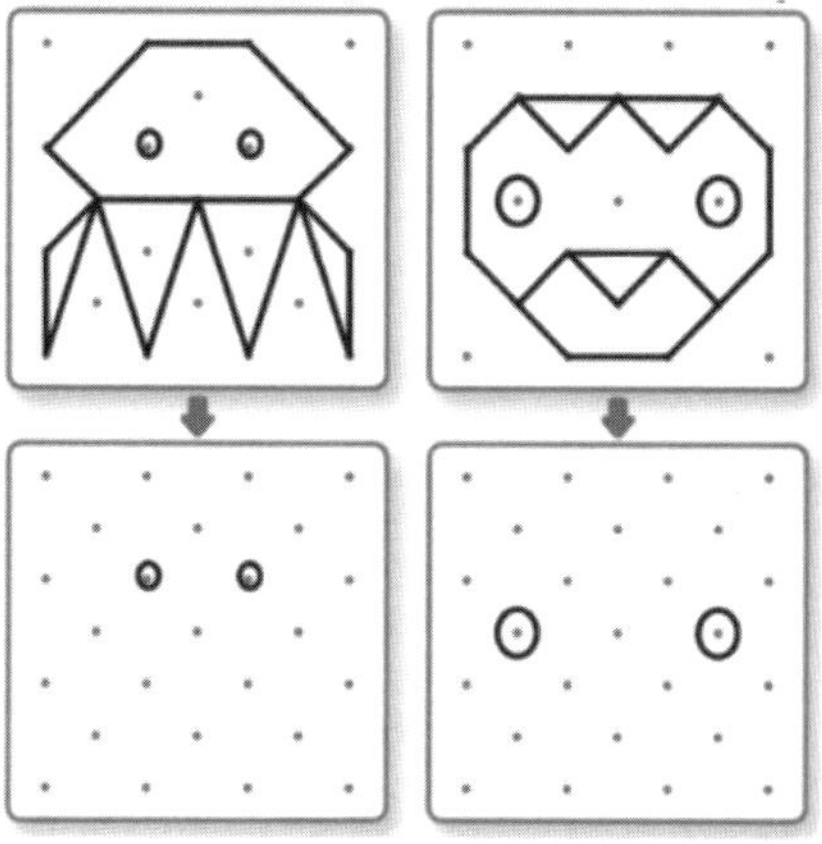

くるくる星座：上の星座と同じ形になるように、下の★○●を線でつないでいく

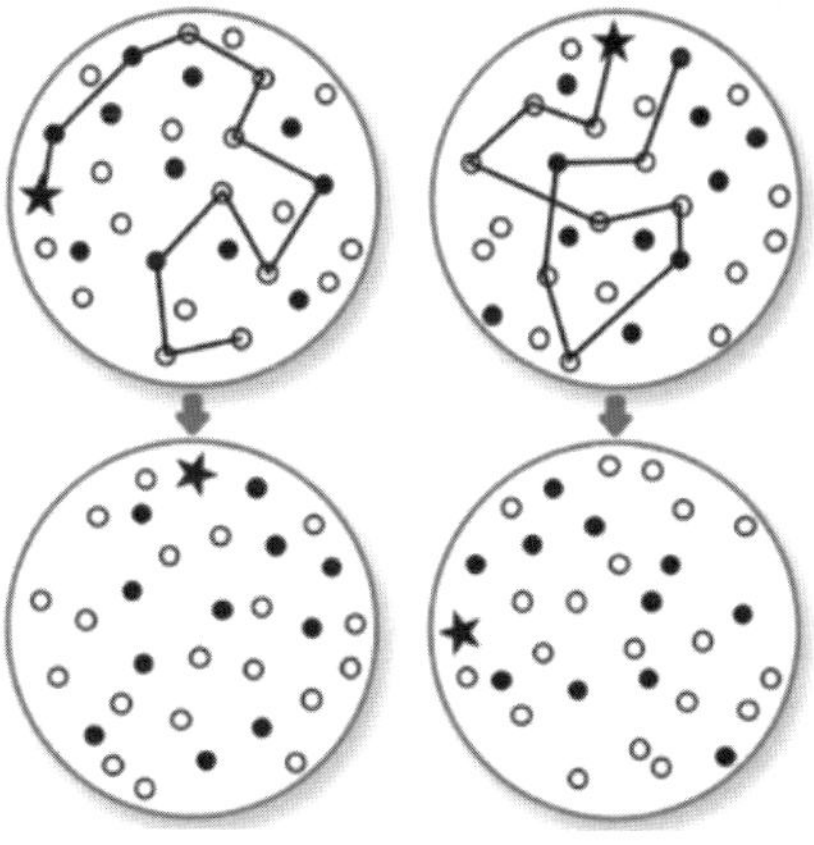

出所：『医者が考案したコグトレ・パズル』（宮口幸治著、SBクリエイティブ）

合理的配慮と周囲との連携

宮口氏のインタビューに、「合理的配慮」の話が出てきました。

合理的配慮とは「社会的障壁を取り除くための対応」であり、障害者からの意思の表明に基づいて、個別に提供されます。知的障害、発達障害に限らず、あらゆる障害に適用されます。

例えば、学習障害で読み書きが苦手な私の息子は、小学生のときからタブレットを学校に持ち込んで使っていました。これも、保護者と本人の申し出に基づく合理的配慮です。

合理的配慮は、公立学校では義務化されています。私立学校では2023年現在、まだ努力義務ですが、2024年4月1日に「改正障害者差別解消法」が施行されれば、義務化されます。東京都のように、条例ですでに私立学校も義務化している自治体もあります。

合理的配慮は入試でも認められます。この点については第5章でご説明します。

学校での合理的配慮は、その子の事情に合わせて、個別具体的に考えます。

発達障害では、視界に入る情報が多いと気が散ってしまって、授業に集中できないという子たちがいます。その場合、ほかの子たちの動きが見えない最前列の席にする、黒板やホワイトボードに余計な掲示をしない、ロッカーをカーテンで隠すといった工夫をすることがあります。極度に緊張してしまう子は、個室で試験を受けることもあります。

合理的配慮に決まった形はありません。保護者と先生が、その子の得意や苦手を探り、本人と一緒に、どうしたら学校生活のなかにある障壁を取り除けるかを柔軟に考えていきます。

そのために大切なのは、保護者と先生との協力関係です。

学校側に合理的配慮を行う義務があったとしても、保護者が望むことを100%受け入れてくれるわけではありません。ですから親としては、「どこまでだったら対応してもらえるか」を、探っていくことになります。

例えば、文字を読むのが苦手な息子にとっては、すべてのプリントにルビが振ってあることが理想です。しかし、学校側もいきなりは対応できません。そこで現在では「テストにはルビを振ってもらう」ことに落ち着いています。このような試行錯誤を重ねると、子どもの障害に対する先生の理解が深まり、学校側の対応も変わってきます。

意見が通らないからといって、先生を敵視したり対立したりすることは避けましょう。学校側との協力なしに、適切な配慮をしてもらうことはできません。先生と話し合いを重ねるなかで、見えてくることもあります。

配慮しすぎれば、伸びる能力が伸びなくなる

合理的配慮は、発達障害の子どもにとって、大いに助けになるものです。しかし、「知的障害や発達障害に対する合理的配慮は、場合によっては、大きなリスクとなる可能性もある」と、宮口氏は指摘します。例えば、漢字の書き取りの「トメ」や「ハネ」。字を書くのが苦手な子どもなら、「トメ・ハネ」の正しさまで、求める必要はないのではないか。それこそが合理的配慮ではないかとも思いますが、宮口氏は、こういいます。

> 「トメ・ハネ」を書く能力がまったくなくて、どんなに頑張っても書けないのか。それともトレーニングすれば「トメ・ハネ」を書くスキルを身につけることができるのか。ここが大事なんです。

本当は伸ばせる能力があるのに、配慮することによってトレーニングの機会が失われ、能力の伸びが制限される可能性がある。

ここは大人の発達障害とは大きく違う部分です。もちろん、大人になってから伸びる能力もありますが、子どもと比べれば、その伸びしろの幅は違います。大人であればこれまでの経験から、「私には、ここまでしかできない」とする本人の主張にも、一定の根拠があります。

しかし、子どもの場合は違います。本人が「ここまでしかできない」といったとしても、本当にそうなのかは、わかりません。これからできるようになる可能性が、まだまだ多分に残されているからです。また、能力を伸ばすのを諦めることで失うものも、子どもの場合、大人以上に大きいはずです。

子どもの本音は、「みんなと同じでいたい」

忘れてはならないのは、子どもは必ずしも「配慮してほしい」と思っているわけではない、ということです。どちらかといえば、「みんなと同じでいたい」という気持ちが強い。自分だけが特別な配慮を受けるなんて格好悪いし、みんなと違う扱いになるなんて嫌だ、という子が多いのです。そのため、保護者が学校に掛け合い、数々の手続きや話し合いをへてやっと認めてもらった合理的配慮を、本人があっさり断るということもあります。

ＩＱが高い発達障害の子は見逃されやすい

ＩＱは、低いことばかりが問題にされがちですが、一概にそうともいえません。例えば、ＩＱが高いがゆえに、見逃されてしまう発達障害の人たちがいます。

発達障害の人の知能検査の結果には、ある共通点が出る傾向があり、それは分野別の凸凹が大きいことだと書きました。その凸凹具合から、何を苦手として、どのような困難に直面しているのかを探るヒントが見えてくることもあります。しかし、凸凹はあっても、全体的な水準が高く、ＩＱが高い場合、発達障害の存在に気づくのは、とても難しくなります。

ＩＱが高い発達障害の人たちは大抵、学校の成績がいいものです。例えば、成績はいいけれど、忘れ物が多くて、そわそわと落ち着きがなく、集団生活になじめない。あるいは、誰ともほとんど会話せず、クラスのなかで孤立しているけれど、テストは満点。そのような子が、実は発達障害で、日常生活に苦しさを感じているというのは、十分にあり得ることです。

しかし成績がいいと、「この子に発達の問題があるかもしれない」とは、なかなか思い至りません。仮に、学校の先生が気づいても、生徒の親御さんに伝えるのは、すごく勇気が要ることでしょう。受け入れられずに怒ってしまう親御さんや、落ち込んでしまう親御さんがいることは容易に想像できます。そんな事情もあって「あの子は頭がいいし、多少の問題があっても大丈夫だろう」と放っておかれる子が出てきます。すると、知能検査を受けることもなく、知能の凸凹に気づかないままとなってしまうのです。

そのようにして見逃されてしまった「ＩＱの高い発達障害の子どもたち」が、思春期になったり、そして社会に出たりしてからメンタルダウンしてしまうという現実があります。

大人の発達障害に詳しい岩波明氏はいいます（インタビュー1）。

”

今外来に来られているＡＤＨＤやＡＳＤの方々には、知的能力の高い方が多いのですよ。我々はＷＡＩＳ-Ⅳなどの知能検査を使ってテストをするのですが、ＩＱベースで見ても平均よりも高い方が多い。また、大部分の方が4年制大学を出ています。有名大学を卒業している方も多数います。そのため、「あんないい大学を出ているのに、なんでこんなことができないのか」といわれてしまうわけです。

“

ＩＱが高ければ大丈夫というわけではないのです。

早期教育で「つくられたIQ」が子どもを苦しめる

IQが高い子どもに関しては、新しい課題も生まれています。それは、「ギフテッド教育」です。「ギフテッド」とは、突出した才能を持って生まれた子どもを指す言葉で、いわゆる「天才児」です。日本では、米国などと違って飛び級は基本的にはありません。そのために、「ギフテッドの子どもたちが、学校の授業に退屈している」とか、「今の学校は、突出した能力を伸ばす場になっていない」など、日本のギフテッド教育の遅れが指摘されるようになってきました。

ただそのような「教室で退屈している子ども」たちが皆、本当のギフテッドかどうかはわかりません。例えば、「IQ130」といった知能指数の高さは、わかりやすいギフテッドの証拠とされます。けれど、今どきの子どもの「IQ130」は、早期教育によって「つくられたIQ」であることも、珍しくありません。

知能検査もテストですから、何度も同じような問題を解けば点数は上がります。結果、IQ

も上がります。だからでしょうか。ＩＱを伸ばすことをうたう幼児教室があります。ただ、このような早期教育によって達成したのかもしれない「高いＩＱ」を根拠に、天才扱いされてしまうと、子どものその後の人生は、苦しいものになりがちです。

このことを教えてくれたのは、東京大学先端科学技術研究センター・シニアリサーチフェローの中邑賢龍氏でした（インタビュー7）。子どもたちの新しい学びの形を探究する中邑氏のもとには、親たちから、さまざまな相談が届きます。よくある相談のひとつが「うちの子はギフテッドなのに、学校がギフテッド教育をしてくれない」というものです。

「IQが130以上もあって、大変なんです」って、真面目な顔しておっしゃるんですね。僕は「安心してください、お母さん。小学5年生ぐらいになったら普通の子になりますから」というんですが、ものすごく不快な顔をされる。

そして、子どもが普通の子に育ったときどうなるのでしょうか。かつて天才児だったわが子が、普通の子になったことを親はうまく受け入れられずに戸惑います。子どもは、普通になった自分に落胆している親を見て、傷つきます。「ギフテッド」の負の側面です。

知能に限らず、人間の本当の能力を測ることは、簡単ではありません。知能検査は大事な検査ですが、そこからわかるＩＱが独り歩きすれば、かえって問題を生むこともあるのです。

お薦め書籍

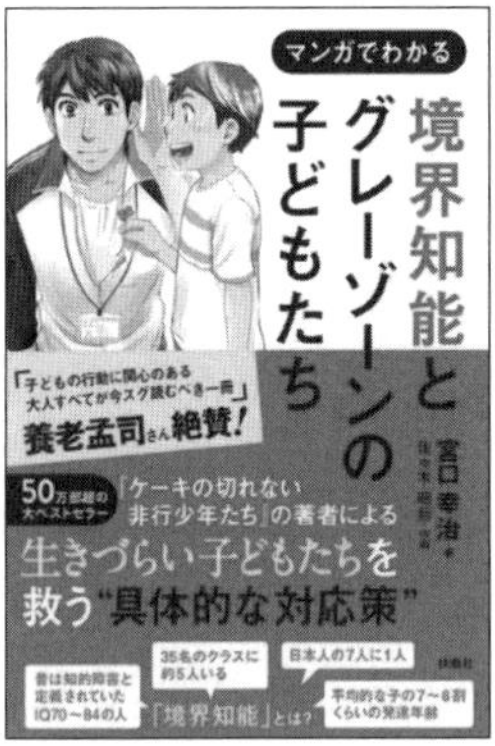

『マンガでわかる 境界知能とグレーゾーンの子どもたち』

宮口幸治／作画：佐々木昭后

扶桑社

学校を舞台にした物語のなかで、「困っている子ども」に気づくヒントを紹介します。「自信が持てない子」の背景にある「境界知能とグレーゾーン」の問題や、「気持ちが落ち着かない子」には「見捨てられ不安」があるかもしれないなど、子どもたちが発している繊細なサインを丁寧に拾い上げています。学校の先生をはじめ子どもに関わる方々に、広く手にとってもらいたい1冊です。

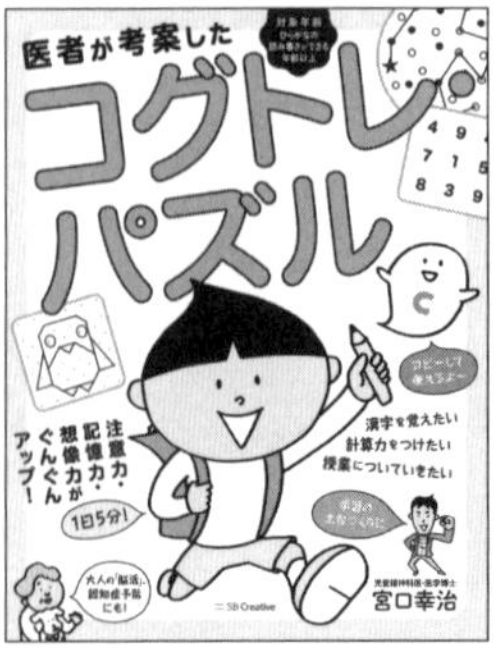

『医者が考案したコグトレ・パズル』

宮口幸治

SBクリエイティブ

授業についていくのが難しいのは、もしかすると認知機能に凸凹があるからかもしれません。コグトレ・パズルは、学習の土台となる注意力、記憶力、見る力、想像力などの認知機能を強化してくれます。取り組む時間は1日5分。間違い探しや点つなぎなど、トレーニングと感じずに楽しく取り組めるように工夫されています。ひらがなの読み書きができるようになったら、誰でもできます。大人の脳活にもいいというので、私も息子と一緒に解いていました。

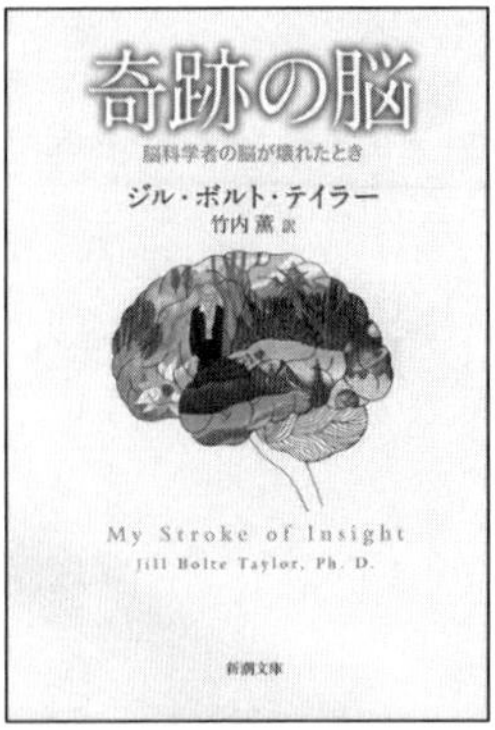

『奇跡の脳 —脳科学者の脳が壊れたとき—』

ジル・ボルト・テイラー／訳：竹内薫

新潮文庫

ハーバード医学校で研究と講義をしていた脳解剖学者の著者は、ある朝、脳卒中に襲われます。そのとき、脳の機能が失われていくさまを、内側から研究できると小躍りしたくなったといいます。左脳が情報処理機能を失っていく4時間あまりを、解剖学者の視点で見つめ記録する秀逸なノンフィクション。著者が語るTED Talkの動画「My Stroke of Insight」も必見。

第3章

子どもの
発達障害

インタビュー

3

子どもの発達障害でよくある〝勘違い〟心配が要らないケースも

発達障害について調べ、取材していると、「大人の発達障害」と「子どもの発達障害」では、とるべき対応が異なるのではないかと感じることが多くあります。

ネット連載の初回でインタビューした精神科医の岩波明氏には、「大人の発達障害」を中心にお話をうかがいました（インタビュー1）。その後、「子どもの発達障害」について、もっと詳しく知りたいと思いインタビューしたのが小児科医の高橋孝雄氏です。同じ「発達障害」でも、精神科医が診る「大人の発達障害」と小児科医が診る「子どもの発達障害」では、捉え方が異なります。

例えば、多くの病気に当てはまる「早期診断、早期治療」の原則が、子どもの発達障害には当てはまらないと、高橋氏は考えます。「早期診断」が、親の「早期心配」をあおるだけならば逆効果ではないか、という問題提起です。親が悩めば、その悩みは子どもに伝わります。その結果、子どもの自己肯定感が下がってしまうことを、高橋氏は懸念します。

［専門家・小児科医］

高橋《たかはし》孝雄《たかお》氏

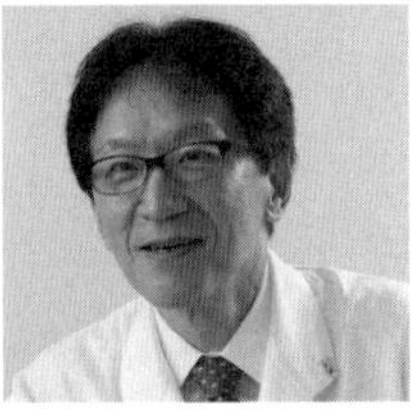

慶應義塾大学名誉教授（医学部）。新百合ヶ丘総合病院・発達神経学センター長。日本小児科学会前会長、日本小児神経学会元理事長。1982年慶應義塾大学医学部卒業。1988年から米国マサチューセッツ総合病院小児神経科に勤務、ハーバード大学医学部の神経学講師も務める。1994年に帰国し、慶應義塾大学医学部小児科学教室で医師、教授として活躍。趣味はランニング。マラソンのベスト記録は3時間7分。

知能や遺伝など、デリケートな問題についても、わかりやすく、ユーモアを交えた温かな語り口で解説していただきました。遺伝の素因が大きいことから生まれる親の葛藤と希望、そして虐待の問題など、発達障害に限らず、子育て全般に共通する悩みが浮かび上がってきます。そんな親の悩みに対する、小児科医の処方箋とは？　親としてハッとさせられる指摘がたくさんありました。

（2021年8月取材）

——発達障害とは何か、先生の言葉でできるだけわかりやすくご説明いただくと、どうなりますか。

高橋　これ、実はものすごく難しい質問なんです。糖尿病やがんなどいろいろな病名がありますが、一般に病名の診断基準や分類は、比較的長い期間、変わらないことが多いものです。しかし、発達障害は違います。年をへて、これほど定義や捉え方が変わってきている病名も珍しいです。一部では混乱を招いているのも事実です。

一般に「病気か病気じゃないか」をはっきりと決めることが診断の基本ですよね。「症状がこうだから、検査結果がこうだから、◯◯病です」あるいは「◯◯病ではないのでご安心を」と。そのように判断できることが、つまり明確な診断が下せることこそが、病名の意義でもあるんです。

——検査の結果、「がんか、がんではないか」がわかるからこそ、がんという診断名、病名に存在価値がある、ということですね。

高橋　ええ。でも発達障害は、そのように白黒つけられるものではないんです。「グレーゾーン」と呼ばれる曖昧な部分を含んでいる〝診断名〟なんです。
まず「発達障害」という名称ですが、この言葉自体、専門家の間ではだんだん使われなくなっています。僕も「神経発達症」という言葉を使います。「障害」という言葉は、英語のDisorderを訳したものなんですが、主に差別的なニュアンスがあるという理由で、「症」という表現に置き換えられたんです。

「発達障害」改め「神経発達症」

――病院では「発達障害」ではなく、「神経発達症」という言葉が使われるようになってきた、と。呼び名だけでなく、分類にも変更があったのでしょうか？

高橋　現在（2021年8月に取材）は、米国の精神医学会が作成した「DSM－5[＊1]」という分類が使われています。この分類は、もっぱら医者が診断するときに使い勝手がいいように配慮されていて、わりと頻繁に分類を変更しています。実地医療で使いやすいことが重視された分類だといえます。ほかに、厚生労働省が診療報酬を計算するために使うWHO（世界保健機関）の「ICD[＊2]」という分類もあります。この2つでも、分類が異なっているんです。さらに、DSM－5の前身である「DSM－4」で使われていた「広汎性発達障害（PDD[＊3]）」を「ASD（自閉スペクトラム症[＊4]）」の代わりに使うベテランの先生もいます。

――呼び名にも分類にも揺らぎがあり、先生によって使う言葉が違っているんですね。先生は「神

経発達症」という言葉をお使いとのことですが、ここでは一般になじみのある「発達障害」という言葉を使って、お話を続けさせていただきたいと思います。

先生は小児科医ですが、子どもの発達障害というと「IQ（知能指数）(*5)」が気になるという人は多いのではないかと思います。発達障害と「IQ」の関係について教えてください。

高橋　発達障害と知的発達の遅れは異なるものです。つまり、発達障害の子のなかには、IQが高い子もいるし、低い子もいます。

発達や知的な障害の話になると、皆さんIQに注目するのですが、「知能」の評価尺度のひとつにすぎません。例えば、「ADHD（注意欠如多動症）(*6)」の子どもでは「物事に集中して正確に処理する能力」が低いために、知能検査の項目ごとの点数に凸凹《でこぼこ》があるのが特徴です。つまり、そういった偏った結果が出たときには発達障害を疑う根拠のひとつとはなります。「この能力の点数が凹《へこ》んでいるから、ADHDかもしれない」と。

---

*1　DSM－5：米国精神医学会が作成する公式の精神疾患診断・統計マニュアルの第5版。精神障害診断のガイドラインとして用いられる診断的分類表。DSMはDiagnostic and Statistical Manual of Mental Disordersの略称。取材時（2021年8月）は、DSM－5が最新版だったが、その後、DSM－5－TRが出ている。TRはText Revisionの略。
*2　ICD：WHO作成の国際統計分類。傷病、障害、死因などの国際的な比較を目的とし、精神疾患も分類している。International Statistical Classification of Diseases and Related Health Problemsの略称。
*3　広汎性発達障害（PDD）：DSM－4で使われていた「自閉性障害」などを含む概念。PDDはPervasive Developmental Disorderの略称。
*4　ASD（自閉スペクトラム症）：対人関係・コミュニケーションの困難とこだわりの強さが見られる障害。Autism Spectrum Disorderの略称。
*5　IQ（知能指数）：知能検査結果の表示法のひとつ。指数 100が平均値。Intelligence Quotientの略称。
*6　ADHD（注意欠如多動症）：注意・集中力の欠如と多動・衝動性が見られる障害。Attention-Deficit/Hyperactivity Disorderの略称。

——発達障害の特性が、知能検査の結果にも表れるということですね。

高橋　ただ僕が思うのは、「ＩＱの低い人」というような言い方は非常に失礼で間違った認識だと。だってＩＱの平均は１００ですから。人口の半分はＩＱ１００以下、〝ＩＱ、低い人〟ですからね。

——ああ、そういわれればそうですね。

高橋　ＩＱを高くするための塾もあるんですよ。だってテストですから。何回も受ければ、点数は上がります。でも、そんなことをしても意味ないですよね。

——それは単にテスト慣れしただけ、ということだから。

高橋　「うちの子、ＩＱが80しかなくて……」なんて相談はよくあるんですけど、「正常です」が答えです。親御さんとしては「せめて１００」という気持ちになるらしいのですが、１００からプラス・マイナス30は「普通」なんです。例えばＩＱ80の人って、一緒に職場にいてもわからないことも多いです。職場環境に恵まれ、仕事仲間に支えられていれば「仕事は少し遅いけれど、真面目で、穏やかでいい人」ってことになります。逆にＩＱ１３０の人でも、知能が高いことに気づかれないことが多い。もしかすると「完璧主義で、こだわりが強くて、かえって仕事が遅い」などと思われているかもしれません。

——そう考えると、例えば「発達障害もあって、ＩＱも低いから」などと、諦めなくてもいいということですか。

高橋　例えばＡＳＤの方のなかには、ＩＱが１５０以上ある方もいるわけです。ところが社会生活をしていくうえでの高度な脳機能の一部だけがうまく働かなかったりする。そう考えると、ＩＱって何？　知能って何？　という話になります。社会生活のしやすさや、幸せに生きられるかということとＩＱの高い低いはほとんど関わりがないのです。

「子どもの発達障害」と「大人の発達障害」は違う

――子どもの発達障害と大人の発達障害で、違いはあるのでしょうか？

高橋　確かに、精神科医の視点で捉えた発達障害と、小児科医の認識は異なっていて当然と思うのです。

――精神科医の岩波明先生には、発達障害とは『生まれつきの脳機能の偏り』を持つ状態」だと教わりました（インタビュー1）。

高橋　小児科医の立場で診る発達障害というのは先ほどお話しした「神経発達症」という言葉に近いんですね。「発達が進むに従って、次第に明らかになってくる日常生活上の困難さ」というのが、僕ら小児科医が考える発達障害の本質です。

――成長するに従ってわかってくる、ということですか？

高橋　そうです。生まれたての赤ちゃんに発達障害という診断はつきません。でも、生まれたての赤ちゃんでも、肺炎という診断はつきますよね。ですから「発達とともに明らかとなる」という点は非常に重要なポイントなんです。

そして「発達とともに」のなかにも、２つの意味合いがあります。

ひとつは、時間の経過とともにということです。赤ちゃんが、お座りをして、立ち上がり、おしゃべりが始まり……。このように脳が発達し、子どもの神経機能が伸びていく、その過程で明らかになるという意味合いがひとつです。

もうひとつは、生活の場が広がるとともにということです。成長するにつれて、子どもの生活圏はどんどん広がっていきます。保育園に預けられる、小学校に入学する。日常生活の内容がだんだん社会的になっていきます。それにつれ、それまで問題とならなかった〝個性〟が気になり出すという意味合いです。

ですから、子どもの発達障害とは、子どもが育ち、社会生活を営むにつれて次第に明らかとなってくる「強い個性」という言い方もできるかもしれません。

社会生活の広がりのなかで、困難が生まれ始める

――成長・発達という時間軸と、生活圏の社会的な広がりに応じて、だんだんと問題があらわになるんですね。先ほど先生は「個性」とおっしゃいましたが、こういうお話を聞くと「これ、病気なのかな？」という気がしてきてしまうのですが。

高橋　そうなんですよ。個性と病気のはざま。ただやはり、障害というニュアンスはあるんです。とりわけ社会生活を営んでいくうえで障害物レースのように「障害物が多いよね」という意味で。「あなたが障害者」といっているのではなくて「いろいろ困ったことに多く出合うよね」という意味です。

――現代社会では「障害を感じてしまう」ということですね。

高橋　そうです。困難さを感じる、ともいえます。英語で障害者はhandicapped person（ハンディキャップのある人）といいますね。ハンディキャップには「不利な条件」という意味がありますが、そのニュアンスが近いと思います。強い個性のために、日常生活で不利な場面もあるということです。

ですから先ほどご紹介した分類「ＤＳＭ－５」でも、「チェックリストのうちの何項目が当てはまるかより、お子さんやご家族が日常生活で本当に困っているかどうかをしっかり見極める」ということが強調されています。

――ということは、まったく同じ症状の人が２人いたとして、一方は日常生活に困難を感じ、一方は感じていなければ、前者は発達障害と診断されて、後者はされないと。

高橋　そうなんですよ！

――やはり一般的な病気の診断とはずいぶん違うものなんですね。

高橋　ネットにも「ＤＳＭ－５」のチェックリストは出回っているので、親御さんがお子さんの様子をチェックして、「こんなに当てはまりました」と来院することがあるんです。そういう場合に「ああ、それ星占いですね」ということもあるんです。「そういわれてみれば当たっているような気がしてきた」程度の場合もあるということです。でも発達障害の診断は「魚座の方の性格はこう。〇〇とは相性がいいけど、××は向かない」「今日のラッキーカラーは△△！」とか、そんな話ではないですよね。チェックリストの普及はいい側面もあるのですが、一方でむやみに不安をあおったり、子どもや生徒を安易に診断したりするという弊害も出てきています。

――チェックリストに全部当てはまったとしても、本人やご家族が困っていなければ、発達障害の診断は慎重に。そういうことを、私たちも知らないといけないですね。

高橋　保育園の先生に「お子さんは集団指示が通らない。ＡＤＨＤかもしれないから病院で診てもらってください」といわれましたと来院する方は意外に多いんです。ただ、お母さんにいわせると「ちょっと活発だけど家ではいい子なんです」と。なぜ園の先生にそういうことをいわれるのか、ぴんときてないケースもあるんですね。それは完全にセーフなんです。

――セーフ、ですか。

高橋　そう。学校の先生や保育園の先生がアウトといっても、お母さんがセーフと思っている。何よりお子さんが「楽しい！」と園や学校に通っているなら、それはセーフなんです。わざわざ病名をつける必要もない。

言葉が出るのが遅いだけの子が誤診される

――言葉の発達が遅い、というのも広い意味では発達障害ですよね？

高橋　そうですね。ＡＳＤでは言葉の遅れが重要な症状なのですが、単に言葉を話すことが遅い場合（表出性言語発達遅滞）と、対人コミュニケーションに問題のあるＡＳＤでは、困難さの内容、度合いが大きく異なります。実際に、言葉の遅れがあるお子さんで、親御さんがＡＳＤを心配してしまうことも珍しくありません。しかし、言葉が遅れているからＡＳＤというわけではありません。だって、咳《せき》をしたら、新型コロナウイルス感染、というわけではないですよね？

――あ、違いますね。

高橋　それと同じように、同じ症状だから同じ病気というようなそんな簡単な話ではありません。言葉が遅れている子どものなかでＡＳＤの子はごく一部です。「表出性言語発達遅滞」も発達障害のひとつですが、こちらは「言語症」とも呼ばれます。親御さんがＡＳＤを心配されるお子さんでも、実際にはこちらの場合が多く、そして一番心配の要らないケースです。

――え、言葉を話さないのに、心配しなくていいんですか？

高橋　ええ。いずれは言葉が出てくることが大半ですから。ただ、日常生活で困ったこととして、「保育園や幼稚園で、お友だちの顔を引っかいたり、すぐに手が出てしまう」ということがあります。「なるほど、それは無理もないですね。お子さんをあまり責めすぎないように、優しく諭してあげてくださいね」と、お話しします。「おもちゃ、貸してほしかっただけだよね。今度は〝貸して〟って、いってみようね……」と、話しかけていただきたいのです。

――無理もない行動なんですね。

高橋　はい。周りの状況も人々が話している内容もよく理解できていて、でも言葉で表現できずに、頭のなかでいろいろな思いがグルグルしていることの証しだからです。いいたいことがいえない。だから、手が出るのです。でも、そういう言語症の子は我慢強く5歳くらいまで待ってあげると、パーッと言葉が出てくることが多いのです。言語症で2歳すぎから2年ぐらい通院している子が、半年前くらいからやっと少し話し出したのですが、先日の外来ではもうずっとしゃべりっぱなしでした。自分からは何も話さなくても、お母さんの顔の表情から気持ちを推測したり、お友だちと楽しく遊んだりできて、強いこだわりや知覚過敏のような日常生活に悪い影響を及ぼす症状がないなら、まずＡＳＤの心配はありません。

――発達障害のなかには、「言語症」のように心配が要らないものもあるんですね。

高橋　実は「発達性協調運動症」(*)というのも、現在では発達障害に含まれているんですよ。いわゆる「運

＊ 発達性協調運動症：協調運動が苦手な障害。「不器用」「運動が苦手」といわれることが多い。ＤＣＤ（Developmental Coordination Disorder）ともいう。

動音痴」ですね。昔、体育ができないと叱られましたよね？

――はい。できるまで鉄棒の練習をさせられたりしました。

高橋　今は、叱らないですよ。運動神経の優劣による差別になるからです。

――ああ、それで思い出すことがあります。息子の読み書きが苦手なのは「学習障害(*)」のためだとわかり、それをお姉ちゃんたちに話したときのことです。上の娘はあっけらかんと「私も音痴だしね」というんです。下の娘は「だったら私は運痴かな？」って。それで「まあ、なんかあるよね。あはは」と、笑い合って終わったんです。私は当時ひどく悩んでいたので、なんだかあっけにとられてしまいました。

高橋　ああ、いいお話ですね。お子さんのほうが直感的に発達障害とは何かがわかっているんですね。そんなふうに受け止めてもらったほうが、本人もご家族も気持ちが楽になりますね。

発達障害と気づかないほうが幸せ？「早期診断」は逆効果にも

――ところで先ほど、子どもの発達障害の診断は「お子さんやご家族が日常生活で本当に困っているか」がポイントになるとうかがいました。けれど、「子どもが本当に困っているか」の判断は難しい気がします。「子ども本人が自覚する困難」は、ある程度大きくなってからでないと生まれないと思うんです。そうなると、「もしかしてうちの子は発達障害？」と思った親は、「本当にそ

うであるなら、できるだけ早く診断をつけたい」と考えてしまいそうです。

高橋　黒坂さんは、なるべく早く診断をつけたほうがいいとお考えなんですね？　手遅れにならないうちに、と。

――はい。できるだけ早くわかったほうが、できることが多いと思います。

高橋　「早期診断、早期治療」がいいというのは、大抵の病気に当てはまる原則です。ただ、子どもの発達障害の場合は少し違って、「早期診断、早期心配」にならないように十分な配慮が必要です。

――早期心配……。早いうちから心配しちゃダメですか？

高橋　例えば、2歳になる子を「うちの息子は自閉症（ASD）です！」「手遅れにならないように、なんとかしてください！」といって、病院にやってくるお母さんがいるんです。

ネット上などの情報を基にご自身で診断して、必要以上に慌てておられる場合には、その親心、むやみな心配が、そのご家族を不幸にしてしまう可能性があります。さらに、お母さん自身が思い悩みすぎて、すでに不幸になっている場合もある。まだ、何の診断もついていないのに。

だから僕は、診断に基づいて生活環境を変えること（介入）でお子さんやご家族の苦しみを和らげることが期待される場合を除いて、発達障害という診断名を告げることには慎重です。特にASDについてはね。多少の疑いはあっても、あえて「ご心配はわかるのですが、自閉症とは言い切れないですね」っていうことも多いです。そのような曖昧ともとれる言い回しがご家族のためにはむしろいいと思える場合も多いからです。

＊学習障害：「読む」「書く」「計算する」など、学習に関連する特定の能力に困難がある障害。限局性学習症／限局性学習障害、LD、SLD（Specific Learning Disorder）ともいう。

お母さんの悩みはもちろんしっかりと聞きます。親の持つ違和感というのは、小児科の診断においてとても大事なことだからです。でも、2歳や3歳ではそもそもASDについて確実な診断をつけることは、一部のお子さんを除いてなかなか難しいのです。さらに、ASDという診断をつけても、つけなくても、お子さんに対してしてあげられることは大差ないのです。

もし、お子さんが、すでに療育(*)の施設や教室に通っているというなら、「お子さんが楽しめているか」「お母さんの負担になっていないか」、その2つに気をつけてくださいと伝えます。なぜなら、頑張っているのに成果が出ないとなると、お母さんも苦しくなってしまうからです。

療育については、どんなに頑張って続けたところで、お子さんが突然、劇的に変わるということはありません。さらに、よくならないばかりか、成長するにつれて、ますます困難が増していると感じられることもあるかと思います。でも、それは療育を始めるタイミングが遅かったとか、やり方が間違っているとか、お母さんやお父さんの責任ということではないとお伝えしています。

——社会生活が広がっていくから、困難も増えていく可能性があるということですね。

高橋　その通りです。もしも困難が増えずに一定レベルを維持したまま、お子さんの社会生活の範囲が広がっているとしたら、それは進歩していることになるんです。でも、頑張っているお母さんにしてみると、現状維持では納得ができないんですね。

発達障害と気づかないことの幸せ

——でも、「ASDじゃありません」と断言してしまって、問題はないんですか？

高橋　発達障害と断言できるお子さんはむしろ少ないということです。そして現代のように発達障害に関する情報が簡単に手に入る状況では、親御さんによる〝過剰診断〟がどうしても多くなる。すると「発達障害ではありません」と断言してあげたほうがいい場合が、相対的に増えてくるわけです。

僕ら小児科医にとっての発達障害は、「発達が進むに従って、次第に明らかになってくる日常生活上の困難さ」であると、お話ししましたよね。ですから、困難が明らかになる前の、小さいうちの診断は慎重にすべきだと思います。そういう前提に立てば、ADHDやASDの診断は早ければ早いほどいい、というわけではないんです。診断名をただ突きつけても、有効な治療がないまま見守るだけであれば、親御さんの心配が早く始まるだけです。そのような無責任な診断は避けたいと思っています。

――小さいうちに発達障害の診断を下すことは、慎重にしなければならないということなんですね。無理やり診断をつけても、ただ親の心配が早く始まるだけでは無意味だと。確かに、学習障害の息子の場合も、幼いころ、ほとんど話をしなくて心配していたのですが、「そのうち話すかな」とわりとのんびり構えていた気がします。そのころに診断名を告知されていたら、もっと不安になっていたかもしれません。

高橋　そうなんです。発達障害と気づかないことの幸せもあるんです。

発達障害と聞くと、「見逃しちゃいけない」と思う方が多いのですが、実はそうでもないんです。

＊療育：治療的な要素を持たせた教育を指す。通常の保育や教育とは違い、障害のある子ども向けに特別に設定された教育的なプログラム。自治体が運営する児童発達支援センターのほか、民間の教室などがある。

早い時期に診断をつけることで、本来楽しめるはずだった育児を、不安と療育だけで満たすようなことは避けたほうがいいはずです。

――でも、手遅れになることはないのでしょうか？

高橋　「手遅れになる仮説」みたいなのがあって、皆さん心配して来院されるんですが、少なくとも通常の日常生活を送っている子どもの場合には、そのような焦りは不要と思っています。

――それはなぜですか？

落ち着きのある2歳児はいない

高橋　現代の日本のように成熟した社会であれば、親御さんや周囲にいる誰かが「この子、日常的に困難を感じているな」と気づいたときに、その困難さの本質を理解するために診断をつければ十分で、手遅れにはなりません。

虐待事例を別にすれば、お父さんもお母さんも育児に関心があり、愛情を持ってお子さんに目を向けているものです。保育園や幼稚園に預ける機会もある。そういうお父さんやお母さんが、園の先生方が、「子ども自身が困難を感じ始めた」そのタイミングで違和感を覚えないということはまずありません。周囲の誰かが必ず気づくものです。

――息子のLDに最初に気づいてくれたのは、小学1年生のときの担任の先生でした。確かにそうかもしれません。

高橋　2歳ぐらいで〝ADHDの疑い〟で病院に連れて来られる子がいるんです。でも、考えてみて

くださ い。2歳で落ち着きのある子っているでしょうか? 落ち着き払った2歳児のほうがむしろ心配です。2歳や3歳で集団指示に従わない、1人で走り回っている、机の上でダンスをする。それが日常生活に支障をきたすことになっているなら別ですが、「こういう子いるよね」というレベルであれば心配ありません。

——では、ADHDの診断をつけて治療に入るという判断を下すのは、どういうタイミングなのでしょうか?

高橋　ADHDについてひとつの目安は「このまま小学校に入学して学校生活が送れるかどうか」です。

——小学校での生活の見通しが立つかどうかが、基準になるんですね。

高橋　はい。4歳あたりで、このままでは小学校での生活が難しいと判断すればADHDの診断をつけて、お子さんが日常生活のなかで上手に困難さを克服していけるように介入を行うこともあります。その後の経過によっては薬を飲んでいただくこともあります。

——だいたい何歳ぐらいから、薬を飲むことができるんですか?

高橋　6歳すぎ、つまりもうじき小学校のタイミングで薬物治療を追加することもできます。

——結構早いうちから飲めるんですね。

高橋　そうですね。でも、簡単には処方しませんし、そもそもできないんです。ADHDに処方される薬は法律で厳しく管理されていて、医師にも薬剤師にも特別なライセンスが必要なんです。病院も薬局も、それに患者さん自身も登録する必要があります。決して簡単に処方できるようなものではないんです。

——普通に買うことはできないし、簡単に処方されるものではないと。そんなに規制が厳しい薬

だと知るとなおさら、親としては迷いますよね。

高橋　医師だって迷います。ＡＤＨＤならどの子にも処方するというわけではなく、このまま放っておいたら、子ども自身が自分に自信を持てなくなる。あるいは、いじめの対象になる。学級崩壊の原因になったり、先生に邪魔者扱いされたりしてしまう。そう判断したときに初めて薬物治療を考えます。ですから、処方する前によくよく相談をするんです。

また、薬がなぜ効くのかを説明し、小冊子もお渡しし、よく考えていただく期間（熟慮期間）も用意して、それでも投薬のメリットがあると医師も親も納得したときにだけ薬が処方されます。

薬を飲んだら、テストが満点に

――薬を飲むと、ＡＤＨＤの子はどんなふうになるんですか？

高橋　そうですね。極端な例では、別人のようになります。これまで字が汚くて判読不能、だからテストはほとんど０点。そんなお子さんが、きちっと書けて満点をとったとか、夏休みの自由研究をちゃんと仕上げて賞をもらったとか、そんな話をうかがうと、薬も使いようでは子どもの人生を変えるのかな、って感じるときがあります。

――え、そんなに変わるんですか？

高橋　裏を返せば、そのような子では、脳内の神経伝達物質がそれだけアンバランスな状態にあったんだ、ということです。薬によってそれが整えられたんですね。もし、ライターの黒坂さんが飲んだら、どうなると思いますか？

――突然いい文章が書けるようになったり……なんてことは、ないですよね。

高橋　ないですね。

――普通の人が飲んでも、劇的な変化は起きない、と。

高橋　ただ、何日間かまったく眠らずに、食事もとらずに仕事に没頭できるかもしれません。危険な状態ですね。そもそも普通の人が飲むことは法律で禁止されています。

――集中力を上げる薬だから、「超集中状態」になるというわけですね。飲みたがりそうな編集者さんの顔が数人、頭に浮かんできましたが……。でも、眠れないほどの集中が続くのでは、飲み続けるのは無理そうですね。

高橋　ええ。先ほども申し上げましたが、この薬を飲んでやっと落ち着いて日常が送れる子というのは、もともとドーパミンなどの神経伝達物質のバランスが悪かったということなんです。

――ああ、そういうことなのですね。

高橋　薬物治療の目的は、決して子どもを「静かにさせること」ではないんですよ。日々の困難を緩和し、当たり前の日常生活を送る。そして自分に自信を持ってもらう。それが治療の目的なんです。

――飲んでいる子どもたちは、違いを感じているものですか？

高橋　頭がすっきりする、という感じがあるようです。あとは、「できた」という感覚が持てるようになる。最後までできた、字がきれいに書けるようになった、先生の話が頭に入ってくる。「これ大事なお薬だって、わかるよ」って。そんなふうにいいます。本人も自覚しているんですね。

こんなふうに一時期、薬の力を借りることはありますけど、最終的に飲まないですごせるようになる子も、もちろんたくさんいるんです。週末は薬を飲まない、など徐々に薬の力を借りなくても済むようになっていきます。そして、自分の意志で自分をコントロールできるようになったとき、自分に自信を持てたときが薬物治療が終わるときです。

発達障害の治療において非常に大切なことがもうひとつあります。二次障害を防ぐことです。

――二次障害は、最初のＡＤＨＤやＡＳＤ、学習障害などの障害から派生して、うつ病など別の障害が起こることですね。

治療の最大の目的は「自己肯定感を下げない」こと

高橋 発達障害の子は、どんなに頑張っても試験になると点数がとれない、時間が足りない。頑張っても、その頑張りが成果に結びつかない。学習障害の子がそうですよね。学校でいじめの対象になることもあります。

その状態が何年間も続くと、自己肯定感がひどく下がってしまうんです。「どうせ自分は何をやってもダメなんだ」と思うようになります。

――確かに学習障害の息子も、小学2年生で作文や感想文を書くことが増えたあたりから、「僕はバカなんだ」といって落ち込むようになりました。

高橋 中学校に上がるくらいになると、一言でいえば諦めてしまうんですね。なかには、引きこもりになったり、自分を傷つけたり、非行に走ったりする子も出てきます。

ＡＤＨＤの場合、犯罪率が一般の平均より高いというデータもあるようですが、衝動性が関係してくるのはごくわずかで、原因の大部分はそれまでの苦労の多い人生にあるんだと思うんです。

他人に理解してもらえない生活しづらさ、報われない努力、いじめなどが重なり、どうしようもなくなる。誰も助けてくれない。誰も自分の努力を見ていない。なぜ自分はこんなにダメなんだと。それが、引き金となるんです。

――発達障害という一次障害から生じた二次障害で、自分や他人を傷つける可能性が生まれてしまうんですね。

高橋　ですから、自己肯定感が下がらないようにすることが必要です。上げる必要はないんですよ。だって、子どもって本来はみんな、自己肯定感が高いから。発達障害があることが原因で、自己肯定感が下がり、二次障害、すなわち「自分なんてどうでもいい」という状態に陥ることを避けるのが治療の最大の目的です。その結果、普通に日常生活を送る、好きな仕事に就く、そして幸せな人生を手に入れる、ということになります。

――二次障害につなげないことが、親の役割にもなりそうですね。

発達障害と遺伝、「最悪の虐待」とは何か？

――親としては、どんなふうに子育てをしていけばよいのでしょうか？　発達障害だと、本人もそうですが、親も困ることが多いですよね。

高橋　一言でいえば、発達障害そのものを治そうとはしないことです。つまり、「本人を変える」のではなく「環境を整える」。

発達障害の子がこれから歩んでいく道筋には多くの困難があります。それらに備えるということです。自閉症（ASD）や高度なADHDの子どもの人生は、ほかのみんなが舗装されている広い道を歩いていくときに、林道に入っていくようなものです。となれば、みんなと同じピカピカの革靴では、歩いていくのが難しい。代わりにスニーカーや登山靴を与えたほうがいいわけです。

そうすれば、林道でけがをすることなく安心して歩くことができます。発達障害の子どもに親がしてあげられることは、険しい道を少しでも安全に、できれば楽しんで歩いていけるように環境を整えることなんです。

――その感覚はわかる気がします。学習障害の私の息子も、小学4年生からタブレットでノートをとるのが許可されて、すごく勉強が楽になったようです。それまでは鉛筆でノートをとっていましたが、文字を書くのが極端に苦手なため、そこに意識を持っていかれて、授業の内容を聞く余裕がありませんでした。

高橋　そうですよね。だから文部科学省も学校に、学習障害の子どもへの配慮を求めています。例えば、試験を受けるときは別室で、時間制限をかけない、とかね。

なぜこのように、本人ではなく環境を変える必要があるのかというと、本人を変えることが難しいからです。遺伝の支配を受ける素質というものは誰にでもあって、自分ではどうにもならない側面がある。ですから自分を変えようと無理するより、自分にとって自然で心地いい日常をすごして、自分を生かせるような道を選ぶほうがいい。これは発達障害に限ったことではありません。人の根本的な生き方や性格、素質というのは、多くの場合、思い通りには変わらないし、おそらく変えようとしないほうがいいと思うんです。念のために申し添えれば、これは「諦める」とは大きく異なる考え方です。

「脳の個性」も「優しさ」も遺伝する

――「遺伝の支配を受ける素質がある」とおっしゃいましたが、発達障害も遺伝するのでしょうか？

高橋　遺伝の話は、特に才能や資質といった脳の働きと関わってくると、タブー視される傾向があります。でも僕は医師として、遺伝の話をあえてします。そのたびに「遺伝で決めつけるなんて差別だ」と批判されることもありますが、遺伝の話題を含めて、事実をしっかり把握しておくことは、親御さんにとってもお子さんにとっても大切です。今回もしっかり話しておきましょう。

ＡＤＨＤもＡＳＤも、遺伝的素因は50～60％といわれています。ただ、これは発達障害だけの話というわけではなく、身長だって、アレルギー体質だってそうです。遺伝的素因が強い病気はほかにもあって、糖尿病とかがんとか、あと痛風もそうです。皆さん、「うちはがん家系だから気をつけなきゃ」と平気でいいますよね？

――あ、いいますね。

高橋　ところが、それが脳の話になるとタブー視されてしまう。ＡＤＨＤやＡＳＤだけでなく、国語や算数の得意不得意やＩＱ、「物事の考え方」なども遺伝的素因が関わっています。例えば、人助けをする傾向といったことも、遺伝的素因が関係する可能性が指摘されています。

――能力だけではなく、優しさも、ですか。顔が親に似るように、脳も全体的に似てくると。

高橋　そうはいっても、もちろん、まったく同じになることなどあり得ません。遺伝的素因といっても、「単一遺伝子」ではなく、複数の遺伝子が関与する「多因子遺伝」によるものですから。例えば身長がそうです。子どもの身長は両親の身長からある程度、推測可能ですが、それでも「±8～9㎝」の振れ幅があります。もし身長が単一遺伝子、つまり1個の遺伝子で決まるものだとしたら、日本人の身長は全員一緒かせいぜい数パターンしかない、まるで血液型のような話になってしまいます。そうならないのは、身長が多因子遺伝によって決まるからなんです。

発達障害でも、おそらく多くの遺伝子の組み合わせによって素因が左右され、そこに環境要因も影響しながら特性が決まっていきます。ですから、両親にはそんな傾向は全然ないけれど、子どもはADHD、ASDという場合もあるわけです。ただ、何万人という患者さんのデータを統計学的に処理してみると、遺伝的素因の強さは50％を超えてくる、ということです。

――ああ、やっぱり遺伝の要素は強いんですね。

高橋　でもこれは、例えば、「息子さんの学習障害は、黒坂さんのせいです」といっているのではないんです。息子さんは、いろいろな遺伝子の組み合わせで決まる個性を持って生まれてきた。ですから、息子さんは、息子さんのペースで、日常生活に支障がない程度に読み書きの練習をすればいいのです。得意な子に追いつけはしないけど、やったらやったなりに伸びるという感覚を身につけさせてあげることが大切です。

僕の趣味はマラソンで、オリンピックに出られるわけではないけど、トレーニングを続けていれば進歩があって楽しい。水彩画だって、最初は下手でも、だんだん遠近感のある絵が描けるようになる。その「右肩上がりの気分」を、小学生の間に味わわせてあげれば、自己肯定感は下がらないはずです。二次障害が起こることもありません。
さらに、遺伝的素因ということを正しく理解して、それをプラスの方向に生かせたらいいですね。苦手なことを無理に克服しようとせずに、得意なことを見つけて伸ばす。そういう人生を歩めるように環境を整えるのが人生の「基本戦略」です。
ところで、それ以外にも、遺伝的素因が強いからこそ、いいこともあるんですよ。

――え、そうなんですか？

高橋　ええ。以前、ASDの疑いがあるお子さんを連れて、ご夫婦そろって診察に来られた方がいたんです。お母さんは、お子さんに何が起こっているかわからなくて、とにかく心配しているんですが、お父さんはお子さんの話に何度もうなずいているんです。
そこで、「お父さんには、お子さんの気持ちがわかるのではありませんか？」と聞いたら、「よくわかります」って。お子さんが今苦しんでいることは、お父さんもこれまでに経験して乗り越えてきた、あるいは今も体験していることだったんですね。ですから、「お父さんは君のこと、よくわかってくれるんじゃないの？」と、お子さんに聞いたら、「うん」といっていました。お母さんは心配はしてくれても、本当の意味ではわかってはくれていなかったのだといえます。

――ああ、それはあるかもしれません。発達障害のお子さんを持つお母さんたちと話していると、「パパは『俺もそうだったから』と、無関心で困る」という愚痴を耳にします。

高橋　その旦那さん、考えようによっては素晴らしいんですよ。

――え、どうしてですか？

高橋　発達障害のお子さんの子育ては大変ですから、ご両親の意見が分かれて、ちょっとした対立構造になることはよくあります。当然です。
ひとつのパターンとして、お母さんが「私のせいだ」と思い込むことがあります。子どもに起こったすべての悪いことは、母である自分の責任だと。男性は、そういうふうにはあまり考えません。父性ではそこまでなかなかいかないのです。「誰のせい」ということより、「何がいけないのだろう?」と客観的に理詰めで考える。それはそれで正しいんです。「自分のせいだ」と思い込む、お母さんのほうが間違っているんですよ。

——え? そこまで心配している母親が、間違っているんですか?

高橋　ええ。だって全部がお母さんのせいなわけ、ないじゃないですか。

——ああ、それはそうですけど……。

母性の素晴らしさと切なさ

高橋　お母さんは、驚くほどいろいろな理由で悩んでいます。妊娠中にあんなことをしたからじゃないか、あるいは妊娠を知ったときに、「あ、しまった」と一瞬、後悔してしまった、そのせいでばちが当たったんだ、とか。

——ああ、確かに私も「この子が小さいとき、階段から落ちて頭を打ったのがいけなかったのかも」と思いました。

高橋　そうそう。落ちたのは子どものせいなんですよ。もちろん発達障害の原因も頭部打撲ではない。でも、自分のせいだと感じるでしょ。そこが母性の素晴らしいところだと思うんですけど、逆に母性の非常に切ない部分でもあるんです。母性がすごいのは、一言でいえば「最終責任を負う」という意気込みです。いいことは「よかったね！」と子どもをほめる。でも悪いことは「自分のせいだ」と……。でも、まずその肩の荷を下ろさないといけない。なぜなら、発達障害とわかったなら、これからは、より客観的にお子さんの「できること」と「できないこと」を見極めていかなければならないからです。

父親というのは概していろいろ調べるもので、「慌ててもしょうがない」と考える人も多いんです。自分の子どものことといっても、どこか冷静に見ているところがある。そのときに、すべてを背負おうとする母親と意見がずれるのは、ある意味当然です。もちろん、母性豊かな男性、父性豊かな女性もいるので、母親だからこう、父親はこう、という決めつけはできません。一般論としてこういった構図があるんです。

ただ、両親の意見がぴったり一致してなきゃいけないかというと、そうではないんです。

——違っていいんですね。

高橋　両親のいうことがぴったり一致していたら、子どもは逃げ場を失ってしまいます。両親の意見の隙間が、子どもの逃げ場をつくることにもなる。だから両親の意見が違うのは決して悪いことではないんですよ。

ところで黒坂さんは、最も見逃されやすい、でも重大な虐待って何だと思いますか？

——無視でしょうか？

高橋　無視、無関心もそうなんですが、最悪の虐待は夫婦げんかです。

——えっ？

高橋　これ、意外と皆さん知らないんですよ。最も重大な虐待は、子どもの面前で両親が激しい言い争いをしたり、父親が母親を殴ったりすること、あるいはその逆ですね。子どもは両親の不仲を目にするよりは、自分が殴られたほうがいいとさえ思っているかもしれません。ですから子育ての意見が違ったときにも、子どもの面前での口論は避けてくださいね。

――夫婦で意見は違ってもいいけれど、それが夫婦げんかに発展してしまうと、子どもにとっては最悪の虐待になる、と。

高橋　さて、ここで話を戻しますが、発達障害の子を育てるときに大切なのは、本人を変えようとしないこと、これに尽きます。例えばＡＳＤの治療というのは、本人ではなく、周りを変えることなんです。必要になったときに、その時々の困難さに合わせて環境を整えるんですね。その意味においても、2歳や3歳で慌てて診断をつける必要はないのです。だから僕は「グレーゾーン」という言葉も、まず使わないんですよ。

――「グレーゾーン」は、発達障害に関連してよく使われる言葉で、一般的には、診断までいかないけれどその傾向があるという意味で使われています。

高橋　例えば「ＡＳＤ」は、日本語にすると「自閉症スペクトラム障害（自閉スペクトラム症）」ですね。この「スペクトラム」という言い回しは濃淡、グラデーションということ、つまり症状の程度は重いものから軽いものまでさまざまある、という意味です。ですからこの名前が用いられた時点で、もうそのなかにグレーゾーンが含まれていると考えることができます。ですからあえて「グレーゾーン」と呼ぶことに意味があるのかどうか。

子どもの発達障害とは、「発達が進むに従って、次第に明らかになってくる日常生活上の困難さ」であり、「2歳や3歳のお子さんに、確定診断をするのは難しい」のです。

――親としては、「早期診断、早期心配」に陥らないようにしないといけないということですね。考えるのは、子どもの困難が見えてきてからでいいと。

高橋　小学校に上がるタイミングが、ひとつのポイントになります。環境を整えるという意味で、「特別支援学校[*1]」や「特別支援学級[*2]」、「通級による指導[*3]」を考えてもいい。でもそれは、2歳、3歳で考えることじゃないんです。

あまり心配がすぎると、かえって子どもの成長を阻害することがあります。お受験の教室にお子さんを通わせているお母さんが、授業に集中していないと注意された、という理由で来院されたりするんです。「この子はADHDではないですか」「よく効く薬があるそうですね」と。確かに癇癪《かんしゃく》が強めのお子さんでしたが、話を聞くと、連日、塾や習い事のスケジュールで埋まっているんです。それではお子さんも参ってしまうでしょう。

――そこまでいくと、親が別の病気をつくっちゃいそうな気がして心配ですね。

高橋　教育への過度な期待と焦りに、親は気をつけなければなりません。余計な介入などしなくても、そのまますくすく育つ子のほうが圧倒的に多いのですから。早期教育をするのはいいのですが、「いい学校に入れて、いい人生を歩ませる」といったふうに親が先回りして責任を果たそうとするのは、1人の人間である子どもに対して失礼だと僕は思います。

＊1　特別支援学校：障害のある子どものための学校。小中学校等に準ずる教育のほか、「自立活動」が行われるのが特徴。
＊2　特別支援学級：小中学校等に設置された軽度の障害がある児童のための少人数の学級。
＊3　通級による指導：障害に応じた特別な指導を、通常学級に在籍しながら受けること。障害に応じた指導を受ける場を「通級指導教室」と呼ぶこともある。

発達障害の早期発見はプラスなのか？

病気においては、一般に「早期発見・早期治療」はよいこととされています。しかし、子どもの発達障害に関しては違うと、慶應義塾大学名誉教授で小児科医の高橋孝雄氏はいいます。なぜでしょうか？

小児科における発達障害の本質は「発達が進むに従って、次第に明らかになってくる日常生活上の困難さ」だと、高橋氏は定義します。子ども自身の成長・発達という時間軸と、生活圏の社会的な広がりのなかで、だんだんと生じてくる問題を示します。

例えば、子どもが小学生になり、学校での勉強がスタートして、「字がなかなか書けるようにならなくて困る」という状況が生まれたとします。保育園や幼稚園までは、字が書けないからといって困ったことはありませんでした。とすれば、小学校での勉強が始まって初めて、学習障害と診断される可能性が出てくるわけです。

ですから、小学校に上がる前に、誰かが「この子は字が苦手なんじゃないか」と指摘したとしても、本人や家族が困難を感じていなければ発達障害とは診断されません。発達障害は、社会との関係性のなかで定義される。まずこのことが前提となります。けれど、もし、自分の子どもに発達障害の可能性があるなら、早くはっきりさせたいと思うのは、自然なことではないでしょうか。

早期診断の是非については、専門家の意見も分かれます。

「早期診断、早期心配」にならないように

高橋氏は「早期診断、早期治療」が「早期診断、早期心配」にならないように、十分な配慮が必要だと答えます。例えばASDに関して、2歳や3歳で確実な診断をつけることは難しく、診断をしたとしてもできることは限られてしまうといいます。そうであるならば、ASDだと診断された子どもの将来について、あれこれ心配しながら子育てをするよりも、診断されないほうがいい場合は多い。乳幼児期の子育てには、二度と体験できない喜びもあります。だからこそ、「困難が明らかになる前の、小さいうちの診断は慎重にすべき」だと、高橋氏はいいます（インタビュー3）。

“診断名をただ突きつけても、有効な治療がないまま見守るだけであれば、親御さんの心配が早く始まるだけです。そのような無責任な診断は避けたいと思っています。”

「早期発見、早期ブレーキ」が大事

一方、信州大学医学部教授で精神科医の本田秀夫氏は、「早期発見、早期ブレーキ」が大事だといいます（インタビュー5）。

“うちの子の発達が遅れていると思うと、親や周りが焦っていろいろと教え込もうとするために、結果として虐待的になってしまうことがあるのです。過剰訓練になってしまうのですよ。そうではなく、むしろ成長がゆっくりなんだから、ゆっくり教えなきゃダメでしょう、という話です。”

発達障害を早期発見することで、親などが焦るのを抑えられるという指摘です。本田氏はASDの研究者であると同時に、臨床の現場で発達障害の子どもたちと向き合ってきました。そのなかには、幼少期から成人期まで継続的に診療しているケースも多くあります。

確かに、自分の子どもの発達が遅いと感じると、親としては焦ります。ほかの子と同じようになってほしいと、いろんなことを教えようとして、本人が望んでいないことを押しつけてしまうかもしれません。発達障害だと診断されることで、「そうか、この子はのんびり育つ子なのか」と納得し、「それなら、のんびり育てよう」と、心にゆとりができることもあるでしょう。

高橋氏と本田氏の意見は、一見、対立するようにも見えますが、そうでもない気がします。両氏が指摘するのは、「過剰な早期介入はやめよう」ということだと思います。診断を受けるべきかどうかは、どちらのほうが親としてのびのびした子育てをしやすいのか、ということにかかってくるのかもしれません。

では、いつごろから、子どもに発達障害を診断することができるのでしょうか？

高橋氏の場合、診断するのは4歳あたりから。「このまま小学校に入学して、学校生活が送れるかどうか」がひとつの目安だといいます。小学校というのは、子どもにとって新しい環境であり、新しい社会です。新しい社会との関係が生じることが、発達障害を診断するきっかけになるわけです。

一方、本田氏の場合、子どもに発達障害の特性が見られれば、もっと早い時期から診断を下すといいます。

専門家の間でも見解が分かれます。

発達障害の診断で自尊感情を守る

発達障害に関しては「診断が病気をつくる」などといわれることがあります。字の読み書きが苦手なだけの子どもに、わざわざ「学習障害」という診断をつけて、障害をつくっているという考え方です。

しかし、自分の息子が学習障害と診断された経験も振り返って考えると、子どもの発達障害において診断がつくことのメリットはいくつかあります。

まず、本人が「自分の努力が足りないわけではない」と、気づけることです。できない自分を責め続ける毎日から、解放されるきっかけになることがあります。また、親や先生、周囲の人たちが、子どもが置かれている状況を理解することにつながります。子どもの「できない理由」が明らかになって、親の精神状態が安定することもあります。それにより、大人たちが連携して、その子に合った環境を整えるという具体的な対策がとれるようになります。

そして多分、診断の一番のメリットは、「二次障害」の予防になることでしょう。二次障害というのは、最初の障害から派生して別の障害が生じることです。次項でも解説しますが、例えば、発達障害から派生して、うつ病や不安障害などが生じることがあります。

診断がついたからといって、治療をしなければならないということはありません。精神科医の岩波明氏はいいます（インタビュー1）。

> 治療をするしないにかかわらず、「この子には発達障害があり、その結果こうなっている」ということを、本人や周りが理解するのはよいことだと思います。なぜかというと、発達障害のある子というのは、小学校のころなどに「だらしない」「ちゃんとしていない」「ふざけている」などと、親や先生から責められることが多いからです。それがその子にとって、かなりのプレッシャーになってしまうんですね。自尊感情の問題にもなります。

このようなプレッシャーや自尊感情の低下が、二次障害につながります。

発達障害の診断を子どもが受けるのは、治療ばかりが目的ではありません。子どもの特性を理解し、親の精神状態も含めて、子どもが育つ環境を整えること。そして、二次障害を防ぐことです。

発達障害から派生する二次障害、希死念慮、不登校など

精神科医の岩波氏は、ADHDの人の2～3割は一時的にせよ二次障害を生じることがあり、海外では4割以上というデータもあるとします（インタビュー1）。そして、発達障害の二次障害としては、うつ病が一番多く、不安障害も目立つといいます。適応障害や睡眠障害、頭痛などの心身の問題、さらには不登校や引きこもりなども、広義の二次障害として捉えることができます。

発達障害が直接の原因となって死ぬことはまずありません。けれど二次障害は違います。特にうつ病は、死にたい気持ち（希死念慮）を引き起こし、自殺につながることがあります。

うつ病と診断されなくても、発達障害の子どもに、希死念慮が生じることは少なくありません。漫画家の沖田×華《ばっか》氏は、発達障害の診断を受ける前、小学2～3年生のころから「死にたい」「消えたい」という気持ちを抱いていたといいます（インタビュー4）。なぜ、そのような気

持ちになってしまうのでしょうか。

努力が報われず、諦めてしまう

小児科医の高橋氏は、発達障害の治療において大切なことのひとつとして、「二次障害を防ぐこと」を挙げます。そのうえで、次のように語ります（インタビュー3）。

発達障害の子は、どんなに頑張っても試験になると点数がとれない、時間が足りない。頑張っても、その頑張りが成果に結びつかない。学習障害の子がそうですよね。学校でいじめの対象になることもあります。その状態が何年間も続くと、自己肯定感がひどく下がってしまうんです。「どうせ自分は何をやってもダメなんだ」と思うようになります。

発達性読み書き障害(*)の子どもの指導などをしている宇野彰氏は、読み書きのトレーニングに誘っても、やろうとしない子どもについて、こう述べています（インタビュー10）。

＊ 発達性読み書き障害：知能に問題がないとしても、読み書きに著しい困難を示す障害。学習障害（ＬＤ）の中核となる障害。

”

失敗の経験が多すぎる子は、トライしてみる元気も出ないんです。やってみては失敗する、やってみたら怒られる。そういうことを繰り返す人生だったとしたら、新しいことにチャレンジする意欲は失われてしまいます。

“

報われることのない学校生活を送るなかで、中学校に上がるくらいになると、自分を諦めてしまう子も出てくると、高橋氏は指摘します。それが非行につながることもあるといいます。

”

ADHDの場合、犯罪率が一般の平均より高いというデータもあるようですが、衝動性が関係してくるのはごくわずかで、原因の大部分はそれまでの苦労の多い人生にあるんだと思うんです。他人に理解してもらえない生活しづらさ、報われない努力、いじめなどが重なり、どうしようもなくなる。誰も助けてくれない。誰も自分の努力を見ていない。なぜ自分はこんなにダメなんだと。それが、引き金となるんです。

“

発達障害の発見が不登校を解消する

不登校の子どもに発達障害が多いことを示すデータがあります。

旭川医科大学の鈴木菜生氏らの調査(*)によると2007～2009年に、旭川医科大学小児科子どもの発達診療センターを受診した不登校の子ども80人のうち、57％に発達障害があり、24％に不安障害などの精神疾患がありました。そして発達障害の子どものうち87％が、「不登校になって初めて」発達障害と診断されています。多くの子どもが、発達障害に気づかれないまま、学校生活を送っていたわけです。

さらにこの調査からは、発達障害に気づくことが、子どもたちが抱えている困難の解決につながっていることも、読み取れます。1年後の状況を調べると、依然として不登校だった子どもは、発達障害でない場合は42％であったのに対し、発達障害の子どもは17％。つまり発達障害の子どもたちは、その83％が完全登校、もしくは部分登校ができるようになっていたのです。さらに特別支援学級へ転籍したケースでは、不登校の子どもはいませんでした。

この調査結果を発表した論文は、発達の特性を理解し、支援することが、不登校児の登校につながる可能性があると結論づけています。発達障害に気づき、その特性を周囲が理解することは、子どもの生きづらさを和らげてくれます。二次障害の予防にもつながるはずです。

＊鈴木菜生 他「不登校と発達障害：不登校児の背景と転帰に関する検討」『脳と発達』（2017）49巻（4）

子どもの障害に親が気づくことの難しさ

子どもの発達障害に、親が気づくことができるか。実はこれ、かなり難しいのではないかと思います。

私も、息子の学習障害に、自分では気づけませんでした。

親が、子どもの発達障害に気づくことの難しさには、さまざまな要因があると思います。まず、最初に生まれた子どもだと、身近に比較対象がないため、ほかの子との違いに気づきません。ただ、きょうだいがいるからといって気づくわけではありません。息子は3人目の子どもで、お姉ちゃん2人と比べれば、文字の読み書きが著しく苦手で、習得が遅いことは明らかでした。それでも、「男の子ってこんなものかな?」と思っていました。心のどこかで「おかしい」と感じていても、無意識のうちに目を背けているところもあったと思います。

結局気づいてくれたのは、小学1年生のときの担任の先生。このように、子どもが集団生活に入ることで、周囲にいる大人が気づいてくれることは多いようです。

小学校の担任の先生が、子どもの発達障害に気づいてくれるのは、ありがたいことです。子どもの発達の問題が顕在化してくるのは、何といっても、小学校で規律性の高い集団生活と読み書きや計算などの勉強が始まってからです。そのとき、担任の先生がほかの子との違いに気づいてくれれば、小学校生活をなんとか乗り越えていくことができるはずです。

ただ、周囲の指摘には、注意すべきときもあります。親御さんが、うすうす気づいていて、背中を押されるような形で病院に行くような場合はいいのですが、そうでない場合もあります。小児科医の高橋氏はいいます（インタビュー3）。

保育園の先生に「お子さんは集団指示が通らない。ADHDかもしれないから病院で診てもらってください」といわれましたと来院する方は意外に多いんです。ただ、お母さんにいわせると「ちょっと活発だけど家ではいい子なんです」と。なぜ園の先生にそういうことをいわれるのか、ぴんときてないケースもあるんですね。それは完全にセーフなんです。

発達障害であるかどうかの判断においては「日常生活での困りごとがあるか」が重視されます。ですから、親子ともに困難を感じていないのなら、わざわざ病名をつける必要もないというのが、高橋氏の考えです。

遺伝するから子どもの気持ちがわかる

親が子どもの発達障害に気づきにくいのには、遺伝も関係しています。親自身が発達障害であると、「自分もそうだった」と感じるだけで、子どもの発達障害に気づかないことがあります。顔や身長に遺伝の要素があるように、発達障害にも遺伝の要素があります。小児科医の高橋氏によれば、ADHDもASDも、遺伝的素因は50～60%といわれているそうです。そうだとすれば、親子ともに発達障害という可能性は決して低くはありません。

遺伝というと、ショックかもしれませんが、プラスの面もあると高橋氏はいいます。それは親が「子どもの気持ちがわかる」ことです（インタビュー3）。

”

以前、ASDの疑いがあるお子さんを連れて、ご夫婦そろって診察に来られた方がいたんです。お母さんは、お子さんに何が起こっているかわからなくて、とにかく心配しているんですが、お父さんはお子さんの話に何度もうなずいているんです。そこで、「お父さんには、お子さんの気持ちがわかるのではありませんか？」と聞いたら、「よくわかります」って。お子さんが今苦しんでいることは、お父さんもこれまでに経験して乗り越えてきた、あるいは今も体験していることだったんですね。ですから、「お父さんは君のこと、よくわかってくれるんじゃないの？」と、お子さんに聞いたら、「うん」といっていました。

発達性読み書き障害の子どもの指導などをしている宇野氏には、こんな話をうかがいました（インタビュー10）。

うちのセンターに通っていた発達性読み書き障害の男の子で、非常に明るい子がいたんです。なぜかなと思って話していると、家では、お父さんが「勉強なんかする必要ないから」といっていたそうです。後でわかったのですが、お父さんにも同じ障害があったのです。自営業をされていて、事務系の仕事は奥さまが担当しているから大きな問題はないということでした。…（中略）…お父さんの仕事を継ぐつもりで、仕事にくっついて行っているそうです。「お父さんのことを尊敬している」といっていました。

似ているからこそ、親が一番の理解者になれます。発達障害の遺伝には、希望もあります。

療育は負担にならないように

子どもの発達障害では、「療育」に通うという選択肢もあります。

療育に明確な定義はありませんが、「治療的な要素を持たせた教育」といった意味合いの言葉で、「通常の保育や教育とは違い、障害のある子ども向けに特別に設定された教育的なプログラムの総称」だと、精神科医の本田氏は説明します（インタビュー5）。

療育を受けられる場所としては、自治体が運営する児童発達支援センターのほか、民間の教室もあります。就学前から通えますし、学校に通いながら利用することもできます。日常生活や勉強での困りごとの解決に取り組むほか、将来の社会参加を視野に入れた活動が行われたり、集団指導もあれば、個別指導もあったり、内容はさまざまです。子どもの特性に合わせて選べるのはありがたいですが、正直、迷ってしまいます。どんな基準で選べばいいのでしょうか。

まず「子どもが楽しめているか」が大事です。療育は、多様な障害のある子どもたちに「その子に合った教育をする場」です。楽しめていないなら、それは合っていないということ。親の「させたい」という気持ちを抑え、お子さんの「したい」に注目できるといいと思います。療育を受けている子どもの様子を、親が見られるといいと、本田氏は助言します。その子に何ができて、何が難しいのかを、親が学べるからです。「目盛り合わせ」と、本田氏は呼びます。

小児科医の高橋氏は、療育が「親の負担」になっていないかに気をつけてほしいといいます（インタビュー3）。なぜなら、療育に通わせてもなかなか手応えを感じられず、頑張りすぎてしまう親もいるからです。

“療育については、どんなに頑張って続けたところで、お子さんが突然、劇的に変わるということはありません。さらに、よくならないばかりか、成長するにつれて、ますます困難が増していると感じられることもあるかと思います。”

療育を受ける間も、子どもは成長し、活動範囲が広がります。それに伴い、新たな困難にも直面します。ですから「もしも困難が増えずに一定レベルを維持したまま、お子さんの社会生活の範囲が広がっているとしたら、それは進歩していることになる」と、高橋氏はいいます。療育に行くことが、子どもにとっても、親にとっても、楽しみになるなら理想的です。例えば、子育ての悩みを打ち明けられるような療育なら、親としてはありがたいと思います。

しつけや育て方のせいではない

どんな子どもであっても、子育ては楽なものではありませんが、発達障害の子であれば、なおのこと大変な場面が多いと思います。

子どもの行動は親の予想の範囲を超えていきます。人前で癇癪を起こしてしまう子どもに向けられる視線が怖くて、親子で出かけるのが憂鬱という親御さんもいるかもしれません。友だちとすぐけんかになる子どものために、周りに謝ってばかりの方もいるでしょう。いくら教えても文字が書けない子どもの宿題を毎日、つきっきりで見ている方もいるでしょう。

だからこそ、改めて申し上げたいのですが、発達障害は、親の育て方のせいではありません。ただでさえ大変な子育てをしているのに、親が自分を責めてしまうと、子育ての気力を奪われてしまいます。それは、子どもにとってもいいことではないはずです。なぜなら親自身が、子どもにとって大事な「環境」だからです。

発達障害の人に特化した就労支援を手掛ける鈴木慶太氏は、こう話します（インタビュー8）。

”

発達障害にどう対処したらいいかというと、どの本を読んでも「本人の努力で本人を変えるのでなく、環境を整えましょう」ということが書かれていて、その通りなんです。では子どもにとって一番の環境とは何かというと、先生でもタブレットでもなく、親なんですよ。親がどう声をかけるか、どういう表情をするか、何を認めてくれるか、認めてくれないか。子どもにとっては、これが一番初めに与えられる環境です。ですから、親が冷静に子どものことを見ることは、かなり重要なんです。

“

発達障害の子育てでは、親が自分自身をケアすることも大切です。

少しでも子育てに対する不安を感じたら、地域の子育て支援センター、児童発達支援センター、児童相談所などに連絡をしてみましょう。専門家の意見を聞いたり、同じ悩みを持つ保護者とつながったりすることで、子育てのしやすさは大きく変わります。

もしかすると適切な対応をしてもらえなかったり、望むような支援につながらなかったりすることがあるかもしれません。発達障害に対する理解は、担当者によってもまちまちですし、相性もあるからです。そのときには、ほかの施設やほかの担当者を紹介してもらいましょう。わかってくれる人はきっといるはずです。

インタビュー

4

人気漫画家の告白「発達障害の私はタヌキの子。人間になりたかった」

本書のベースとなるウェブ連載では、2つの視点を設定したと、第1章で書きました。ひとつは医師や研究者など専門家に取材する「外側の視点」。もうひとつは、発達障害の診断を受けた当事者に取材する「内側の視点」です。

今回は「内側の視点」。学習障害、ADHD（注意欠如多動症）、そしてアスペルガー症候群(*)という3つの発達障害の診断を受けている漫画家の沖田《おきた》×華《ばっか》氏に、お話をうかがいました。

「自分がほかの子どもと違う」という違和感がどのように生まれ、何に困難を感じ、どう克服してきたのか。沖田氏の言葉からは、発達障害の子どもが学校生活のなかで抱え込む生きづらさが、鮮明に浮かび上がります。

発達障害の当事者として、親や教師など、周囲の人たちにどう接してもらいたかったのか。小学4年生で最初の診断を受けたものの、発達障害を自覚し、認めるまでには10年以上の長い時間が必要だったといいます。その間の心の揺らぎと変化も教えて

[当事者・漫画家]

沖田《おきた》×華《ばっか》氏

漫画家。1979年、富山県生まれ。小中学生のころに、学習障害、ADHD（注意欠如多動症）、アスペルガー症候群と診断される。2005年に漫画家デビュー。『毎日やらかしてます。アスペルガーで、漫画家で』（ぶんか社）など著書多数。『透明なゆりかご―産婦人科医院 看護師見習い日記』（講談社）にて、2018年「第42回講談社漫画賞（少女部門）」受賞。ペンネームの由来は「起きたばっかり」。（写真：栗原克己）

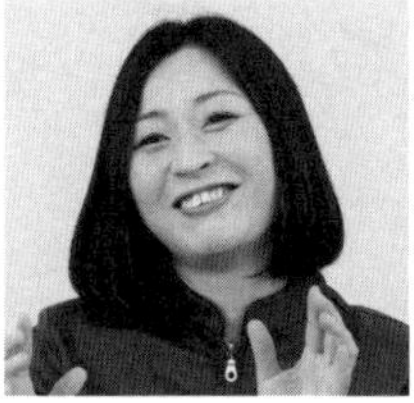

いただきました。大人になってから2度あったという自殺未遂と、投薬の体験。そして仕事をするようになって工夫してきたことや学んだこと、さらに一緒に働く人たちへの要望など。

ウェブ連載のコメント欄には、「周囲にいた人たちのほうが、むしろ『自分が被害者だ』と感じるのではないか」という指摘もありました。皆さんは、どう感じられるでしょうか。

（2021年11月取材）

――ご自身が小さいころを振り返って、最初に「自分はほかの人と違うかも」と、違和感を覚えたのはいつごろ、どんなきっかけからでしたか？

沖田　あり得ないぐらいの忘れ物の多さ、ですかね。小学1年、2年……。特に3年生からひどくなりました。担任の先生が変わって、その先生が嫌いで、そのことに気をとられてしまったんですね。宿題ももちろん忘れるんですが、ランドセルもしょっちゅう忘れていました。冬、ジャンパーを着ると、ランドセルを背負ったと勘違いしてしまうんです。

――ああ、ジャンパーを着る動きって、ランドセルを背負うのに似ているから。

＊アスペルガー症候群：知的発達や言語発達に遅れがないタイプのＡＳＤ（自閉スペクトラム症、Autism Spectrum Disorder）。現在は、共通の特徴を持つひとつのスペクトラムとして、ＡＳＤという概念にまとめられている。

沖田　そうそう。そのまま出かけてしまうことがよくあって。それで「どうして忘れてきたんだ」と先生にいわれても、その質問に答えられないんですよ。「いや、忘れたから、忘れました」と答えて怒られるんです。

「結局のところ、何をどういったら、先生は許してくれるのかな？」ということを、毎日考えていたような気がします。忘れ物をしないためにはどうすればいいのかというのは、私のほうが聞きたいぐらいでした。

ただ私にとっては、先生の与える罰が罰にならなかったんです。「廊下に立ってなさい！」といわれたら、「わーい」と喜んで、そのままグラウンドに出て行ったり、「教室から出て行きなさい！」といわれたら、「ラッキー！」と思って、家に帰って漫画を読んだりしていました。遠足も途中でいなくなって怒られました。帰り道、自分の家の前をたまたま通ったので、そのまま家に戻っただけなんですけど。なんで帰ったらダメなのかがわからなかったんですね。

学校のルールと違う自分のルールがあって、どうしてもマイルールを変えられない。どれだけ怒られても、マイルールに則《のっと》った行動しかできないんです。

――宿題はどうでしたか？

沖田　宿題を忘れると、昔の先生、手が出るんですよ。そこで「殴られないためには、どうしたらいいんだろう？」と考えたら、「頭のいい子に、何かをあげて写してもらおう」という結論になっちゃったんです。「50円あげるから答えを書いて」って。等価交換っていうのか、「お金を出せば、何かを返してもらえる」ということだけはわかっていたので。家が中華料理店だったので、残り物のチャーハンを持って行ったこともあります。

怒られている意味がわからない

——学校で問題になりませんでしたか？

沖田　なりましたよ。チャーハン事件は、本当にめちゃくちゃ怒られて。でもそのときは、「どうしてこんなに怒られるんだろう？　家の物を持って行ってあげただけなのに」と思ったんですよね。自分がなんで悪いのか、ということの自覚がまったくできなかったんです。

——忘れ物と宿題以外に、小学校生活で困ったことはありますか？

沖田　私、小学3年生のときに「かん黙」になったことがあって。

——まったくしゃべれない、ということですね。

沖田　しゃべれなくなると、動きも止まるんです。立ったまま地蔵のように固まっている感じです。それで3時間、授業が止まったり。

——3時間、立ったままで。

沖田　先生は私に、「宿題を忘れてごめんなさい」といわせたかったんですね。でも、私にはそんな先生の意図がまったくわからなかった。「どうしてだろう？」と思いながらぼーっと立っていました。1時間がすぎて、キンコンカンコンってチャイムが鳴って、休み時間が終わって、次の時間に入って。「連帯責任」ということで、ほかの生徒も私がしゃべるまで席から動いてはダメ、休み時間でも外に出たらダメとなるんですよ。

——教室全体が、シーンとしたまま3時間ですか。

沖田氏の漫画から

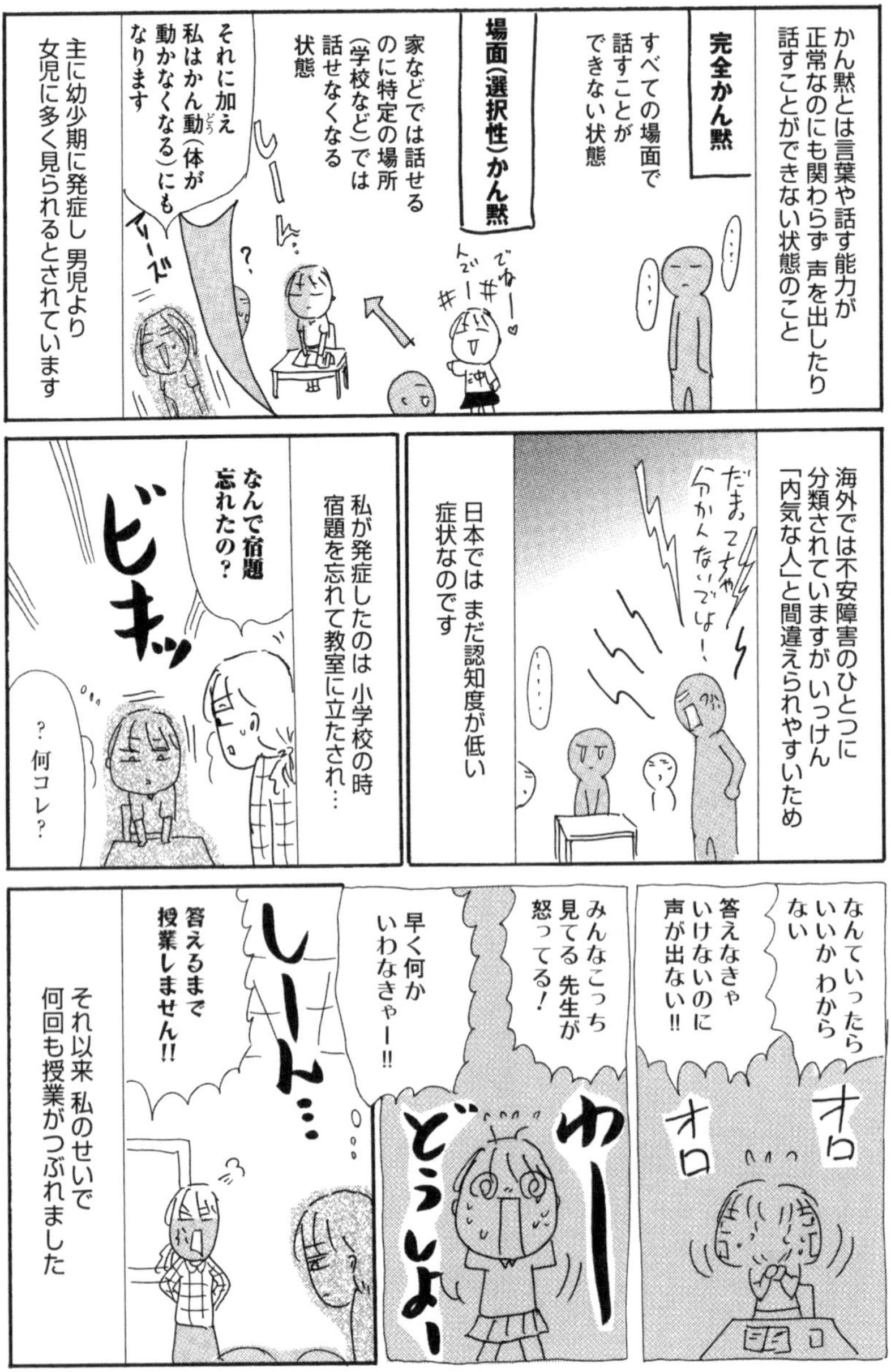

『こりずに毎日やらかしてます。発達障害漫画家の日常』（ぶんか社）より

沖田　でも、ここが私の悪いクセというか、「これ、一生は続かないな」と思ったんです。さすがに給食の時間になったら先生もやめるだろうから、それまで待っていようって。最終的には、びんたを食らって、先生とクラスメイトに「宿題を忘れてきて、迷惑かけてごめんなさい」といわされました。これが、お決まりのパターンでしたね。

――え、そんなことが頻繁にあったんですか？

沖田　だって、「なんで宿題忘れてきたの？」という質問に答えられないんですよ。「あー、忘れました」と答えると、また「なんで？」と。繰り返し尋ねられても、それ以上答えることがないので黙って固まっちゃう。よくありましたね。

ただ、給食になると楽しくなって、「わー、カレーだ！」とかいいながら、がつがつ食べているものだから、みんなぽかーんとしていました。「さっきまで3時間も授業止めていたやつが、なんでおかわりとか、牛乳早飲みとかできるんだ？」って、きっと思っていたはずです。すごく変な生き物を見るような、そういう感じはありましたね。

人間の子どもに化けた「タヌキの子」

――「発達障害とは何か」ということを沖田さん自身の体験からできるかぎり簡単な言葉で表現するとしたら、どういう表現になりますか？

沖田　小学生のころは、自分は「タヌキの子みたい」と感じていました。「タヌキが人間の子どもに化けて、一生懸命、人間のルールを覚えようとしている」という感じです。真似はできるのですが、人間のルールを根本的に理解していないので、的外れなことになっちゃって、外から見るとすごく目立っていたみたいですね。

先生の指示は、ほとんど理解できませんでした。怒られていることはわかるんですけど、何について怒られてるのかがさっぱりわからない。それで、頭のなかがフリーズしてしまうんですね。だから、いつもぼーっとしているように見えたようです。私としては、皆と同じように頑張ってやろうとしているのですが、10分の1もできていない。そんな状態が発達障害だと思います。

――「周りと同じになりたい」という思いは、強かったんですね。

沖田　人間の子どもに憧れて化けてみたけど、尻尾も出ているし耳も生えている、みたいな感じですね。いじめられて「あっち行け」といわれても、人間になりたいからついていく。とにかく「日本人の子ども」になりたいと思っていました。日本の子どもになじみたかった。

ですから「どうやったらみんなと仲良くできるんだろう?」と、いつも考えていました。ただ、どうやって友だちをつくったらいいのかもわからなくて。そんなふうに悩んでいたときに、テレビで「サザエさん」を見ていたら、「友だちを家に呼んでお菓子を出す」というシーンがあったんです。「ああ、こうすればいいんだ」と思って。それで、同級生を家に呼んで「はい」って、お菓子を出しました。でも、それしかしないので、同級生はつまらなくなって帰っちゃう。おかしいな、どうしたらいいんだろうと。「何を一緒にしたら友だちなのか」という「友だちの定義」がわからなかったんです。

――そういうことって、周りも教えないですもんね。

沖田　自然にできるようになるんですよね、きっと。

「ノートをとれない理由」が伝わらない

——振り返って、小学生のときに「先生がこうしてくれたらよかったのに」と思うことはありますか？

沖田　いうことを聞かせようと、思わないでほしかったですね。その子にはその子のペースのようなものがあって、同調圧力で「みんなに倣え」みたいなのは難しい。みんなと一緒に教室にいるのがきつくて、図書室や保健室のような「ちょっと落ち着いた場所」に「リヤカーで運んで置いていってほしい」と思っていました。

——構われるよりは、放っておかれたほうがいい感じでしょうか？

沖田　そうです、そうです。構われてる理由がわからないので。ちょっとクールダウンしたいときは、よく自主的に図書室に行っていたんですけど、傍からは、どう見ても遊んでいるようにしか見えないんですよね。そのころは先生たちに発達障害に関する知識もありませんでしたし。

だからどの先生が見ても、私は「ただ怠けているだけの生徒」なんですね。授業ではぼーっとしてるし、ノートもとらないし、話も聞いてないし、頭も悪い。そのくせ、口答えばっかりする。「なんでノートをとらないんだ！」といわれて、「いや、鳥の声がうるさいんです」とかいって。でも、本当にうるさかったんです。

——実際にそう聞こえるってことですよね。聴覚過敏もあったんですね。

沖田　そうなんです。「2階の生徒の声がうるさいです」とかいって。集中できない理由はたくさんいうことができるんですけど、先生はそういうことを求めていないじゃないですか。

——そっか、そうですよね。先生から「ノートがとれない理由」を問われたときに、沖田さんはちゃんと「理由」を答えているのに、先生には口答えに聞こえてしまうんですね。

沖田　「そんなことを気にするからダメなんだ。ちゃんと目の前のことに集中しろ！」といわれるんですけど、私、シャープペンの芯や鉛筆が紙にこすれる音ですら気になって仕方がなくて。みんな、こんなやかましいなかでどうして真面目に勉強できるんだろうって。

——小さいころは、みんな自分と同じだと思っているものですよね、きっと。

沖田　だから、こんなうるさいなかで集中できる周りの子たちが、信じられませんでした。

——そんなクラスメイトたちのことを、どんなふうに見ていましたか？

「普通の子ども」とは「ロボット」である

沖田　私以外の子どもたちはみんな、ロボットっぽいなって。先生のいわれたことが的確にできるから。「この子たちは優秀なロボットだから先生のいう通りにできるけど、私は人間だからしょうがないんだ」と思うようになりました。

——小学校生活のなかで、自分と周りの子たちの捉え方が、「自分＝タヌキの子：周り＝人間の子」から、「自分＝人間：周り＝ロボット」に変わっていったということですね。

沖田　「人間だから、ミスもするよね」って。あとは、血液型のせいにしていましたね。私、B型なんですけど、「B型は、いい加減で楽天的」ということを耳にしてから、「そうか、これは血液型のせいか」と考えるようになったんです。血だから、仕方ないって。そんなふうに、学生時代は乗り切れたんですよね。本当の地獄を見たのは社会に出てからで。このころは、先生や親から手を出されて、鼻血なんか何回も出していましたけど、まだ余裕があった感じです。

――最初に診断がついたのは、いつですか？

沖田　小学４年生のときにＬＤだといわれました。でも、「ＬＤって何？　学習障害って何？　それ頭が悪いってこと？」と。親もそんな認識でした。確かに、成績にものすごく凸凹はあったんです。まあ、得意なものがあるといっても70点ぐらいなんですけど。そのときはまだ、文字の読み書きや計算能力に問題があるというふうには考えてなくて、頭が悪いから「覚えられない」んだと思っていました。

――学習障害といわれても、それがどういうものかという認識はなかった、ということですね。30年以上も前の話ですから、当時、そんなに情報があったわけではないですよね。

沖田　そうなんです。私、富山県出身なんですけど、発達障害を扱う施設は、一番近くても福井県にしかなかったんです。少なくとも私の小学校のなかでは、女子で発達障害の子は１人もいなかった。頭の悪い子といったら不良っぽい子で、私のように真面目なのに頭が悪い子はいない。どうもわざとやってる感じではなさそうだけど、なぜだろうと。

――周りも理由がわからない。

沖田　理由がわからないので、「怠けてる、だらしない」というのが、最初の評価になるんですが、そのうち「もしかしたら耳の聞こえ方がよくないんじゃないか」という話が出てきて、何度も何度も聴力の検査をさせられました。

――「耳の聞こえが悪いから指示が伝わらないんじゃないか」ということですね。でも、聴力が悪いっていう結果は出ないわけですよね。

沖田　出ないんです。結局、「わざと聞かないんだね」という結論になる。

――そうか。そうなっちゃうんですね。

沖田　私としたら「えーっ」て感じです。でも、そうなっちゃうんですよね。

「今日はうまくいかなかったね」といってほしい

――ご両親や家族に「こうしてほしかった」と思うことはありますか？

沖田　諦めてほしかったです。苦手なことを何時間やっても何日やっても、成果につながらないということを、わかってほしかった。

私、4歳ぐらいのときは天才っていわれていたんですよ。小学校に入る前に「檸檬」とか「醤油」とか、難しい漢字を読むことができたんです。九九もできていたんですね。でも丸暗記で理屈がわかっていなかったので、小1のテストではいきなり0点。母はすごくショックだったようです。

――天才の時期があったから、お母さんも諦めきれなかったのかもしれませんね。

沖田　あと、これは学校の先生もなんですけど、「今日はうまくいかなかったね」っていってほしかったです。

――「今日はうまくいかなかったね」ですか？

沖田　「ダメ」っていう言葉を「うまくいかなかった」っていってほしかった。毎日できないことだらけですけど、たまに「できる日」があるんです。でも、誰にも評価してもらえない。私にとっては、「今日は何も忘れ物しなかった」というのが、すごい「奇跡の日」なんですけど、周りのみんなにとってはそれが当たり前なので。

——すごく頑張った「奇跡の日」でも、誰にもほめてもらえないと。

沖田　すると、すごくやる気がなくなっちゃうんですよね。これだけ頑張ってもほめてもらえないんだったら、いつもの自分でもいいじゃん、みたいな感じに。

——そうか。そうですよね。それが何年間も続けば、諦めたくもなりますね。そんなところから、「二次障害」が生まれてしまうんですね。

沖田　すごく努力していることが全然成果につながらず、評価もされないので、「どれだけ頑張ったらいいのか」ということが、小学生のころはまったくわからなかったんです。

ただ、うちの母親もすごくかわいそうだったと思います。私を含めて3人子どもがいるんですけど、弟の1人も発達障害なんです。母もそうなんじゃないかと思うところがあります。母は子育てで苦しんでいましたが、話を聞いてくれる人が誰もいなかった。父親でさえ、「母親なんだから、おまえがなんとかせえ」って感じで。ママ友だって、理解できないじゃないですか。

そんなときに、占い師だけは話を聞いてくれたらしいんです。だから、いまだに占い師のところに通っています。大人になってから「もう占いはいい加減にして！」って怒ったら、発端は私のことだったと。それはかなりショックでした。

ただ母親自身は結構ポジティブな人なので、「壺《つぼ》を買わないだけ、ましだと思ってよ」なんていっています。

発達障害と診断されるだけでは何も解決しない

――自分が発達障害だと認識したのは、いつごろでしたか?

沖田　小学4年生のときに学習障害と診断されて、その後すぐにADHDじゃないのか、という話が出てきました。

ただ、それもすごく大ざっぱで。「(ADHDとは)どういうこと?」と聞いたら、「あせぐらしい、ってことかな」って。「あせぐらしい」というのは富山の方言で、ちょこまかちょこまか落ち着きがないことです。

とにかく、これは病気だからということで、「何をしたら治るのか?」という話になりました。親も先生も、みんな「治そう」とするんですね。どうやったらこの問題行動が止まるんだろうかと。当時は薬を飲むという選択肢もなくて、「行動療法が一番いいんじゃないか」と聞きつけた母は、「どこに行ったら、その治療を受けられるのでしょうか」と。必死でした。

――発達障害の情報がまだあまりなかったころですよね。

沖田　私自身、診断がついても、ぴんとこなかったんですね。だって診断されたところで、気づいたら自分が何かをやらかしていて周りが怒っている、という状況は変わらないわけです。何が原因で自分には集中力がないのかもわからないままですし。

そんなとき、母が『窓ぎわのトットちゃん』(講談社)を買ってきたんです。

自分が発達障害だと認めたくない

——黒柳徹子さんの自伝的な著作ですね。型破りで落ち着きのない行動から、小学校を「退学」になったトットちゃんが、個性を尊重するトモエ学園で、いきいきと育っていく。発達障害の子どもの物語として読まれることもあります。

沖田　母としては、この本を通して、発達障害について何か伝えたかったのだと思うのですが、私にはさっぱりわからなかった。「これと私と何の関係があるの?」と何度も聞きました。「これは私ではなく、トットちゃんの話」というのが私の結論でした。

私のなかでは、発達障害の基準は弟だったんです。

——沖田さんには、発達障害の弟さんがいるのでしたね。

沖田　弟が不登校になった時点で、「弟のこの状態が、発達障害なんだ」と思いました。私が中学生のときです。

弟には友だちができなくて、勉強もしないし、学校にも行けなくなった。でも、私はちゃんと学校に通っていて、頭は悪いけど勉強はしているし、友だちも少ないけどいる。だから「発達障害なのは弟で、私は普通の人」って、思ったんです。ちょっと抜けてるところはあるかもしれないけど、私は普通だと。

親は一生懸命、気づかせようとするんですけど、逆効果っていうんですかね。発達障害みたいな情報を余計、遠ざけるようになりました。高校生になると（衛生看護科に進学）、「私は今から准看（護師）の免許をとって看護師になるんだから、関係ない」という感じで。

弟のことが嫌いだったので、どうしても目を向けたくなかったんです。

――一緒にされたくない、と。

沖田　近親憎悪というのか、弟と私はそっくりなんです。声も似ていれば、食べ物の好みも同じで、あらゆる特性が一緒だから、弟が何を考えているかも手にとるようにわかる。だからなおさら腹が立つというか。

そんなこともあって、発達障害を自覚するまでかなり時間がかかったんです。

――自覚したのは、何歳のときですか？

沖田　22歳のときですね。

――何かきっかけはあったんですか？

「これ、やっといて」の「これ」がわからない

沖田　就職して正看護師になったんです。正社員として職場に入った瞬間から、「これ、やばい」と思いました。自分の認知能力の低さに、驚いたというか、焦ったというか。

国家試験に合格しているので、頭が悪いはずはない。なのに、先輩のしゃべっていることが全然理解できなかった。採血するのだとわかれば、採血という「作業」はできる。けれど、「これ、やっといて」の「これ」がわからない。「あの人に渡しておいて」の「あの人」がわからない。

そもそも私には、「人の顔を見分ける」ということが全然できないんです。でも、その自覚がずっ

沖田氏の漫画から

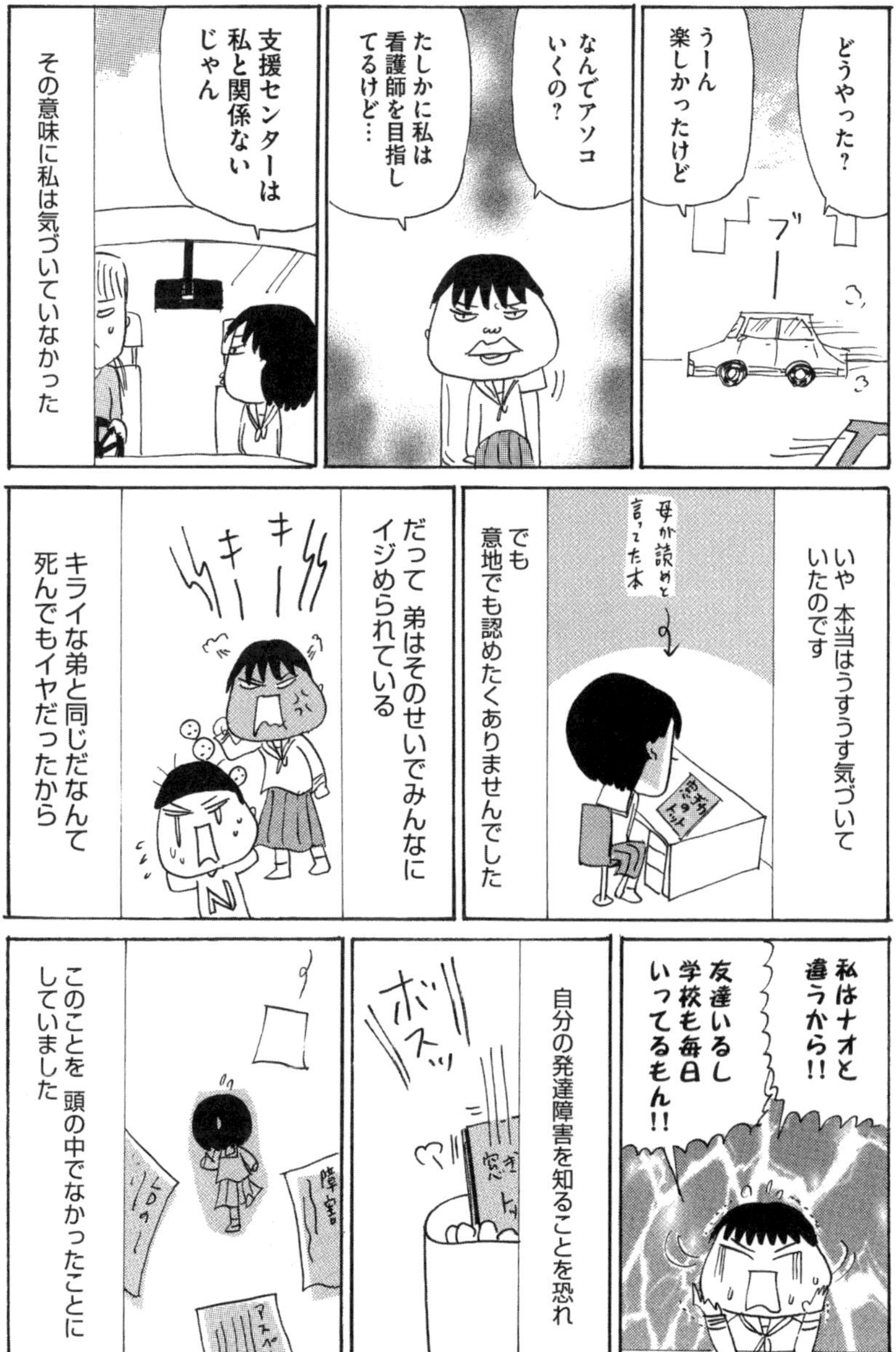

『毎日やらかしてます。アスペルガーで、漫画家で』(ぶんか社)より

となかった。

――どうして自覚がなかったのでしょうか？

沖田　顔以外の要素で人を見分けていたみたいです。例えば、「ピンク色をした甲高い声の人」がいたら、「お母さん」という感じです。母はピンクが大好きなので、いつも全身、ピンク色なんです。

でも、あるとき、外でピンク色の母とすれ違ったのに気づかず、素通りしてしまったことがあったんです。なぜかというと、そのとき、母が激やせしていたんです。体形も判断材料にしていたんですね。母が「歩いていたから」というのもあったかもしれない。動いている人のほうが、見分けにくいんですよ。写真だとか、静止画だと見分けられるんですけれど。

母に気づかなかったときは、「ああ、親の顔もわからないんだ」と落ち込みましたが、最初のうちは、目が悪いからだと思っていました。

冬が、すごく困るんですよね。みんな似たような格好をするじゃないですか。特に男の人は、黒いダウンジャケットにジーパン、帽子みたいな感じで。よく旦那と2人でスーパーに行くのですが、一度はぐれると、どの人も同じに見えるから、ほかの男の人が持つレジかごに納豆を入れてしまったり。

――相手もびっくりしますね。

沖田　でも、男の人って案外、何もいわないんです。だから、気づかずにどんどん入れちゃう。さすがにワインをほかの人のかごに放り込んだときには、「何なんだ!?」といわれましたけど。

――看護師のときの話に戻れば、病院だと入院している患者さんは同じようなものを着ているし、看護師さんや先生も白衣だから、余計にわかりにくかったんじゃないですか。

沖田　そうなんです。患者さんの顔と名前が一致しないんです。

看護師っていう職業には、ほかにも困ったところがあって。女子の世界だったんですね。だから、女子の人間関係がうまくいかないと、仕事も全部うまくいかなくなっちゃうんですよね。そういう法則を知らなくて、仕事だけ真面目にやっていればなんとかなると思って就職したけど、そうじゃなかった。リーダー格の人と仲が悪くなると、仕事を回してもらえなくなったりとか、無視されたりとか。

そこで初めて、発達障害の自覚が生まれたんです。「今までずっと（血液型が）B型のせいだと思っていたけど、これは絶対違うぞ」と。自分には何か、人間であれば生まれつき自然にあるはずのものがごっそりなくて、そこを埋めないと仕事はできない。でも、どうやったら埋められるんだろうと、ものすごく悩みました。

――それが22歳のとき。

沖田　最初は同僚に相談したんですけど、私が何にどう困っているのかが、誰にも理解できないし、私もうまく説明できなくて。仕事のミスも増えて、「使いものにならない」とはっきりいわれました。でも、辞めるわけにはいかない。正看護師の免許をとって働き出して、親は安心しているじゃないですか。親を困らせたくなかった。だからパニックになってしまったんです。それを止めるために、夜のバイトをすることにしました。

――パニックを止めるために夜のバイト、ですか？

沖田　はい。働く時間を増やして、疲れて寝るだけの生活にしたかったんです。だから看護師の仕事が終わった後に、「おっぱいパブ」のバイトを入れました。もう何も考えたくなくて。

——それで事態は好転したのでしょうか。

沖田　お金は貯まるし、彼氏もできて、ぱっと考えると、すごくよかったんですけど、そのころから本格的に死にたくなってしまったんです。

「2度の自殺未遂」と「魔法の薬？」

——自殺を考えたのは、そのときが初めてですか？

沖田　小学2～3年生ぐらいからです。小学生のときは「死にたい」というより「消えたい」という感じでした。自分はどんだけ怒られているんだろうと思って、朝起きてから、回数を数えたことがあったんです。午前11時で31回になって、数えるのをやめました。そんなふうにずっと「ダメ、ダメ、ダメ、ダメ……」っていわれるうちに、「そもそも私がいること自体がダメなんじゃん」と考えるようになったんです。

大人になって正看護師をしているときに首をつったのは、発作的なものでした。でも、ひもが切れてしまって死ねなかった。死ねなかったことで逆にちょっと落ち着くことができました。そこで考え直して、どこか誰も私のことを知らない場所で、人生をやり直そうと決めたんです。

名古屋の風俗は稼げるという話を聞いて、23歳で名古屋に引っ越しました。「25歳までの2年間、風俗で頑張って3000万円稼ごう」と決めました。目標を決めて達成できたら、ちょっとは自信が持てるだろうと思ったんです。その後は北陸に戻って、もう一回看護師をやろうかなとか、そのときは病院より、老人ホームとかのほうがマイペースで働けていいかな、などと漠然と考えていました。風俗で稼いだお金でマンションを買えば、とりあえず普通に暮らせるかなって。

――目標は達成したんですか?

沖田　しました。名古屋にいたときは稼ぎがよかっただけじゃなくて、人生で一番、お金を使わなかったんです。風俗で働く子って、ホストに貢いだりする子も結構いるんですけど、ちょうどそのとき、私には好きな女の子がいて、その子と同棲していたんですね。だから、外でお金を使うことがなくて。朝起きたら、すぐママチャリに乗って風俗店に行って、夜の11時に仕事を終えたらママチャリで家に帰る、という生活をしていました。服も制服があったし、稼いだお金はとにかく貯金して、将来、その彼女と一緒に住めたらいいな、なんて考えていました。

その後、今の旦那（漫画家の桜壱バーゲン氏）と知り合う機会があったんです。風俗をやめるタイミングで、相手の離婚が成立して、「東京で一緒に住まないか」って。このまま地元に帰って看護師を細々とやるか、この漫画家という自由な人について東京に行くか。そのときは、漫画家になろうとは思ってなかったので、どうしようかと迷いました。でも、結局、旦那について東京に出てきたおかげで、漫画を描く機会もいただけて。本当によかったです。漫画家は天職だと感じているので。

――服薬していた時期があるとうかがいました。いつごろからですか?

沖田　2018年ですね。

——3年前（インタビューは2021年に実施）。何かきっかけがあったのですか？

沖田　突然、死にたくなっちゃったんです。

自宅兼仕事場の賃貸マンションで、修繕工事が始まったんです。私はずっと過眠症で、1日に12時間寝ないと元気が出なかったんですね。なのに騒音で、ルーティンにしていた昼寝ができなくなってしまったんです。連載がめちゃめちゃたくさんあったのに。

そうしたらある日、突然、夜もまったく眠れなくなったんです。

何の予兆もありませんでした。「夜だ。そろそろ寝ようかな」と思ってベッドに入った瞬間に、目が勝手にばんって開いて、頭の奥からゴーッて音が聞こえてきたんですよ。頭のなかの音がうるさくてまったく眠れなくなって。

——うるさいのが頭のなかの音では、消せないですよね。

沖田　朝になって、眠れていないけどベッドから出ると、自分が「頭と体がうまくつながっていない何か」になったみたいな感じなんです。（頭と体をつなぐ）首がどこかにいっちゃった。首から先の頭につながる回線が全部、落ちちゃった感じ。その代わり、体のなかに「マジンガーZ」みたいなコックピットがあって、そこに小さな私がいて、なんとか体を操縦しようと焦りまくっているイメージです。

その日は用事があって電車に乗って出かけたんですが、視野が狭まり、字も読めませんでした。駅に着いて快速電車に乗ろうとしても、字が読めないから、色で見分けました。「オレンジ色のあれが多分、中央線の快速」みたいな感じでなんとか目的地に着いて。

休んだら治るかと思ったのですが、翌日になると、もっと字が読めなくなっていて、漫画を見ても何が描いてあるかわかりませんでした。何もできないのに寝ることもできない。そんな状態で2日たったとき、急に死にたくなったんです。連載があるし、アシスタントもいるし、原稿を描かなきゃいけないし。

――でも、そんな状態ではとても描けませんよね。

第一発見者のことを考えると、死ねない

沖田　それで、いっぱいいっぱいいっぱいになってしまって。「これ以上、人に迷惑をかけるんだったら、死ぬ」と、朝5時にマンションの最上階の9階まで駆け上がって、ビールのロング缶を飲んで飛び降りようとしたんです。

何がショックだったかといえば、字が書けなくなったことです。小学校から練習してきて、やっと漫画家になって、人並みのことができるようになったのに、もう全部パーになっちゃったって。

――これだけ頑張ってきたのに、と……。

沖田　それなら人気絶頂のときに死んだほうがいいって。

そう思って、9階から身を乗り出していたときに、後ろの玄関から小さな男の子とお母さんの会話が聞こえてきたんですね。「今日は遠足だ！」「お弁当は……」みたいな話をしているんです。そこでふと、「私がこのまま飛び降りて、この子が第一発見者になったらどうしよう。遠足がパーになっちゃう」と思ったんです。せっかく「サンドイッチ、楽しみ！」みたいなことをいってるのに、死体の第一発見者になっちゃったら、「絶対食えねえだろ」と思って。それでとりあえず寝

沖田氏の漫画から

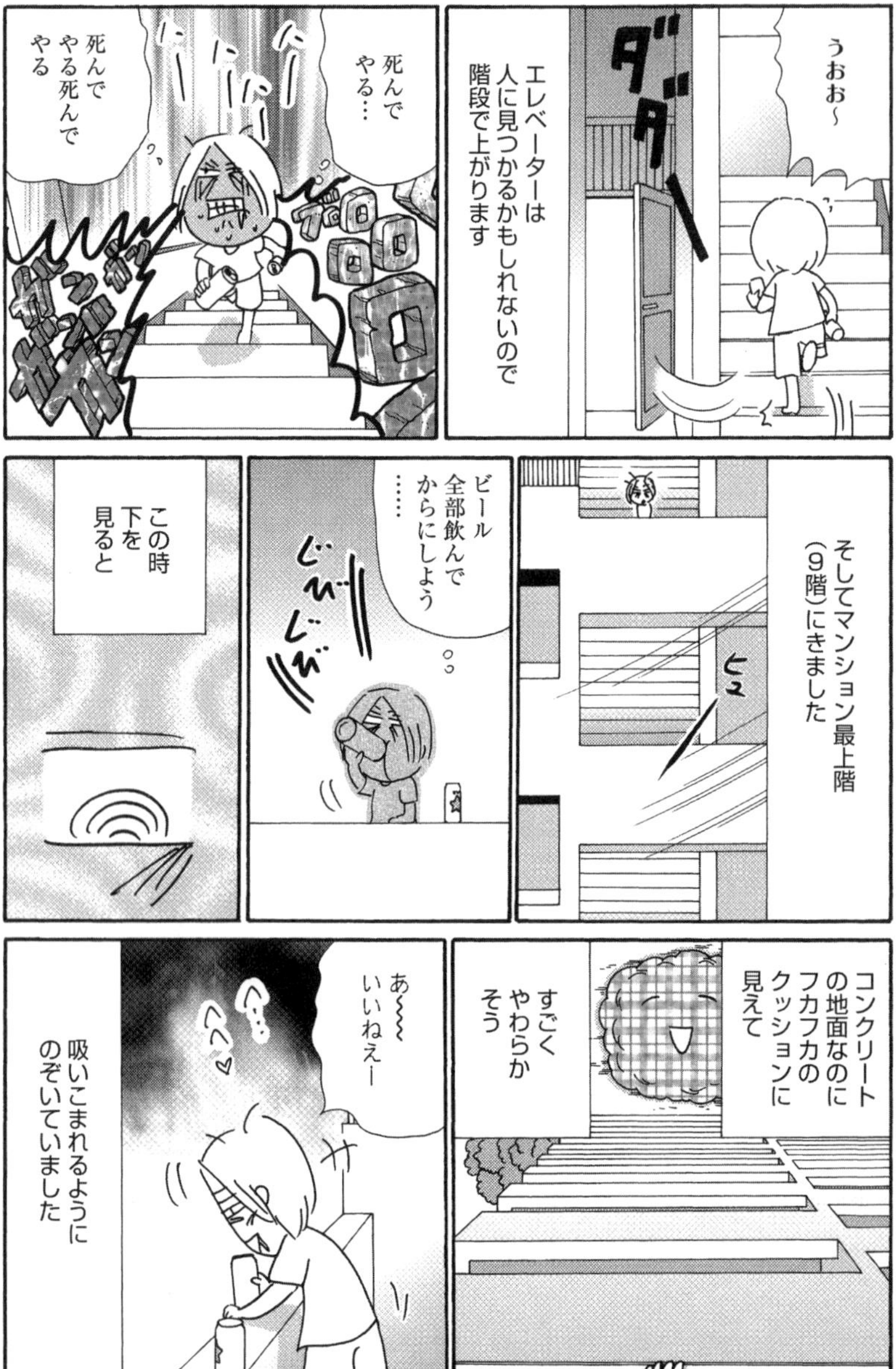

『こんなに毎日やらかしてます。トリプル発達障害漫画家がゆく』（ぶんか社）より

ようと、部屋に戻りました。

そのとき初めて、出版社の担当に相談しようと思ったんです。担当に連絡をしたら、すぐにメンタルクリニックを予約してくれました。

久しぶりにさまざまなテストを受けたのですが、その結果、障害の度合いが子どものときとは変わっていたことがわかりました。子どものころは、アスペルガー症候群が強かったようなのですが、ADHDが優位になっているという結果が出たんです。

とりあえず睡眠をとりましょうということになり、睡眠導入剤をもらったのですが、悪夢ばかり見て眠れないんです。よくよく説明書を読んでみたら、副作用に「悪夢」とあって。「これじゃあ、睡眠薬の役割を果たしてない」と、ほかの睡眠薬への変更をお願いしたのですが、それができなくて「ストラテラ」に変わりました。

――「ストラテラ」はADHD用の薬ですよね。

沖田　そうです。過敏になっているのをちょっと抑えましょうっていう感じですね。「強め」からスタートしました。ただ、最初は副作用ばかりで。とにかく寒いんです。あと喉がひどく渇く。そうすると口のなかが臭くなって。「口が臭くて仕事もできない、最悪の女だ」と落ち込んでいました。効果が出てきたのは、1カ月後です。ある日起きたら、頭のなかがシーンとしてるんです。

――それまではずっと頭のなかがうるさかった、ということですか？

沖田　はい。

――ゴーゴーと音がする感じでしたか？　それともわちゃわちゃした感じでしょうか？

沖田　わちゃわちゃしていた感じです。頭のなかはいつも歯車が30個ぐらい回ってるような状態。あっちでは音楽が鳴っていて、そっちはラジオで誰かしゃべっていて、こっちでは自分が別のことを考えていて。だから、頭のなかがいつもうるさくて。

頭のなかで歯車が回り、漫画が生まれる

——物心ついてから、ずっとそういう感じなんですか？ いつも頭のなかで何かが動いている。

沖田 特に、漫画を描くようになってから、話をつくるようになってから、すごく増えたような感じがします。常に歯車が回転している感じです。私、1歳半からずっと記憶があるんですけど、それを掘り起こしながら漫画の筋書きを考えている間、くるくる回っている感じがあるんですね。そうすると、別の連載の物語もくるくる回りだすんです。すべて映像記憶で音入りです。たくさんのＤＶＤを同時に再生しているような感じかな。だから、いつも頭のなかがうるさいんです。夢も毎回、色つき、においつき、風つき、海つき。楽しいんですけど、お医者さんには「寝られてないですよ」といわれました（76ページの漫画参照）。

——夢に色がつくことはあっても、においや風はないですね。

沖田 本当ですか？ 私、いつも夢のなかで風を感じていますよ。仕事で乗ってるときはいつも海。波がドバーンってくる夢を見ます。それが、「ストラテラ」が効いてきたら、シーンとなって。「あー、頭が穏やかってこういうことなんだ」と思いました。うれしかったですよ。初めて部屋の掃除もできましたから。「魔法の薬だ！」と大喜びしていたんですけど、欠点がひとつだけあって。薬が効いてきたら、漫画が全然描けなくなっちゃったんです。

——頭のなかのＤＶＤが停止しちゃったから。

沖田　創造力も鎮静化されちゃうんですね。いつもアイデアって、沸騰する液体から泡が出てくるみたいな感じでぽこぽこ出ていたのが、ストップしちゃって、何も出てこない。慌てて先生のところに行って、減薬しました。それである程度、症状を抑えられて、漫画もぎり描けるみたいな用量に調整したんです。

——そのバランスが大事なんですね。

沖田　「ストラテラ」には1日に服用していい量に上限がありますし。結局、半年ぐらい飲み続けました。今は年に何回かだけ、ちょっとやばいな、というときに飲んでいます。「ストラテラ」を飲むと後頭部に風が吹くような感じがするんです。それでまた寒くなる。だから「夏に飲んだらいいんじゃない？」と思って試してみたのですけど、関係なかったですね。やはり寒くて震えました。

「ミスしたときに『なぜ？』と聞かないで」

——沖田さんは、組織のなかで働いた経験と、フリーランスとして１人で働いた経験、両方をお持ちです。看護師のときには組織のなかで、現在は漫画家として１人で活動されています。比較するとどうですか？

沖田　1人のほうがいいですね。発達障害の人には、対人コミュニケーションが苦手な人も多いと思います。コロナのせいでリモートワークになったら、発達障害の人が本領を発揮した、という話をよく聞きます。仕事の成績がものすごく上がったとかね。人と関わることなく、仕事に集中できるからでしょうね。

――同じ能力があっても、それを発揮できるかどうかは環境によって違うんですね。

沖田　私たちって、とにかく雑談ができないんですよ。毎日上司と顔を合わせて雑談をする意味がわからない。

私も昔、上司の雑談を聞きながら、「この会話に何の意味があるのだろうか？」と、ずっと考えていました。そんな疑問を、精神科医の岩波明先生（本書「インタビュー1」にも登場）にぶつけたことがあります。

そうしたら、人間の会話のほぼ9割が雑談なのだと。そして普通の人たちは、その雑談のなかから社会生活に必要な知識や情報をとってくるのだと、教えていただきました。なるほどと思いました。そのとき私は初めて、「雑談は仕事をするために必要だ」ということを知ったんです。だらだらと無駄話をしているわけではないんだと。

――雑談が仕事に必要というのは、多くの人が無意識のうちに理解していることだと思います。そこをはっきりいってもらわないとわからない、ということですよね。

沖田　そうなんです。私たちは、話すことには意味や目的があると考えてしまうので、漠然と雑談するのが難しい。初めて女子会に参加したときには、本当にわけがわからなくて。5～6人で集まって、ご飯を食べて、世間話に花を咲かせるっていう。しかも、音楽も流れている。「よくこれで会話が成り立つな」と思いました。

沖田氏の漫画から

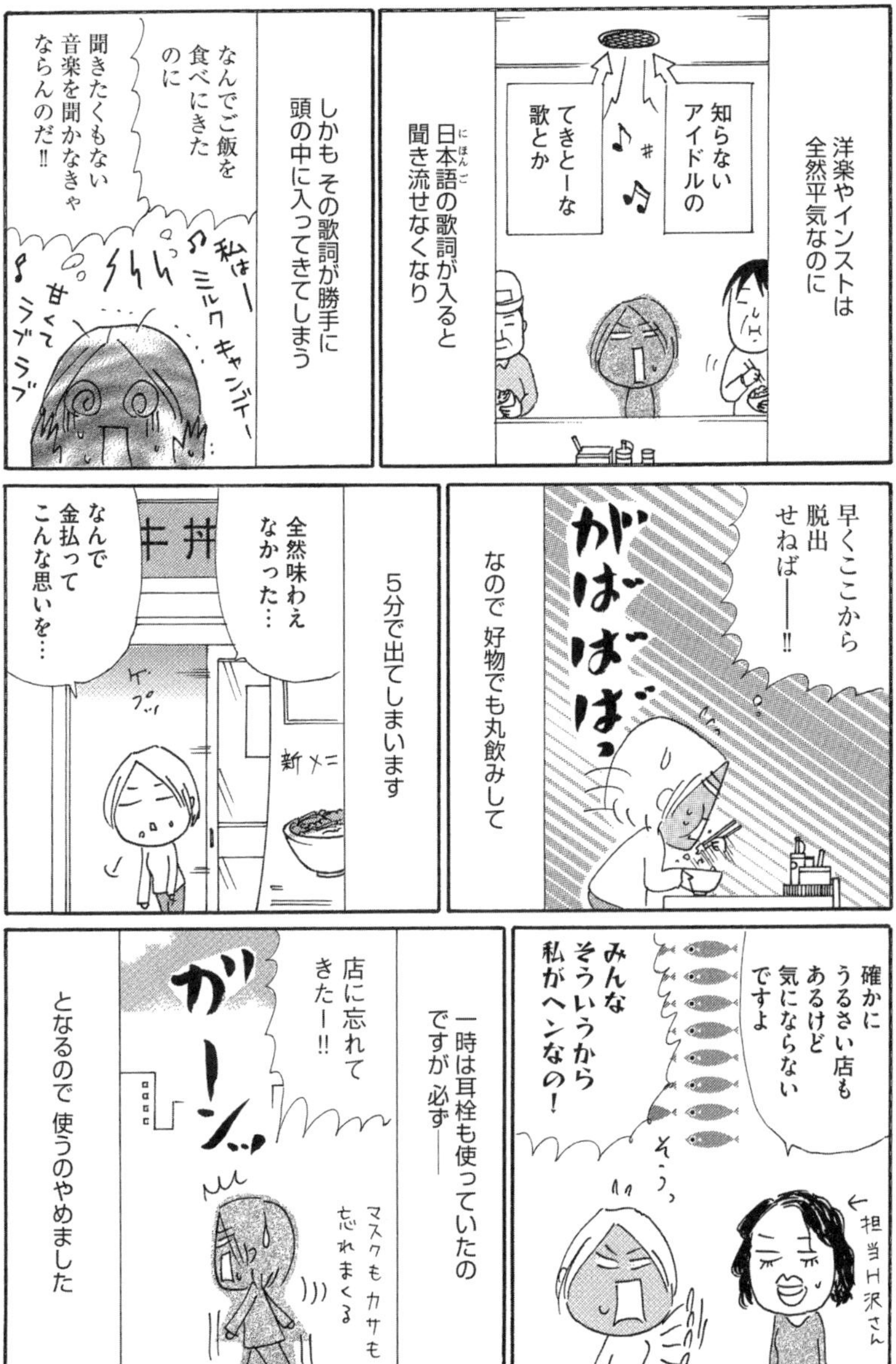

『ますます毎日やらかしてます。アスペルガーで、漫画家で』(ぶんか社)より

——音楽が流れているのもダメですか？

沖田　ＢＧＭが流れていたりすると、気になっちゃうんです。特にＪ－ＰＯＰとか、日本語の歌詞がつくとダメですね。歌詞のことで頭がいっぱいになってしまって。ラブソングの歌詞とか、よく考えるとおかしいものも多いじゃないですか。「どういう気持ちでつくったのかな」「よくこの歌詞に上の人がＯＫしたな」とか、いろんなことを考えてしまう。

でも、普通の人は聞き流してるんですよね、きっと。

女子会って多分、情報交換をしているんですよね。プライベートなことは見せすぎないで、自分の有利になるような話を引き出すゲームみたいな感じなのかな。

——人間関係においてトラブルにならないように、気をつけていることはありますか？

沖田　仕事では特に、しゃべらないことですね。しゃべることで嫌われたり、誤解されたりしたことが多かったので。あとは、話を聞いているふりをする。すごくうまくなりました。相手が無駄なことをだらだらしゃべっているように思えても、それは多分、「私にとって何か必要なことだと思って話してくれている」と考えるのを、マイルールにしました。

——相手が話すからには、何かしら意味がある、と。

沖田　旦那がすごくだらだらしゃべるクセがあって、内容は全然頭に入ってこない。それでも必ず、旦那の目を見て話を聞いています。昔、怒られていたんです。「おまえ、俺が今、すごく真剣に話しているのに、なんであくびをするんだ！」って。

——話していたら、聞いてほしいですもんね。

沖田　私は聞きたくないんです。でも、「聞きたくなくても聞かなきゃいけない話」がこの世界にはたくさんあって、それが家族の話であるなら、なおのこと大事に聞かなければならない。そんなルールが多分あるんだと思うんですね。

——暗黙のルールを学びとったのですね。

沖田　「相手が語っていることに対して、答えを出してはいけない」というルールも自分でつくりました。

——素晴らしいです。

答えを出すと、人を傷つけてしまう

沖田　若いときに「顔を整形したほうがいいかな?」って、友人に質問されたことがあったんです。私は美容整形外科に勤めていたこともあったので、「ああ、整形したいのか」と思って、「じゃあ、まず目を二重にして、鼻はこうして、ここのほくろもとったほうがいいね!」「クリニックはここがお薦め!」と、すごく具体的にアドバイスをしたら、大泣きされて。

——よかれと思って、ですよね。相談されたから、親切のつもりで。

沖田　そうなんですけど、「ひどい!」みたいな感じになっちゃって。本当にいいクリニックを紹介したんですけど、そういうことが聞きたかったわけじゃなかったんですね。私自身は、整形したい、豊胸したい、永久脱毛したいと思ったら、誰にも相談しないですぐ実行してしまうので。同じような失敗を何度もするなかで、「答えを出すと、人を傷つけてしまうんだ」ということがわかってきました。

——こんな上司だったらいいな、というのはありますか?

沖田　怒鳴らない上司。

――怒鳴られると、パニックになってしまう？

沖田　フリーズしてしまいます。フリーズすると「なんで怒られているのか」は、すっ飛んでしまって、「怒られた」ということだけが残る。旦那は理詰めで話すタイプなので助かります。心のなかでは青筋が立つくらいに怒っていても、見た目には冷静に話してくれるので。

それと、ミスしたときには、ミスした瞬間に指摘してもらえるとうれしい。ちょっと時間を置くと、もうダメです。いつのことか忘れてしまうので。後からいわれても、何のことで怒られているのかさっぱりわからない。だから、その場でいってほしいです。

今やらなきゃいけないことをやってないときは、「今やって。今すぐやって」といってほしい。「これやって」だと、ダメなんです。いつやったらいいのかがわからない。その結果、たまたま目の前にあったほかの仕事に集中してしまって、やらなきゃいけない仕事を放っておくということが起きます。

曖昧だと理解できないので、短文ではっきりと、「今これをしないと、ここに迷惑がかかるから、今電話して。それでどうなったか教えて」という感じがいいです。これを毎回、いってほしいです。慣れると「もうわかったよね」と、いわなくなる人がいますが、それは困ります。

何度でも毎回、指摘してほしい

――意外です。同じことを注意し続けたら、失礼だと思っていました。

沖田　毎回、いってもらったほうがいいです。ずっと何もいわずにいて、ある日突然「もういい加減にしろ!」と怒鳴られても、こちらはぽかんとしてしまいます。

——ほかに困ることはありますか?

沖田　ミスしたときに「なんで?」といわれるのも困ります。その質問には、答えられない。ミスしたときの「なんで?」には、怒りと疑問があって、両方が同時に来ちゃうと「責められている」ということしか理解できない。

そもそも「なんで?」なのかは、自分自身にもわからない。それがわからないから、私はいつも黙っちゃうんですね。「こっちが教えてほしい」という気持ちなんです。そのうち「わざとやったわけではないのに、ここまでいわれるのは理不尽だ」という、逆ギレみたいな気持ちが入ってきて、むっとなってしまって、自分の非を認めにくくなるんです。

——別にわざとやっているわけではないし、一生懸命やった結果が望んだものと違う形になってしまう、ということもありますもんね。

沖田　何かの結果に対して責められているときには、自分の言い分もありますが、「何かが間違っていた」ということはわかります。ただ、「どうしてこうなったか」ということに対しては多分、答えられない。

——「なぜ間違ったんだ」と理由を聞くより、「ここが間違ったから、こうして」という指示のほうがいいということですね。

沖田　それに加えて、「間違ったことで引き起こされた影響」も、いったほうがいいと思います。「今朝あなたが電話をしなかったから、今、取引先の人はこんなふうに困っている」というように。「ミスをした」という自覚を持たせる、ということでしょうか。

――ミスの「原因」ではなく、「内容」と「影響」を理解してもらう。

沖田　そのうえで、「もう二度と同じミスはしない」といった話し合いができればいいですけど……。きっとすごく難しいですよね。

――確かに難しいかもしれませんが、上司や同僚を含めて、一緒に働く人の頭に、そういった「伝え方のマニュアル」が入っていれば、一緒にできることも増えると思います。それを知らないから、こちらも「なんで？」といっちゃうんです。私も学習障害の息子に対して、「なんで書けないの？」といっては、ギャン泣きされるというのを、1年ぐらい繰り返していたので。「なんで？」って、ついいっちゃうんですよね。

沖田　わかります。うちの親も多分100万回ぐらいいっていると思うので。

「計算ができない」ことを隠したい

――仕事をしていくうえで、気をつけていることはありますか？

沖田　ADHDが入っていると、たくさんの仕事をこなすのが難しいんですよね。一般の人がうまくいく方法では、うまくいかない。メモをとっても、なくしてしまいますから。

私は、スケジュール表をつくって、壁に張っておくのがいいと思っています。その日の仕事を午前と午後に分けて書き出して、それぞれの仕事の工程も書いておく。例えば、午前の仕事に5つの工程があるなら5つ書き出して、終わったら1つずつ、ペケをつけていく。「これで1つの作業が終わりました」と。そんな感じで、たくさんある仕事を可視化して、「これは確かに終わった！」ということを自分にわからせるのが、一番、効率がいいんじゃないかと思います。

――それを周りの人にも見えるようにしておく、ということですね。これは終わった、今はこれをやっている、次はこれをやるということを、周囲と共有する。

沖田　ただ、仕事が終わった瞬間にチェックを入れるクセを、本人がつけないといけません。そうじゃないと、やったことを忘れてしまいますから。あとスマホは持たせないことですね。スマホがあるとずっと見ちゃって切り替えができなくなります。

――今は、アシスタントさんもいて、仕事を依頼する側でもありますよね。指示を出す側になって感じる困難があれば、教えてください。

沖田　アシスタントさんを雇ったときから、すごく苦しんできたんですけど、時給の計算ができないんです。例えば「時給1000円で6時間」だったら6000円ってわかるんですけど、今、時給が1400円とかなんですね。そうすると「1400円×6」の答えは、なかなか出ないし、12時から18時までというときに、12から数えて7時間にしちゃうんです。

――1時間多いですね。

沖田　それで「ちょっと多いような気がするけど、なんでだろう？」と思いながら渡して、「間違ってますよ」といわれたら、「あ、ごめん。うっかりしてた」と答えていました。あとは、「今日は、おまけね」みたいな感じで太っ腹なふりをしたり。

「計算ができない」ということが、どうしてもいえなかった。ものすごく致命的なことに思えて、恥ずかしくて。今は開き直って、「学習障害で計算ができないので、給与計算は自己申告制で」と

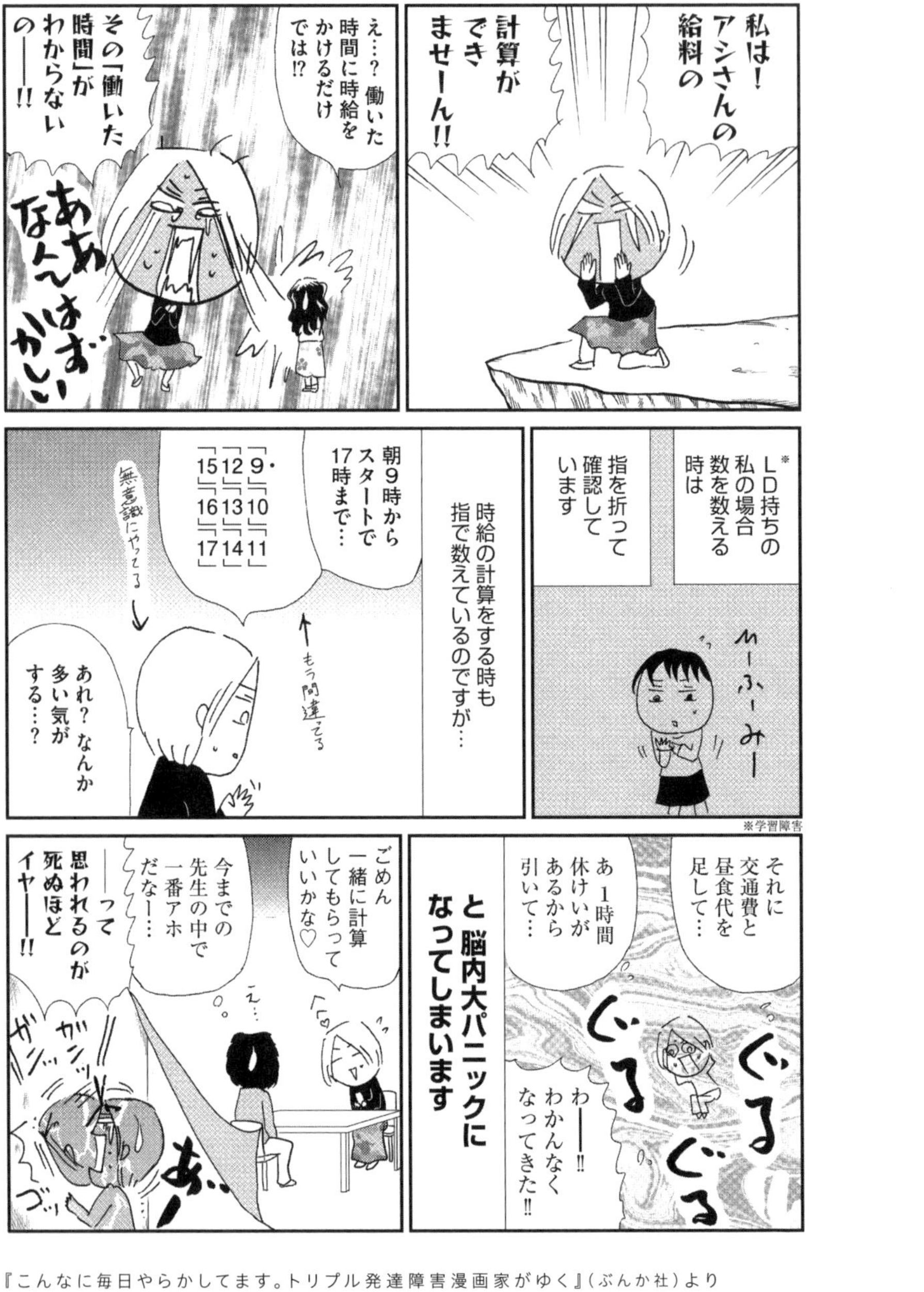

『こんなに毎日やらかしてます。トリプル発達障害漫画家がゆく』（ぶんか社）より

お願いしています。

字が書けないことも、小学校のときと違って、今ではそんなに目立たないんですけど、ちょっとしたことで傍目にわかってしまう瞬間があって、そんなときには「ううっ」となります。引け目を感じることは、今でもたまにあります。

――お話をうかがってきて、沖田さんは、大変な思いをしながら、ものすごく頑張ってこられた方なんだなと感じています。

沖田　そうですか？　運が強いだけだと思いますよ。思い立ったらすぐ行動するのがよかったのかな。

私は結構ふらふらしてしまって、自分が最も向いていないマルチタスクが必要な看護師になってしまった。もっと早く発達障害についてわかっていればよかったなと思います。そうすれば、いろいろ対策もできたし、得意なことももっと早く見つけられたのかなと。

この世で一番尊敬するのはコンビニの店員さんです。あれだけいろんなことをしているマルチタスクの職業、見たことないです。レジをやりながら、宅配便の手配をして、公共料金の支払いの手続きをして、品出しして、揚げ物も揚げなきゃいけない。手が10本あっても足りないわって。だから、手際がものすごく悪い店員さんがいて、レジに行列ができても、私、絶対文句をいわないです。「頑張ってる、偉い、偉いよ」と思って。私なら発狂して、きっとその場で泣いてしまう。「いらっしゃいませ」がいえない店員さんでも、コンビニで働けるなんてすごいなって、本当に尊敬する。すごい、ありがとうって、いつも感謝しています。

お薦め書籍

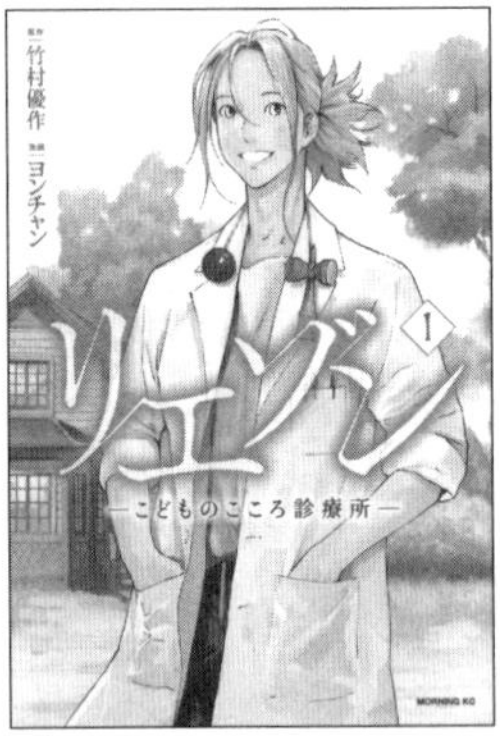

『リエゾン —こどものこころ診療所—』

原作・漫画：ヨンチャン／原作：竹村優作

講談社

リエゾンは「つながり」を意味します。児童精神科の病院を舞台に、さまざまな困難を抱えた子どもたちを支える人々がつながり、連携する姿が描かれた漫画作品。研修医の主人公も発達障害を抱えながら奮闘する当事者であり、主人公を導く院長も発達障害です。作品のなかで「凸凹《でこぼこ》」と表現される発達障害を起点に、ヤングケアラーや虐待、不登校、愛着障害など、今の子どもたちを取り巻く社会のさまざまな側面について、知ることができます。

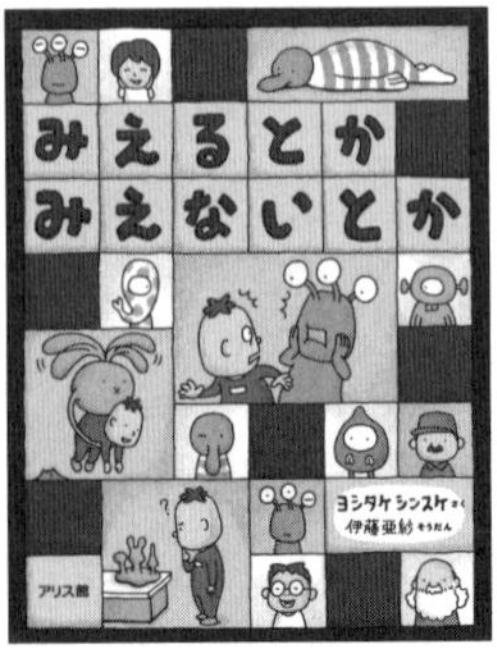

『みえるとかみえないとか』

ヨシタケシンスケ／相談：伊藤亜紗

アリス館

視覚障害者の空間認識や体の使い方などを、美学と現代アートを研究する伊藤亜紗氏が分析した『目の見えない人は世界をどう見ているのか』（光文社新書）から生まれた絵本。宇宙飛行士が、体の前にも後ろにも目がある宇宙人から、前にしか目がなくて「かわいそう」といわれてしまいます。自分の「あたりまえ」が、違う星では「めずらしい」。発達障害を直接、取り上げた本ではありませんが、子どもと多様性について考えるきっかけになります。

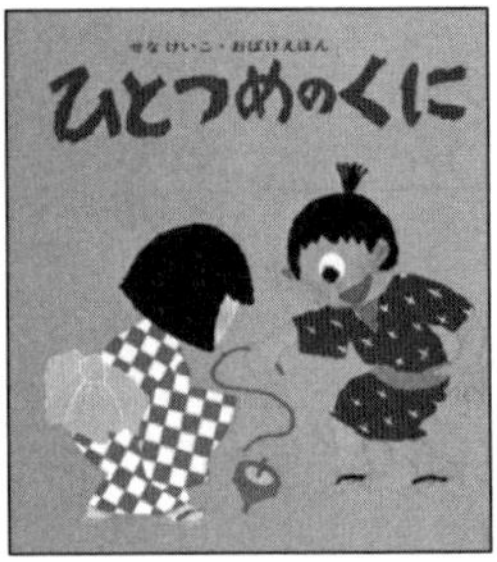

『ひとつめのくに』

せなけいこ

童心社

こちらも、多様性について考えさせられる絵本。貼り絵を使った独創的な絵柄で知られる、せなけいこ氏の「おばけえほん」シリーズから。「ひとつめ小僧」は、「ばけもの」と呼ばれますが、それは、私たちが生きるのが「ふたつめ（二つ目）の国」だから。落語の「一眼国」を基にしたこの絵本は、世の中の少数派、多数派の関係について思いを巡らせるきっかけになります。小学校の読み聞かせボランティアで何度も読んだ、個人的にも思い入れのある１冊。

第4章

ASD

自閉スペクトラム症

インタビュー

5

ASDの人が疲れやすいのは、カモフラージュをするから?

発達障害はさまざまな障害を含む概念ですが、そのなかでADHD(注意欠如多動症)と並んで、よく知られているのがASDです。

インタビューした本田秀夫氏は、ASDの研究者であると同時に、精神科医として、臨床の現場で発達障害の子どもたちと向き合ってきました。そのなかには、幼少期から成人期まで継続的に診療しているケースも多くあります。

ASDはAutism Spectrum Disorderの略です。「自閉スペクトラム症」と訳され、「自閉症」と呼ばれることもあるASDは、「対人関係が苦手」で「こだわりが強い」という特性を持ちます。

ただ、本田氏によると、対人関係については、大人になるにつれて、かなり改善されるケースも多いそうです。そうだとしたら、こだわりの強さが一番の問題として残るのでしょうか。

実は、そうではないといいます。ASDの人にとっての一番の問題は、対人関係で

[専門家・精神科医]

本田《ほんだ》秀夫《ひでお》氏

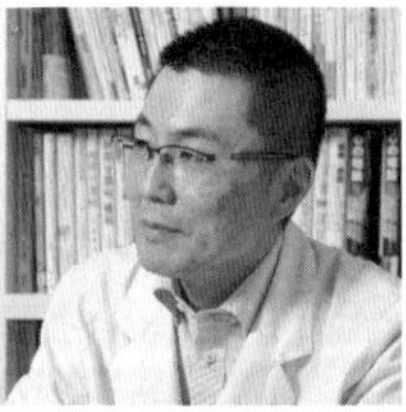

信州大学医学部子どものこころの発達医学教室教授・同附属病院子どものこころ診療部部長。精神科医師。医学博士。1988年、東京大学医学部卒。東京大学医学部附属病院、国立精神・神経センター武蔵病院をへて、横浜市総合リハビリテーションセンターで約20年、発達障害の人たちと家族の支援に従事。日本自閉症スペクトラム学会会長、日本児童青年精神医学会理事、日本自閉症協会理事。著書多数。(写真:益永淳二)

もこだわりの強さでもない。では、何が一番の問題なのでしょうか？
本田氏には、ASDに限らず、ADHDを理解するうえでも役立つ、発達障害の濃淡や重なりについて、わかりやすく解説していただきました。豊富な臨床経験に基づく、療育についてのアドバイスには、親として深く納得させられます。
（2023年7月取材）

――「発達障害」とは何かを、本田先生の言葉でわかりやすくご説明いただけるとしたら、どういった表現になりますか。

本田　発達障害には、いろいろな種類やタイプがありますが、ひとつのジャンルとして発達障害を取り上げるのであれば、「子どものころから行動に何らかの通常とは異なる特徴があり、その特徴が、ある程度形は変わるかもしれないが、大人になっても残る。その人生のどこかの段階で、その特徴が見られることによって、日常生活の何らかの場面で支障が出るような状態」となります。

――そのなかで、特に、ASDとは何かを説明するとしたら、どうなりますか。

本田　それについては、『自閉症スペクトラム』（SBクリエイティブ）という本を10年前（2013年）に出したときに相当、考えました。この本に示したように「臨機応変な対人関係が苦手で、自分の関心、やり方、ペースの維持を最優先させたいという本能的志向が強いこと」と説明するのがいいと思います。

――「対人関係が苦手で、こだわりが強い」ということになりますね。

本田　そうですね。さらにいうと、最近では後者のほう、つまり「こだわり」がメインだと思っています。なぜなら、対人関係に関しては、ずいぶんと改善する方がいるからです。私は同じ患者さんを長期間にわたって継続的に診ているため、その変化を感じています。

――対人関係が苦手ではなくなる人もいる、ということですか？

人付き合いはできるが、へとへとになる

本田　ええ。むしろ人一倍努力して、「自分は人よりも気遣いが上手だ」とすら思っている方も出てきています。特に「社会的カモフラージュ」と思われる人たちは、もう一見、普通の人とほとんど変わらないようなコミュニケーションをとります。

――最近、ＡＳＤの人から「人と話すと気を使いすぎて、疲れてしまう」という話をよく聞きますが、それと関係はありますか？

本田　まさにそれです。周りの人から見ると、普通に見えていて、普通に見えるぐらいにカモフラージュできているんです。でも、必死なんです。一般の人であれば、直感的にほとんど努力しなくてもできるようなことを、相当な努力をして獲得しているので、疲れやすいんですね。

――人と会って家に帰ったらへとへとで、ぐったりしてしまうと聞きます。

本田　そうなんです。対人関係が苦手かと聞くと、「そんなことはない」とおっしゃるＡＳＤの人もいて、そんな方に「疲れやすくないですか？」と尋ねると、「そうなんです」とうなずかれたりします。

――**「擬態」という言葉も耳にします**（インタビュー11：横道誠氏）。

本田　擬態は当事者が使うことのある言葉ですね。それに対して、カモフラージュは研究者の間で使われている言葉です。

――**対人関係の苦手を、学習である程度解決できるなら、ASDで目立ってくるのは「こだわり」になりますね。**

本田　ええ。大人になっても、ASDの特徴としてしっかり残りやすいのは、こだわりのほうです。社会生活に支障が出やすいのも、対人関係の問題より、こだわりの強さです。ただ、こだわりよりもさらに社会生活に支障をきたしていることが、実はあるのです。

ASDの人と一緒に生活したり、働いたりする人たちが困っていることや、本人が困っていることの何割かは、ASDの症状や特性が原因ではないのです。

――**「対人関係が苦手」で「こだわりが強い」から困っているわけではないと。では、何が原因で困っているのでしょうか？**

どうして発達障害の人を嫌うのか？

本田　感情です。感情が不安定になることによる問題です。これはASDに限ったことではありません。発達障害の人の周りで、多くの人が困っているのは、本人が癇癪を起こしたり、イライラしたりすることです。それは本人も同じです。感情が不安定なことで、周囲も本人も生活に支障が出る場合に、悩みが大きくなって受診に至ることが多いのです。

例えば、発達障害の人たちのことを毛嫌いするハラッサー（ハラスメントの加害者）のような人たちがいますよね。ああいった人たちが非難するのは、感情面の問題が多いんですよ。

——発達障害の症状じゃないのですね。

本田　感情が不安定になるのは、対人関係の問題でもないし、こだわりの問題でもないわけです。ASDの症状でもないし、ADHD（注意欠如多動症）(*)の症状でもないんです。

——ただイライラしちゃうとか、焦っちゃうとか。

本田　そういう感情が出てくるのは、これまでの生活環境や体験に基づくもので、二次的なことです。それが、社会生活を営むうえで問題になっているわけです。特にASDの人たちは本来、すごく真面目できっちりしている人たちなので、誤解されていますよね。

——その感情の問題を解決する糸口みたいなものはあるのでしょうか？

発達障害の人との関係性は、自分の心の鏡

本田　解決するかどうかは難しいのですが、周囲があまり感情的にならないことです。ASDの人たちは、他人の感情の動きをうまく捉えたり、他人の感情の動きに対応したりするのが苦手であるわけです。同じことを指摘するのでも、感情的にならずにさらっと事実関係を伝えてくれれば、まったくトラブルにならないのに、言葉に感情が混ざると、ASDの人が混乱して、お互い感情的になってしまいます。

——確かに、怒られる理由がわからず、「怒られていることしかわからない」と聞いたことがあり

ます。

本田　本当にそうだと思います。

――では、ＡＳＤの人がどんなこだわりを持っていたとしても、感情さえ安定していれば、あまり問題は起こらないと。

本田　対処がもうちょっとうまくいきますね。ＡＳＤの人も、感情の安定している人が相手だとわりとうまく付き合える。しかし、感情が不安定な人や威圧的に上から目線でいってくる人とはうまくいきません。

――本人以上に、対応する相手の感情が安定していることが大事になりますね。

本田　だから、ＡＳＤの人とうまく付き合えるかどうかは、自分の「心の鏡」みたいな部分があるんです。

――なるほど、鏡ですか。つまりＡＳＤの人との関係がうまくいかないとしたら、それは自分の心の不安定さが映し出されているということですね。でも、現実には、付き合いにくい人がいると、どうしても相手のせいにしがちだと思います。

本田　ＡＳＤの人と一緒に生活したり、働いたりする際に生じる困りごとや、本人が困ると主張することのうちのほとんどは、発達障害そのものの症状ではないのです。ＡＳＤの症状から派生する、周囲の人たちの感情の不安定さであり、そのために本人の感情も不安定になることです。このことを、ぜひ多くの方に知っていただきたいと思います。

――先生はＡＳＤという概念をかなり広く捉えていると思います。ご著書に「非障害自閉スペク

＊ ＡＤＨＤ（注意欠如多動症）：注意・集中力の欠如と多動・衝動性が見られる障害。Attention-Deficit/Hyperactivity Disorderの略称。

トラム」という状態があると書かれていました。これはどういうことでしょうか？

本田　私は「自閉スペクトラム症＝ＡＳＤ（Autism Spectrum Disorder）」と「自閉スペクトラム＝ＡＳ（Autism Spectrum）」を分けて考えています。

――「Ｄ」がつくかつかないかの違い、になりますね。

「障害」ではない、発達障害がある？

本田　そうです。「Disorder＝症（障害）」がつくかどうかの違いです。自閉症の特性があっても、障害になる場合とならない場合があるからです。

「自閉スペクトラム（ＡＳ）」というのは「医学的な類型」です。一方で、「自閉スペクトラム症（ＡＳＤ）」は「社会学的な類型」です。「自閉スペクトラム症」という言葉のなかにある「症（障害）」は、「生活に支障がある」ことを意味します。今の日本では、障害があり、生活に支障があると認められると、さまざまな制度や行政サービスの対象になりますよね。この場合の「障害」は、医学的な問題ではなく、社会学的な問題です。

そう考えると、医学的には自閉スペクトラムでも、社会学的には障害ではないという人はいて当然なのです。「ＡＳＤ」と診断されるのは、自閉症の症状が強いだけでなく、福祉的な支援が必要な人、ということになります。

――医学的に「ＡＳ＝自閉スペクトラム」であると診断されても、生活上の支障がないならば「Ｄ＝症（障害）」はつかないということですね。

自閉スペクトラムの濃淡と重なり

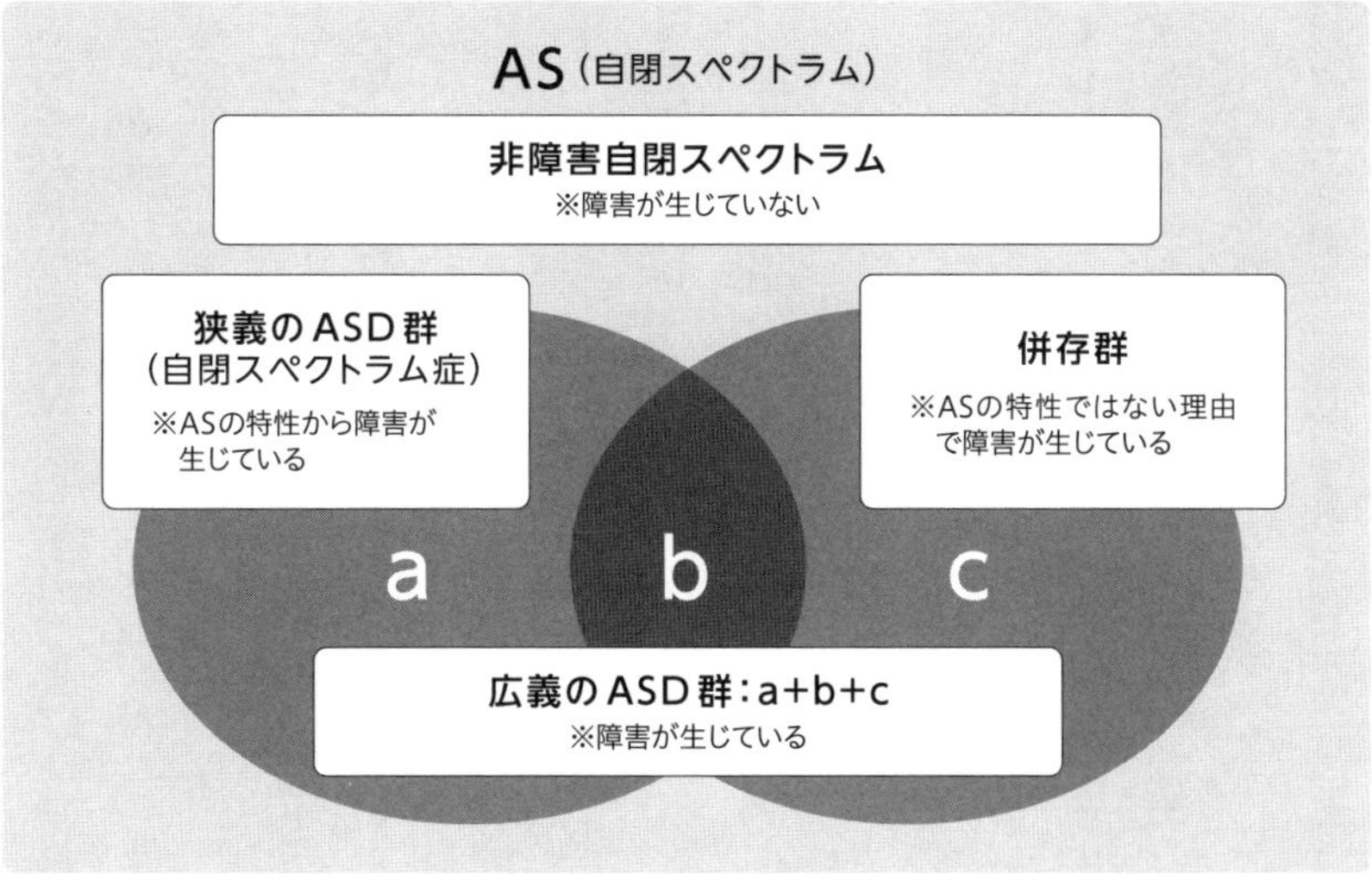

本田氏への取材を基に作成

本田　ええ。また、自閉スペクトラム（ＡＳ）の症状はそれほどではなくても、うつや不安障害などが引き起こされることで、生活に支障が出る人もいます。この場合も、やはり障害（Ｄ）が、生じているわけです。上の図のような関係です。

——自閉スペクトラム（ＡＳ）の症状は、それほど強くないけれど、うつなどの症状で障害（Ｄ）が出ているというのは……この図でいえばｃの「併存群」に当たりますね。

本田　そうです。純粋に自閉スペクトラム（ＡＳ）の症状から、障害（Ｄ）が生じている「狭義のＡＳＤ」は、この図ではａに当たる人たちだけです。ただ、ｂに示したようにｃと重なることもあります。現在、私たちがＡＳＤと呼んでいるのは、この図でいえば「a＋b＋c」で、「広義のＡＳＤ」です。そしてその周辺には、「非障害自閉スペクトラム」である人々が多く存在するのです。ＡＳＤだけではありません。ＡＤＨＤにもＤがつきますが、Ｄがつかない「ＡＤＨ」の人たちが多くいます。私自身、生活に大きな支障はありませんが、ＡＳとＡＤＨの特性を持っています。

――ＡＳＤにもＡＤＨＤにも、濃淡があるわけですね。ＡＳＤの人は、ＡＤＨＤの人と比べると少ないといわれますが、障害にはならないＡＳもあると考えると、「自分ももしかして？」と思う人も多そうです。

意外に多いＡＳＤ 早期訓練より早期ブレーキを勧めたい

――ＡＳＤの人というのは、実際にはどのくらいいるのでしょうか。

本田　私どもの教室の篠山大明先生が、日本全国の診療データを集めたデータベースを使って、調べました。その結果、２００９～２０１４年度に出生した子どものうち、２・75％が、５歳までにＡＳＤと診断されていることがわかりました。(*)

――思ったより、多い気がします。

本田　はい。２０１０年生まれだけは9歳までの数字がわかっていて、9歳までに5％がＡＳＤと診断されています。(*)

本田　——あれ、5歳のときより増えていますね。ADHDの人の割合は、大人になると減るのに対して、ASDの人の割合はずっと変わらないという話を聞くのですが。

本田　そんなことないですよ。ASDと診断される人は、学齢期以降も増えています。

増えているのは、知的障害のないASD

本田　ただ、診断が増えていることと、実数が増えているかどうかは別の話です。大人になってから初めて診断される人も増えていて、その人たちは子どものころに見落とされているわけですから。

本田　——ああ、そういうことなのですね。そのなかで知的障害を伴う人の割合はわかっているのですか。

本田　今は、そのデータを持っていないんです。

本田　——先生のこれまでの臨床経験のなかで考えて、何割くらいだろうといった体感などありますか？

本田　ちょっとわからないですね。特に大学病院で働くようになってからは、そういった実感を持ちづらくなっています。大学病院には、特殊なケースが紹介されることが多いですから。ただおそらく全国的に、ASDと診断されている人たちの圧倒的多数は、知的障害がないと思います。

地域の保健や医療の体制にもよりますが、知的障害があるほうが、早くASDの診断につながりますよね。

＊D Sasayama, R Kuge, Y Toibana, H Honda. Trends in Autism Spectrum Disorder Diagnoses in Japan, 2009 to 2019(2021), JAMA Network Open

――そうですね。周りが気づきやすいと思います。

本田　そういった事情から、これまで、ASDには知的障害がある人が多いと思われていた可能性があります。知的障害のない人のなかに、ASDの特徴を持っている人が結構いるとわかったのは、1980年代から90年代前半にかけてのことです。90年代に「ASDには知的障害のないケースのほうがむしろ多い可能性がある」ということを初めてデータにしたのは、僕らです(＊1)。

当時は「高機能自閉症(＊2)」や「アスペルガー症候群(＊3)」などと呼ばれました。知的障害のあるASDの人というのは、それ以前から見つかっていましたから、そこの数字は変わらず、知的障害のないASDがどんどん増えてきているという感じになります。2000年代に入ってからもその傾向は続いています。

――なるほど。数字が変わらない部分と、変わる部分がはっきりしました。

本田　おそらくASDの要素と知的障害の要素は、独立の因子なのだと思います。知的障害のほうは、昔から把握されていたので、知的障害の因子で患者さんを診るうちに、そこにASDも混ざっていることがわかってきた。それを今度は、ASDの因子を軸として診てみると、ASDのなかで知的障害がある人はごく一部にすぎない、むしろ知的障害のない人のほうが多いかもしれないということがわかってきた。そんな流れだと思います。

「○○メソッド」は要注意

――ASDに限らず、発達障害と診断される人は増えていると思います。それに伴い、療育を受

ける子どもが増えてきました。ただ、何をもって療育と呼ぶかというと、曖昧な印象を受けます。先生にはぜひ、療育についておうかがいしたいと思っていました。療育に定義はあるのでしょうか。

本田　明確な定義はないですね。

療育とは何かを説明するなら、治療的な要素を持たせた教育という感じでしょうか。通常の保育や教育とは違い、障害のある子ども向けに特別に設定された教育的なプログラムの総称ですね。

――療育のメリットはどのようなところにあるのでしょうか？

本田　本人の理解力に合わせて、教えたらすぐに伸びそうなことを、的確なタイミングと方法で教えてくれる可能性があります。

――その子の発達の状況や能力に合わせて教えてくれるのですね。

本田　そうです。あとは興味に合わせて、です。特にＡＳＤのお子さんの場合には、興味が一般の子とずれることが多いので。一般的なプログラムだと、ＡＳＤの子にフィットしない場合が出てくるわけです。

――ＡＳＤのお子さんと、ほかの障害のお子さん、例えばＡＤＨＤのお子さんとで、療育を始めるのにいい時期に違いはあるのでしょうか？

本田　ないと思います。その子に合うやり方で教えるのであれば、早ければ早いほどいいでしょう。

＊1　H Honda, Y Shimizu, K Misumi, M Niimi, Y Ohashi. Cumulative incidence and prevalence of childhood autism in children in Japan(1996), The British Journal of Psychiatry

＊2　高機能自閉症：幼児期に言語発達の遅れを示すが、知的障害のない自閉症を指す。

＊3　アスペルガー症候群：知的発達や言語発達に遅れがないタイプのＡＳＤ(自閉スペクトラム症、Autism Spectrum Disorder)。現在は、共通の特徴を持つひとつのスペクトラムとして、ＡＳＤという概念にまとめられている。

――ただ、自分の子に合った療育を見つけるのは難しいと感じます。療育と名を冠したプログラムのなかには、費用が非常に高い教室もあります。どう探せばいいのか、悩んでいる人は多いと思います。

本田　悩みますよ。正直、僕だって簡単には見つけられません。今、療育と称して活動している事業者や個人が提供するプログラムには、科学的根拠が十分とはいえないものが多く含まれています。

――でも、療育を提供する「児童発達支援事業」を始めるには、自治体に申請して認められなくてはいけませんよね。

本田　ええ。ただ、療育の需要が高いために、厚生労働省としては、施設や設備、職員の配置などの条件を満たせば認めるという方針のようです。でも、療育の内容に関する基準は特に設けていないのですね。療育の質をどうやって保証するかが課題です。ほかの方たちからも、この問題は指摘されています。

――ああ、そういうことがあるのですね。「そんなに必死に療育に通わなくてもいい」という話も聞きますが、そんな意見が出てくる背景がわかった気がします。ただ、保護者には、何かできることがあるならしたい、という気持ちが強くあります。わが子に合った療育を見つけるための方法は、何かありませんか。

本田　そうですね。お子さんが楽しそうだったら、合っていると思います。それはひとつの目安です。

――なるほど。楽しんでいるかどうか。

本田　あとは「〇〇メソッド」などとうたっているところは、注意が必要です。その子に合っているかどうかわからないのに、教える側の方法論を押しつけてくる可能性があるからです。

――それは確かに……。普通のやり方が合わなくて療育に来ているのに、また新しい「普通」に合わせなければいけないとしたら、子どもにとっては苦痛です。

本田　お子さんの理解力や興味などを最初にしっかりと評価し、それに合わせて活動を計画してくれるところであればいいでしょう。あと一番大切なのは、親が、療育を受けている子どもの様子を見られるようになっていることです。

――それが一番大切なのですか？

「療育」の目的は親の学び

本田　はい。お子さんが療育を受けている様子を見て、親御さんが「自分の目盛り合わせをする」ことが大事だからです。

――「この子はこれくらいのところまではできるけど、ここから先は難しい」というのを、親が、自分の目で見て理解する。そこが大事なのですね。じゃあ、療育というのは、極端にいえばむしろ親のためにあるということでしょうか。

本田　そうですね。子どもを療育しているふりをして、親を教育するのが、主な目的といってもいいくらいです。親に子どもの姿を見せて、自分の子どもについて学んでもらう。だから、親が見学させてもらえない教室は、長い目で見るとメリットが少ないように思います。

――療育は親が子どもを理解するための方法のひとつなんですね。発達障害について2年近く取材をしてきて、実はこれまで、療育というものがいまひとつぴんとこなかったのです。けれど、

今のご説明で、すっきりとしました。親が家でできる療育的なことは、何かありませんか？

本田　結局、お子さんが物事を学べるのは、楽しんでいるときだけです。ですから、いかに楽しく生活できる環境をつくることができるか。その部分を工夫するしかありません。

――先生が監修された『自閉症スペクトラムの子のソーシャルスキルを育てる本』シリーズ(講談社)**は、自宅でできることばかりが紹介されています。これも療育の一環と考えてよさそうですね。**

本田　そうですね。実際には、子どもを変えるのではなく、「親が変わりましょう」という本なのです。

――親が変わることが大事だと。

本田　「早期発見、早期療育」という言葉がありますが、私は最近、「早期発見、早期ブレーキ」といっています。

――早期ブレーキですか？

親が焦ると、虐待的になることも

本田　ブレーキです。うちの子の発達が遅れていると思うと、親や周りが焦っていろいろと教え込もうとするために、結果として虐待的になってしまうことがあるのです。過剰訓練になってしまうのですよ。そうではなく、むしろ成長がゆっくりなんだから、ゆっくり教えなきゃダメでしょう、という話です。

――早い段階から、教育のペースを抑えるという意味で、早期ブレーキなのですね。

本田　その子に合わせてゆっくり育てることこそが、ＡＳＤの子の発達を伸ばす最も有効な方法です。

そうすればパニックを起こすようなこともありません。

――親がその子のペースを理解していなければならない、ということですね。

本田　だから、子どもを知ることが大切なのです。その子に合った育て方をするためには、早くから、その子のことをわかっていなければなりません。普通の子と一緒に無理やり活動させようとしたら、その子に無理をさせることになりますから。本人が望んでいないことを、大人が勝手に押しつけてはなりません。ですから幼児期は、本人がやりたいことをその子の本能や衝動に任せてできる環境を整えることです。本人が楽しんで、結果として「次もやろう！」と思えるようなお膳立てができればいいのです。本人が興味を持つものをうまく提示すれば、どんどん学んでくれます。

――では、対人関係などのスキルは、どの時点で教えればよいのでしょうか。

本田　思春期くらいになれば、周りが見えるようになるだけでなく、自分の苦手も多少、わかるようになってきます。そうなってくると、苦手な対人関係において「自分はもうちょっと頑張らなきゃいけないな」と思うこともあるはずです。そういうモチベーションが出てきたところで、それに沿ったソーシャルスキルのプログラムに参加するのは構わないと思います。ただ幼児期で、まだほかの子との違いもわかってないときに、「おまえはコミュニケーションが苦手なんだから、特訓しなきゃいかん」と、無理やりやらせるとしたら、自信をなくすだけで終わると思います。

――ただ、親はつい将来の自立について考えてしまうんですよね。

本田　本人のできる範囲で、家のお手伝い的なことはやってもらってもいいでしょう。

――例えばお皿を片づけるとか、お箸を出すとか。

本田　料理を盛りつけるとか。なんでもいいのですが、本人が嫌がらない程度にしてください。

――何をやるにしても、本人が楽しんでいるかどうかが目安なんですね。

発達障害が重なるとどうなる？こだわりが強いのに注意力が散漫

――先ほど、発達障害には、濃淡があることを教わりました。今度は、発達障害の重複について教えてください。ASDとADHDに重なりが多いことを、ご著書などで指摘されています。重なりがあると、障害を見分けにくくならないでしょうか？

本田　ちょっと誤解があるのですが、精神医学の診断というのは、実体があるとは限らないものが多いのです。

例えば、新型コロナウイルス感染症というのは、新型コロナウイルスというウイルスが存在して、その実在するウイルスに感染したらある症状が起こるということが、わかっています。一方、精神科の診断概念の大半は、そうではありません。何か原因となるものの存在がわかっているわけではないので、ある人の行動や特徴など、表に出るものを見たときに、「こういう事象は、とりあえずこう分類しておこう」といった感じで、概念が生まれます。

――発達障害だけでなく、精神医学全般がそうであるということですね。

本田　ですから、よくわからない動物を見たときに、「これはイヌだ」「こっちはネコだ」といっているような部分があって。じゃあ「イヌとは何か」と聞かれたときに困るので、後から定義をすることになる。

――イヌとはこういうものだ、という定義が先にあるわけではない。未知の動物が先にあって、それを何と呼ぶかが問題になる、と。「こういう特徴があればイヌである」と、後づけで決めていく。発達障害の概念には、そんなところがあると。

本田　例えば、ＡＳＤに特有とされる「対人関係が苦手で、こだわりが強い」という性質は、我々が直感的にＡＳＤだと思う人たちについて「共通していることは何か」と、理屈で考えたときに出てきたものです。

――共通していることを抜き出して、それを診断の型にしたと。

本田　つまり、理念型なんです。理屈で考えた発達障害の型があって、その理念型を基に、新しい患者さんを見たときに当てはまるかどうかを考える。それが診断の概念となります。

ＡＳＤの理念型は「対人関係が苦手」であることと「こだわりの強さ」、そしてＡＤＨＤは「注意欠如」と「多動・衝動」になります。これらは全然違う「軸」ですから、当然、混ざり合うこともありますし、まったく混ざらないこともあるわけです。身長と体重みたいなものと考えるとわかりやすいかもしれません。

――身長が高い人に、体重が重い人もいれば、軽い人もいるのと同じ。比べる次元が違うということですね。そう考えると、必然的に重なり得るということか。

本田　重なります。そのときにやっかいなのは、「こだわる」というＡＳＤの特徴と、「注意散漫」というＡＤＨＤの特徴が、干渉し合うということです。そうなると、ＡＳＤとしては、特徴が薄まるように見えるし、ＡＤＨＤとしては「ＡＤＨＤの割に執着する」みたいになる。どちらかというと、いい方向に評価されたりします。

――それなら、変な話、「普通の人」になりませんか？

本田　そう思いますよね。ところが、そうはならないことがあるのです。それが指摘されるようになってきたのは、最近のことです。ASDの特徴もADHDの特徴も併せ持っている当事者から、さまざまな葛藤があることを聞いています。

――重なりがある人たちは、どのような葛藤を抱えているのでしょうか？

本田　例えばASDの人は、何かにハマると一心不乱、猪突猛進となります。ところがそこにADHD的な側面が入ってくると、猪突猛進でいきたいのに、つい気が散ってしまって、そんな自分にイライラしたりするんです。

――本当はすごく集中したいのに、携帯を見ちゃうとか。

本田　そうそう。やりたいことがあったのにほかのことに気がとられて「ああ、またやっちまった……」みたいになるわけですよ。実は、僕もそのタイプで、もう本当につらいです。

――どちらかに寄っていたほうが、楽なのでしょうか？

ASDのほうが楽かもしれない

本田　そうだと思います。どちらかというと、ASDに寄っていたほうが楽です。

――自分のペースで、集中してやるべきことができるから。

本田　そう、集中できるからです。ですから、ASDの人は達成感を持ちやすいところがある。

ＡＤＨＤの不注意症状が目立つ人は、結構大変です。

――人にだまされてしまったり、お金の管理が難しかったり、という話を聞きます。

本田　途中で早合点してしまったりしますからね。発達障害の症状のなかでも、生活に支障が出やすい症状とそれほどでもない症状があるのですが、ＡＤＨＤの不注意は大人になって残ると結構つらい。近年、大人になってからＡＤＨＤだと診断される人が多いのは、そのような理由があると思います。

――生活に支障が出てしまうから、ということですね。

本田　生活だけでなく、仕事にも影響が出ますから。

――重なりがある人が、強いほうだけで診断されているという可能性はありませんか？

本田　そうですね。以前は「ＡＳＤとＡＤＨＤを一緒に診断してはいけない」と診断基準で決まっていました。10年ほど前までは、どちらかに決めなければならなかったのです(＊)。

――10年って、結構最近ですね。

本田　ＡＤＨＤの診断を優先する医師と、ＡＳＤを優先する医師がいるなど、専門家同士でも意見が分かれることがありました。あそこに行くとＡＤＨＤと診断される、こちらに行くとＡＳＤと診断されるということが、わりとあったのです。

――そうなると、最初に病院を選ぶ段階で診断が決まってしまいますね。

本田　そうなんです。でも本来はそういうものではありません。ＡＤＨＤとＡＳＤは、別々の軸として

＊２０１３年、「ＤＳＭ－５」が出た際に、ＡＳＤとＡＤＨＤの併存診断が認められた。

ASとADHの強弱と重複のイメージ

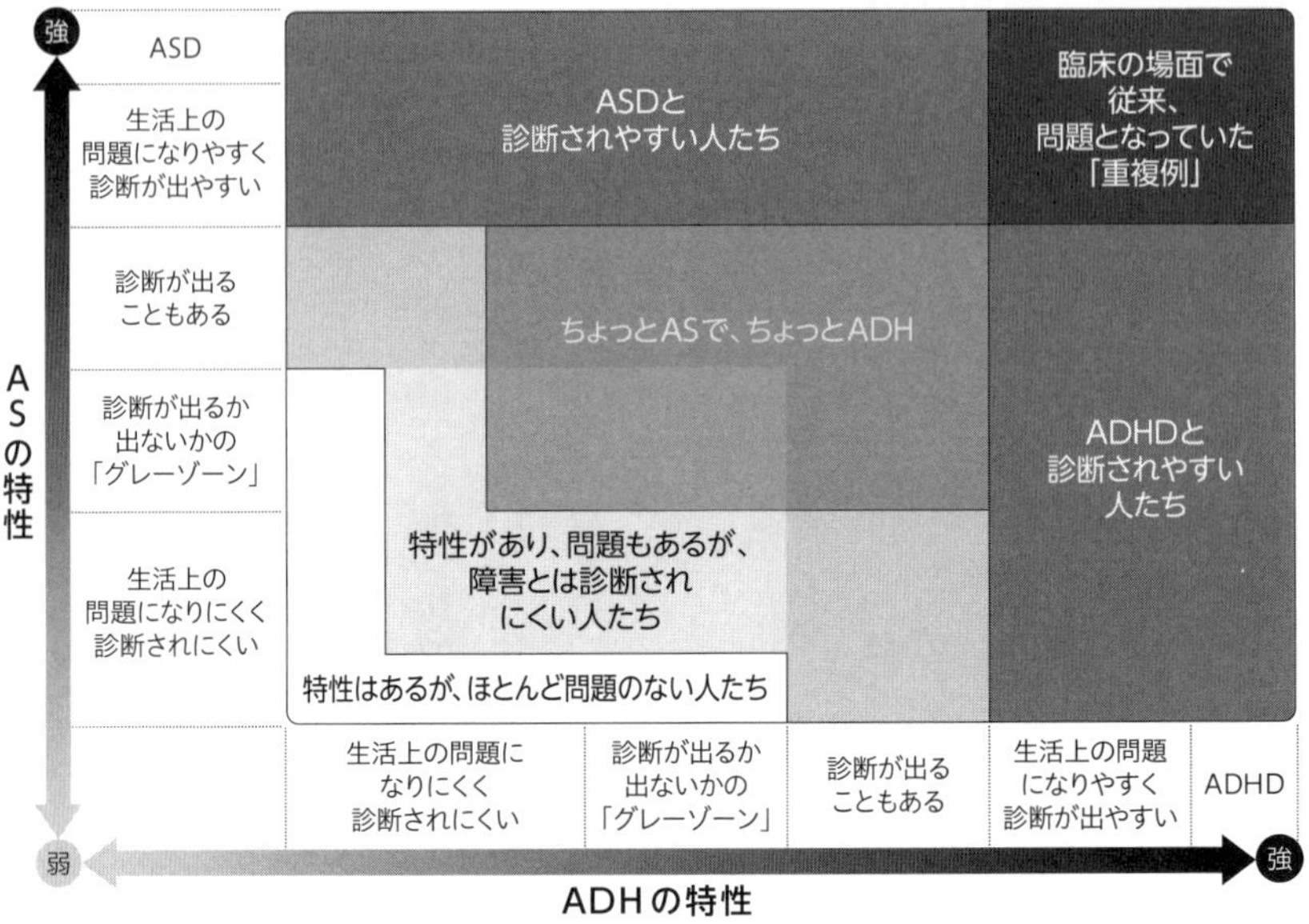

本田氏への取材を基に作成

捉えるべきなのです。ASDが薄くなるとADHD寄りになる、といったことではないわけです。一直線上にあるものではなくて、いろいろな分布があり得るわけです。上の図のようにイメージしていただくと、わかりやすいと思います。

この図は、縦軸に、AS（ASDから「障害」を切り離した概念）の特性の強さ、横軸に、ADH（ADHDから「障害」を切り離した概念）の特性の強さをとっています。私自身、先ほどお話ししたように、強くはないですが、ASとADHの特性を持っていて、どちらかというとASが優位です。

――わかりやすいですね。ASDにもADHDにも濃淡と重なりがあり、いろんな組み合わせの人たちがいることが一目瞭然です。

思ってもいないことをいうのはなぜか？

——これまで、発達障害の当事者のお話を聞いたり、当事者が書かれた本を読んだりしてきたのですが、ＡＳＤで印象的だったことのひとつとして「心と言葉が連動しない」といった事象が起きているようです。思ってもいないことを、つい、いってしまうことがある、など。これは、ＡＳＤと関係することなのでしょうか。

本田　それはあるかもしれませんね。ただ、それは一般の人でもありますよね。例えば、意地を張って、つい、いわなくていいことをいってしまうことは。

——確かにそうですね。

本田　ただＡＳＤの人で、いかにもＡＳＤらしいと思う受け答えは確かにあります。例えば、患者さんに「今、何か困っていることはありますか？」と聞きますよね。そこで本人が「ありません」と答える。すると横にいたご家族が「さっき待合室で、これを相談しようと、いっていたじゃない」と。そういったことはよくあります。

——なぜ困っていることがあるのに、「ありません」と、いってしまうのでしょうか？

本田　解釈のひとつとしては、「今、その瞬間」の意識を伝えているのではないかということです。「今、困っていることはありますか？」と聞いた「今」ですね。「今、この瞬間」は、特に困っていることがない。だから「ない」という。または、家族とさっきまで話していたことを忘れているという可能性もあります。「今」という概念が結構、曖昧な方がいるのは事実です。

――例えば、「この1カ月の間で、困ったことはありましたか?」と聞けばいいのでしょうか。

本田　そう聞けば、困りごとが出てきやすいと思います。

――聞き方によって、ずいぶんとコミュニケーションが変わってくるかもしれませんね。

本田　変わってくるのです。

ASDから冤罪が生まれやすい理由

本田　ですから、警察の尋問などはとても難しくなります。冤罪が生まれやすいんです。

――本人は嘘をついていなくても、ついているように思われる可能性がありそうですね。

本田　それに誘導尋問のような形で、結果として「白状」したことになってしまう危険性が高いです。そのとき、そのときの、一問一答をつなぎ合わせるとあたかも白状したようになるけれど、本人は違う意図でそう答えている。そういうことが偶然重なったり、意図的に誘導されたりすると、犯人にされてしまう可能性は否定できません。

――警察にもそういう知識は必要になりますね。

本田　必要です。すでに警察官向けの研修をしている自治体もあるんですよ。

――そうなんですね。

本田　ただ、先にいわれた「思っていたのと違う言葉が出てくる」とは、少し違うかもしれません。そのあたりは、ちょっとわからないところです。

――心と言葉が連動しないというのは、ASDの人から聞くことのなかで、ASDの特徴から論理

的に導けないものとして悩んでいる部分なんです。

本田　もしかすると、本当に自分が考えていることを、自分が使えるボキャブラリーでうまく表現できない、という意味なのかもしれません。そういうことはあり得るだろうと思います。

――確かに「すでに日本語が外国語のようだ」とおっしゃる日本の方もいたので、言葉をベースとしてやりとりするのが難しくなるのはわかります。

さっき先生は「『今』という概念が結構、曖昧な方がいる」とおっしゃいましたが、それはASDの特徴なのでしょうか。私たちはなんとなく、記憶は過去から未来へつながる「線」のように考えています。しかしASDの人たちから「記憶が『線』のようにつながっておらず、『点』のように断ち切られている」という話を聞きます。過去の記憶が突然、フラッシュバックして、まるで今のことのように感じる、という話も聞きます。

本田　杉山先生がよくおっしゃる「タイムスリップ現象(*)」というものですね。

――そういうことが、よくあるのでしょうか。

本田　皆さん、よく経験しています。脳神経学的には非常に興味ある現象だと思いますが、まだわかっていない部分です。

――ASDには、まだまだわかっていないこと、説明のつかない現象が多そうですね。

本田　ええ。ASDは、解明すべき謎が多く残っている分野なのですよ。

＊タイムスリップ現象：ASDの児童や成人が、昔のことを突然に思い出し、つい先ほどのことのように捉える現象。トラウマにおけるフラッシュバックと違い、楽しい記憶に対しても起こる。杉山登志郎氏が提唱した。

ASDは対人関係とこだわりの障害

ASDは「自閉スペクトラム症」と訳され、主に2つの特性を持ちます。

ひとつは、「対人関係」や「コミュニケーション」の障害です。

臨機応変な対人関係が苦手で、「空気が読めない」といわれてしまうこともあります。相手の表情や仕草、言葉のニュアンスや行間を読み取るのが苦手で、相手の言葉を額面通りに受け取ってしまうところもあります。

もうひとつは「こだわりの強さ」です。

例えば、特定のものに興味が集中し、固執することがあります。電車に興味を持つと、あらゆる電車の名前を暗記し、電車の玩具をたくさん集め、電車が見えるところを見つけるとそこから動かなくなる、といったことが起きます。こだわりが食べ物に出れば、偏食になりますし、道順など、行動パターンにこだわりが出ることもあります。そして、このような自分で決めたルールを守れないと落ち着かず、マイルールの変更が難しいという側面があります。漫画家の沖田×華《ばっか》氏（インタビュー4）の自伝的な作品に、ASDらしい「行動のこだわり」が描かれたシーンがあります。小学生のニトロちゃんが登校するシーンです。漫画『ニトロちゃん　みんなと違う、発達障害の私』（光文社知恵の森文庫）から、文章部分を引用します。

ニトロちゃんは必ず、道路にある石を踏んで歩きます
なぜならそれが「ニトロちゃんのルール」だから
そして学校の前にある文房具店に入り　店にある「匂い消しゴム」を全種類嗅いでから登校します
こうしないと気持ちよく学校に行けないからです

ＡＤＨＤと学習障害の診断も受けている沖田氏の小学生時代は、先生に毎日のように怒られ、殴られることもあったほど、過酷でした。それでも、不登校にはならなかったといいます。なぜかというと、学校を病気でもないのに休むという発想がなかった、学校は行かなきゃいけないものと思っていたからだといいます。これもある意味、マイルールかもしれません。

どんなに学校が嫌でも、「学校には行くもの」というルールを変更できなかった。このように考えると、つらい思いをしながら学校に通い続けているＡＳＤのお子さんは、今も私たち

の周りにいるかもしれません。

ASDに「コミュニケーションが苦手」というイメージを持つ人は多いですが、それだけではASDとは診断されません。むしろ、「こだわりの強さ」のほうがメインだと、精神科医の本田秀夫氏はいいます。なぜかというと、対人関係の苦手さを人並み以上の努力でカバーしている人が多くいるからです（インタビュー5）。

> （引用注：ASDのなかには）むしろ人一倍努力して、「自分は人よりも気遣いが上手だ」とすら思っている方も出てきています。特に「社会的カモフラージュ」と思われる人たちは、もう一見、普通の人とほとんど変わらないようなコミュニケーションをとります。

しかし、「社会的カモフラージュ」といわれるこれらの行動は、本人に大きな負荷をかけることになります。ASDの人に話を聞くと「人と話すと気を使いすぎて、疲れてしまう」「人と会って家に帰ったらへとへとで、ぐったりしてしまう」といった声が上がります。

一番の問題は、感情が不安定になること

人一倍の努力をして、対人関係の困難をカバーしたとしたら、残るのはこだわりです。沖田

氏の話に見られるようなこだわりの強さが、あらゆる面で顔を出してくると、毎日の生活を送るうえで障害となるでしょう。

ただ、それよりも日常生活で問題となるのは、感情の問題だと、本田氏はいいます。

”

これはASDに限ったことではありません。発達障害の人の周りで、多くの人が困っているのは、本人が癇癪を起こしたり、イライラしたりすることです。それは本人も同じです。感情が不安定なことで、周囲も本人も生活に支障が出る場合に、悩みが大きくなって受診に至ることが多いのです。例えば、発達障害の人たちのことを毛嫌いするハラッサー（ハラスメントの加害者）のような人たちがいますよね。ああいった人たちが非難するのは、感情面の問題が多いんですよ。

“

ASDの人や、その周囲にいる人たちが困っているのは、多くの場合、ASDの「対人関係が苦手で、こだわりが強い」という特徴そのものではない。そこから派生するイライラなどが、実際には問題になるというのです。ADHDでも同じだといいます。

もし、感情の摩擦が起こりにくい環境で学んだり、働いたりすることができれば、どうでしょうか。発達障害が大きな問題になることはないのかもしれません。

ＡＳＤと知的障害「天才」と呼ばれる理由

ＡＳＤと診断される人が増えていると本田氏に教わりました。大人になってから初めて診断される人も増えているといいます。これは、「気づかれないＡＳＤ」の人が多くいたことを意味します。

ＡＳＤはかつて、知的障害の人のなかに見出されていました。逆にいえば、知的障害でないＡＳＤは気づかれにくかったということです。やがて、「知的障害のないＡＳＤ」の存在が明らかになっていき、１９９０年代には「ＡＳＤには知的障害のないケースのほうがむしろ多い可能性がある」ことを、本田氏らがデータで示しました(*)。

ＡＳＤの特徴は「対人関係が苦手」なことと「こだわりの強さ」ですが、先に書いた通り、対人関係については努力で克服している人が多くいます。一方、「こだわりの強さ」という性質は、「集中力」と言い換えられる側面があります。環境がマッチすれば、高い能力として評価され、日常生活の困難として表れてこないということもあるでしょう。

消えたアスペルガー症候群

「アスペルガー症候群」という言葉に、聞き覚えがある人もいると思います。一時期、天才の代名詞のように使われ、話題となった言葉です。もともとはＡＳＤの下位分類で、知的発達や言語発達に遅れがないタイプのＡＳＤを指しました。また「高機能自閉症」という用語が使われることがありますが、こちらは「幼児期に言語発達の遅れを示すが、知的障害のない自閉症」を指します。

ただ、現在の診断基準では、ＡＳＤに「アスペルガー症候群」といった下位分類を設けず、共通の特徴を持つひとつのスペクトラムとして、ＡＳＤという概念にまとめられています。本田氏によると、スペクトラムとは「多様に見えるが仲間である」ことを意味し、ＡＳＤの特性にはさまざまな表れ方があることから、このように呼ばれています。

今は、あまり聞かなくなりましたが、「アスペルガー症候群」のような言葉が話題になったのも、ＡＳＤが「異能」として、高く評価される場面があるからでしょう。

＊ H Honda, Y Shimizu, K Misumi, M Niimi, Y Ohashi. Cumulative incidence and prevalence of childhood autism in children in Japan (1996), The British Journal of Psychiatry

ASDとADHDの違いと重なり

ASDの人とADHDの人は、表面的な行動だけを見ると似ていることがあります。日本で初めてADHD専門外来を立ち上げた、岩波明氏はこう指摘します（インタビュー1）。

> 例えば、タイムカードの打刻をよく忘れる人がいるとします。ADHDの人であれば「うっかり忘れる」ために「打刻を忘れる」のに対して、ASDの人は「打刻する意味がわからないから、やらない」という理由で「打刻をしない」のです。ASDの人には頑固なところがあり、自分の興味がないことはやらないという側面があるからです。

「タイムカードの打刻をしない」という意味では、ADHDの人もASDの人も同じですが、その裏にはまったく違った理由や背景があります。周囲の人が、その人の言動だけで「あの人はＡＳＤだ」「ＡＤＨＤに違いない」などと判断するのは、危険です。

こだわりがあるのに、集中できない

ＡＳＤとＡＤＨＤには、重なりもあり、「ＡＳＤであると同時にＡＤＨＤでもある」という人たちもいます。ＡＳＤには「対人関係が苦手」で「こだわりが強い」という性質があります。一方、ＡＤＨＤには「注意力の欠如」と「多動・衝動性」という性質があります。これらの性質が重なると、どうなるのでしょう。葛藤も生じると、本田氏はいいます（インタビュー5）。

そのときにやっかいなのは、「こだわる」というＡＳＤの特徴と、「注意散漫」というＡＤＨＤの特徴が、干渉し合うということです。そうなると、ＡＳＤとしては、特徴が薄まるように見えるし、ＡＤＨＤとしては「ＡＤＨＤの割に執着する」みたいになる。…（中略）…例えばＡＳＤの人は、何かにハマると一心不乱、猪突猛進となります。ところがそこにＡＤＨＤ的な側面が入ってくると、猪突猛進でいきたいのに、つい気が散ってしまって、そんな自分にイライラしたりするんです。

こだわりがあるのに、集中したくてもできない。そんな悩みが生じることもあるのです。

「空気」は読まないほうが悪いのか？

ASDの人たちが、人とのコミュニケーションを難しいと感じるのには、日本特有の事情も関係しているかもしれません。日本人同士の会話では「空気を読む」ことが当たり前とされています。一方、ASDの人たちは、「空気を読む」のが非常に苦手です。

「空気を読む」というのは、どういうことでしょうか。

まず「非言語的なコミュニケーション」から、相手の意図を察するという意味があります。前後の文脈だとか、話している相手の表情や声のトーン、言葉の選び方やニュアンス、ボディランゲージなどを解釈することです。ですから、非言語的なコミュニケーションが苦手な人にとって、「空気を読む」のが当たり前の社会で生きていくのは、つらいでしょう。

ただ、問題はそれだけではないと思います。「空気を読む」という言葉には、メッセージを「正しく解釈する責任」が「受け取る側」にあるという暗黙の了解を感じます。

メッセージ伝達の責任は、誰にある？

外国の人が、日本人について、こんな不満をもらしているのを聞いたことがあります。「嫌ならはっきりいうべきだよ。ノーならノーと、はっきりいってくれなければ、わからないじゃないか！」

彼は「ノー」だと考えている側に「ノーと表現する責任」があると考えているわけです。まさか、受け取る側に「ノーと解釈する責任」が委ねられているとは思ってもいないわけです。

海外赴任をしたＡＳＤの人が、そのまま帰らないという話を聞くことがあります。ＡＳＤの人にとっては、情報伝達の責任が発信側にある国のほうが暮らしやすいのでしょう。

そんな日本社会で、ＡＳＤの人たちが生きていく苦労は並大抵のものではありません。京都府立大学文学部准教授でＡＳＤの診断を受けている、横道誠氏はいいます（インタビュー11）。

ちょっとでも誰かと会話をするとすごく疲れちゃうんですよ。定型発達(*)の人にとっては当たり前のグラデーションのようなものが、私たちにはわからないんです。

＊ 定型発達：発達障害ではない多数派の人々の発達を指す言葉。

どのくらい大変なのか。それは「日本語がすでに『第1外国語』だと感じる」ほどだと、横道氏は表現しています。ASDの人が、誰かとコミュニケーションをとろうとするとき、常にこのようなハードルを感じているかもしれないのです。しかし、このハードルは、私たち一人ひとりが、メッセージを明確に発信するように意識することで、かなり下げることができます。これは覚えておきたいところです。

ASDの子どもは方言を話さない

ASDの人たちは、どうして空気を読むのが苦手なのでしょうか。

この疑問に答えるヒントになりそうな、ユニークな研究があります。「ASDの子どもが方言を話さない」ことに着目し、その理由を探った、教育心理支援教室・研究所「ガジュマルつがる」代表の松本敏治氏による研究です。

ASDの子どもが方言を話さないのは、なぜか。さまざまな調査と試行錯誤をへて、松本氏は、「共同注意と意図理解が苦手だから」ではないかと考えているといいます（インタビュー12）。

”

「共同注意」というのは、複数の人が同じ対象に注目することです。例えば、お母さんが「ほら、犬がいるよ」といって指差したほうに注意を向けるというのが共同注意で、これができれば、「あれが犬というものだ」といった形で言語を習得していくことができます。もうひとつの「意図理解」は、ざっくりいえば、相手が何を考えているかを察することです。これらのことが苦手であれば、家族を含めた周囲の人たちとのコミュニケーションを通して言語を習得することは難しいでしょう。

共同注意と意図理解が苦手なＡＳＤの子どもたちは、家族などとのコミュニケーションを通じて、言語を習得するのではない。だから、方言を話さないという仮説です。

人の目を見る頻度が低い

ＡＳＤの人たちは、周囲の人たちの様子にあまり注意を向けない傾向があるようです。岩波氏の研究グループでは、次のような実験結果を得たといいます。

ＡＳＤとＡＤＨＤの人たちに動画を見てもらい、「アイトラッカー」という機器を使って、視線の動きを追いました。すると、ＡＳＤの人たちの場合、明らかに人の姿や人の目を見る頻度が低かったのです。

このような視点の置き方の違いが、ＡＳＤの人たちの言語習得や、そこから派生するコミュニケーションにおける特徴を生んでいるのかもしれません。

ASDの人の内面にある豊かで不思議な世界

ASDの人が持つ豊かな心の世界を、私たちに教えてくれたのが、東田直樹氏です。会話ができない重度の自閉症（ASD）ですが、パソコンや文字盤を使ってコミュニケーションし、多くの著作を執筆しています。2007年に刊行したデビュー作『自閉症の僕が跳びはねる理由』（エスコアール、角川文庫）は30カ国以上で翻訳され、世界的ベストセラーとなっています。

言葉を使わなくても、思考できる

サウスカロライナ大学研究員のジョリー・フレミング氏も同じく、ASDの人の内面を私たちに教えてくれます。フレミング氏は5歳のときに自閉症（ASD）と診断されました。言葉が遅く、普通の小学校には受け入れてもらえませんでしたが、2019年にはオックスフォード大学で、地理環境学の修士号を取得しています。著書『「普通」ってなんなのかな』（共著、文藝春秋）で、次のように語っています（日本版附章「ジョリーは今」）。

「自閉症であることで人とのコミュニケーションは時に非常に困難ですし、日々活用できるエネルギーが枯渇してしまうこともあります。…（中略）…その大きな理由は、僕が僕の脳にあるものを、多くの人がコミュニケーションに使う媒体に、すなわち文字や言葉に変換する必要があるからです。この変換はとてもむずかしいけど、常に試みていますし、うまく変換したいと思っています」

18歳まであまり人と話さなかったというフレミング氏。話さなかったのは、考えていなかったからではなく、考えていることを言語に置き換えて伝えるのが困難だったからです。そもそもフレミング氏は、思考する際には「目にした情報を解釈する」のだそうです。地理学・海洋地形学の研究者であるフレミング氏は、思考するのに言葉を媒介としないのです。

物事を考えるために言葉が絶対に必要だと思い込んでいると、言葉にできない知性や感性を切り捨ててしまうことになります。知的能力の評価には、細心の注意が必要です。

ＡＳＤの人の話を聞いていて、ユニークだと感じるのは、時間の捉え方です。

時間というのは、過去から未来へ1本の線の上にあって続いているかのように感じている方が多いと思います。このような「線」ではなく、どちらかというと「点」のように捉えている

ＡＳＤの人たちがいます。

昔のことを思い出すとき、それがあたかも「今」起きているように感じることがＡＳＤの人にはあるといいます。これは「タイムスリップ現象」と呼ばれ、精神科医の杉山登志郎氏が１９９４年に命名し提唱したものです。

横道氏（インタビュー11）は、「ＡＳＤの人は、ずっと昔に体験したことを突然思い出して、あたかもついさっき起きたことのように感じることがよくある」と説明します。楽しい感情がよみがえる人もいますし、他愛もないことをぱかぱか思い出す人も多いそうです。けれど、幼少期のトラウマ的な体験や、怒りや悲しみを伴う体験を思い出す場合、タイムスリップ現象は、非常に苦しいものとなります。

あやふやな「今」

「今」が定まりにくい、という話にも出合います。

横道氏自身、ＡＳＤの診断を受けていて、「今いるところが現実なのかどうかわからない、ふわふわした感覚というのはすごくある」といいます。精神科医の本田氏も『今』という概念が結構、曖昧な方がいるのは事実」としています。

考えてみれば、「今」がどのくらいの幅の時間を指すのかは、明確に決まっているわけではありません。時間の捉え方も人それぞれで、多様であることが、ASDの「今」から見えてきます。

近年、ASDの人たちからの情報発信が増え、当事者が自分について語ってくれることで、その内面世界が少しずつ見えてきました。しかし、なぜそのようなことが起こるのかといった理由については、まだわかっていないことばかりです。

私が気になった、ASDの人たちの証言に、「心と体が運動しない」というものがあります。沖田氏は、「マジンガーZの操縦」に、たとえていました（インタビュー4）。

> 朝になって、眠れていないけどベッドから出ると、自分が「頭と体がうまくつながっていない何か」になったみたいな感じなんです。（頭と体をつなぐ）首がどこかにいっちゃった。首から先の頭につながる回線が全部、落ちちゃった感じ。その代わり、体のなかに「マジンガーZ」みたいなコックピットがあって、そこに小さな私がいて、なんとか体を操縦しようと焦りまくっているイメージです。

横道氏も、自身の「ふわふわした運動感覚」を「エヴァンゲリオンの操縦」にたとえていて、似ていると感じます。

本田氏がいうように、ASD研究は解明すべき謎が多く残っている分野なのです。

お薦め書籍

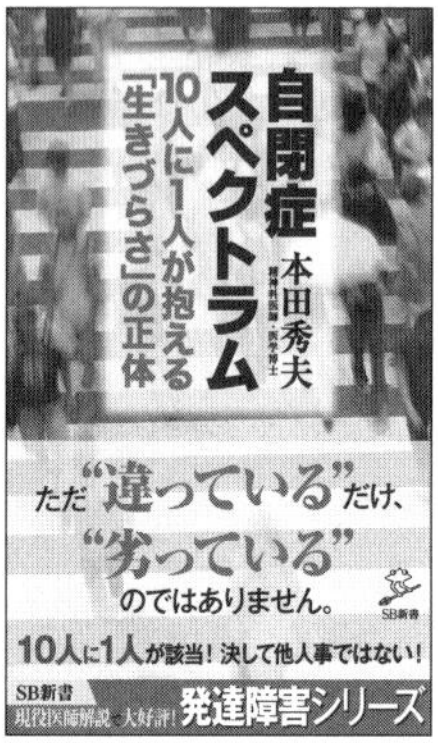

『自閉症スペクトラム　10人に1人が抱える「生きづらさ」の正体』

本田秀夫

SB新書

2013年の刊行から読み継がれる本書。自閉症スペクトラムとは、ASDの傾向があることを指します。著者は「自閉症スペクトラムは障害になる場合とならない場合とがある」とします。狭義のASDには当てはまらず、「障害」とはされないけれども、生きづらさを感じる。そのような人たちも含めて、社会的に不利な立場に置かれている少数派の種族になぞらえて、発達障害を説明します。

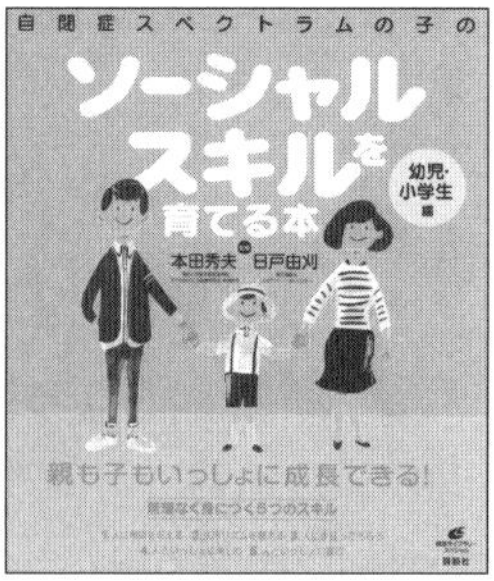

『自閉症スペクトラムの子の　ソーシャルスキルを育てる本　幼児・小学生編』

監修：本田秀夫、日戸由刈

講談社

集団行動を好まないASDの子の「ソーシャルスキル」を育てるためにできることが示されています。本書が教えてくれるのは、例えば「おせんべいとチョコレートどっちがいい？」と尋ねること。どちらも、「正解」ですから、答える子どもにとって負担が軽く、それが「人に自分の要望を伝える経験」にもなります。無理強いするのではなく、日常のなかで自然にできることを教えてくれます。

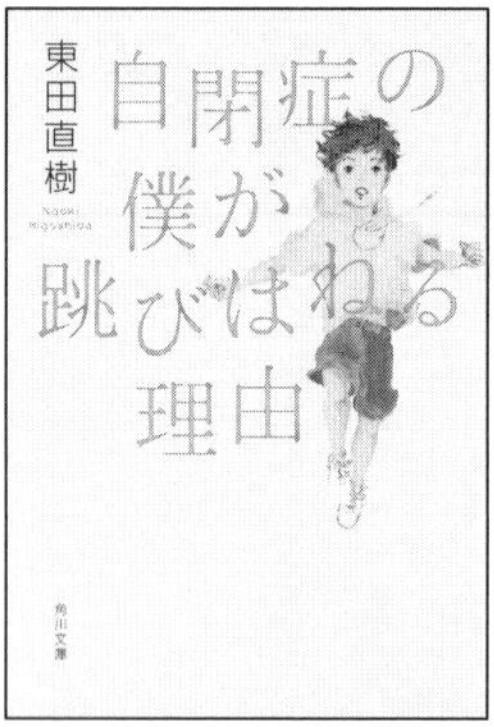

『自閉症の僕が跳びはねる理由』

東田直樹

角川文庫

「会話ができない」ために、「考えていない」と思われてしまう自閉症の人たち。そんなことはないよ、と教えてくれる1冊です。気持ちを会話で表現することができない自閉症の東田直樹氏が、その心のなかを文章にした本書は、世界30カ国以上で翻訳され、自閉症の人たちがどのように考え、どのように感じているかを伝えてくれます。「跳びはねるのはなぜですか？」「時間の感覚はありますか？」など、質問に答える形で構成されています。

第5章

発達障害と学校

インタビュー

6

国連が中止要請の「特別支援教育」発達障害児にはメリットも

発達障害とは「発達が進むに従って、次第に明らかになってくる日常生活上の困難さ」だと、小児科医の高橋孝雄氏は表現しました（インタビュー3）。そして、発達障害であることの困難が、目に見えて明らかになる分岐点は多くの場合、小学校入学です。当事者である沖田×華《ばっか》氏のお話（インタビュー4）からも、よくわかると思います。

困難の多い学校生活をどのように乗り切ればいいのか。学校生活を前向きな体験に変えて、社会に出てからも生きる学びの場にするには、どうしたらいいのか。

そんな課題を抱える発達障害の子どもと、その保護者にとって、ひとつの選択肢となるのが「特別支援教育」です。特別支援教育とは、障害のある子どものために用意された特別な学校（特別支援学校）や学級（特別支援学級）、指導（通級による指導）の総称です。

近年、日本の学校では、特別支援教育を選ぶ親や子どもたちが急増しています。

しかし、国連の障害者権利委員会は、2022年9月、「障害児を分離した特別支

［専門家・学校長］

東《ひがし》野《の》裕《ゆう》治《じ》氏

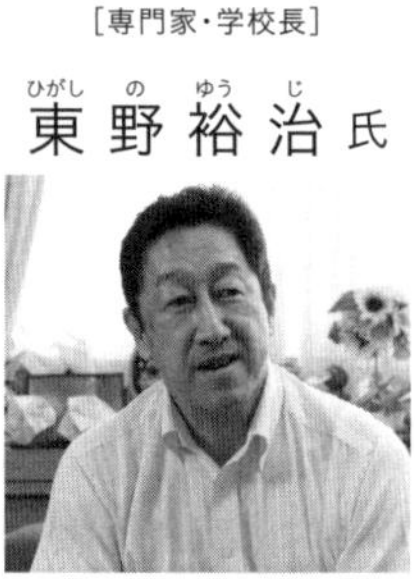

大阪府立羽曳野支援学校校長。大阪府立たまがわ高等支援学校・前校長。1962年生まれ、大阪府出身。大阪教育大学を卒業後、大阪府内の中学校で数学教師を14年間務めた後、大阪府立の特別支援学校へ転勤。肢体不自由と知的障害の特別支援学校をともに経験。大阪府教育委員会（現：大阪府教育庁）で首席指導主事、参事を務めた。府立支援学校の5校で校長職を歴任。（写真：大亀京助）

援教育」の中止を、日本政府に要請しました。

国連の要請が出る少し前の8月、特別支援学校である「大阪府立たまがわ高等支援学校」を取材しました。就職に強い特別支援学校として知られ、就職率は5年間の平均で87・2％。特別支援学校高等部の平均はおおむね2割程度なので、かなり高い数字です。

当時、校長だった東野裕治氏（その後、大阪府立羽曳野支援学校校長に転任）には、特別支援教育のメリットとデメリットについて、率直にお話しいただきました。今、日本の特別支援教育の現場で起きていることは何か。特別支援教育を支持する保護者が増えている理由。なぜ、就職に力を入れるのか。働くことと、人間の本質的な幸せとの関係とは――国連の要請について考える一助にもなると思います。

（2022年8月取材）

――「特別支援学校」になじみのない読者も多いと思います。どういう学校を指すのでしょうか。

東野 もしかすると「養護学校」といったほうが通じるかもしれません。

――確かに、障害のある子どもが通う学校といえば、昔は「養護学校」だった気がします。

東野 「養護学校」が、2007年、「特別支援学校」に変わったのです。「たまがわ高等支援学校」（以下、「たまがわ」）ができたのはその1年前でしたが、先取りして「高等支援学校」としてスタートしました。

正式名称は「特別支援学校」で、「学校教育法」という法律で定義されています。でも、大阪では「支援学校」です。お上は「特別支援」というけれど、「支援に特別はない！」ということだと思います。大阪らしいという気がします。

——なるほど。「養護学校」が「特別支援学校」に名前を変えたのですね。

東野　名前だけでなく、考え方も変わりました。障害のある子を「養護」し、「保護」するのではなく、子どものいいところを生かし、伸ばしていくための「支援」をしよう、という考え方に変わりました。それでイメージがよくなったのか、入学したいという子も増えているんです。

——でも、誰でも入れるわけではないんですよね？

東野　学校教育法で入学の条件が定められています。「視覚障害者」「聴覚障害者」「知的障害者」「肢体不自由者」「病弱・身体虚弱者」という5つの障害がある児童・生徒が対象です。「学習や一般的な生活に著しく困難を来す者」が基本的なくくりとされています。

——「発達障害」は、対象になっていないのですね。

東野　ええ。ただ、知的障害で入学する生徒には、発達障害の子もいます。

——その場合、入学には「療育手帳[*1]」が必要なんですよね？　「障害者手帳[*2]」が必要だと思うのですが（障害者手帳については、第6章で詳述）。

障害者手帳は「サービス手帳」

東野　そこを勘違いしている人がたくさんいるのですが、特別支援学校には手帳がなくても入れるんです。障害者手帳がなくても、「学習や一般的な生活に著しく困難」があれば、支援学校には入学できます。

障害者手帳というのは、いわば「サービス手帳」なんですね。例えば、目が見えない人がいたとして、「必ず手帳をもらわなければならない」ということではなく、「手帳を持っていたら、さまざまなサービスが受けられますよ」ということなんです。

ですから知的障害があっても、療育手帳を申請しない人もいますし、しなくても特別支援学校には入れます。

「たまがわ」は、知的障害のある生徒のための高等部だけの府立学校です。特別支援学校には高等部だけでなく、小学部や中学部もありますし、視覚障害や聴覚障害に特化した学校もあります。

——通常の小学校や中学校（以下、普通校）に、「特別支援学級」が併設されていることもあります。違いはどこにあるのでしょうか？

東野　普通校のなかの「特別支援学級」は、受け入れる障害の幅が広く、自閉症や情緒障害、言語障害なども対象になります。特別支援学校と比べると、障害が比較的軽い子が通っているイメージですね。さらに「通級による指導」もあり、これは、通常の学級に在籍しながら、一部の時間を使って障害に応じた指導を別の場で受けるという制度です。

＊1　療育手帳：障害者手帳の1種で、児童相談所などで知的障害があると認定されると、都道府県知事や市長などから交付され、さまざまな支援策の対象となる。認定基準や運用方法は、自治体によって違いがある。

＊2　障害者手帳：身体障害者手帳、療育手帳、精神障害者保健福祉手帳の3種の手帳の総称。障害や疾患があると認定されると、都道府県知事や市長などから交付される。いずれの手帳の取得者も、障害者総合支援法の対象となり、さまざまな支援策の対象となる。認定基準や運用方法は、自治体によって違いがある。

特別支援学校の生徒に占める発達障害の生徒の割合

	ASD 自閉スペクトラム症	ADHD 注意欠如多動症	学習障害 LD
小学部	40.1%	3.2%	0.1%
中学部	24.2%	3.5%	0.3%
高等部	29.3%	6.6%	1.1%

全国特別支援学校長会の調査資料（2022年度）を基に作成

——学習障害(*1)の息子は、「通級による指導」で目の訓練や読み書きの練習をしています。

東野　そうですね。発達性読み書き障害など、いわゆる学習障害の子への対応は、「通級による指導」で行われることが多いですね。

——いろいろな用語が出てきました。似ているので、一度まとめます。

●特別支援学校（大阪では「支援学校」）：障害に応じた指導に特化した専門の学校。幼稚部、小学部、中学部、高等部がある。

●特別支援学級：普通校にある支援学級。少人数制で障害に応じた指導がされる。小学校、中学校に設置。

●通級による指導：普通校の通常学級に在籍しつつ、一定時間、障害に応じた指導を別の場で受ける。

東野　障害のある子は、その種類や程度によって、これらのいずれかを利用することになります。

——選択肢が3つあるということですね。特別

支援学校にも、発達障害の生徒がいるとおっしゃっていました。どのくらいいるのでしょうか？

東野　データがあります。全国の特別支援学校1000校超が加盟している校長会で、毎年調査しているんです。その令和4年度（2022年度）の数字を基にした場合、特別支援学校の生徒に占める、発達障害の子の割合は、右の表の通りです。複数の障害がある子は、重複してカウントされています。

特別支援学校にＡＳＤが多いのはなぜか？

――例えば、小学部の生徒でＡＳＤ（自閉スペクトラム症）[*2]と診断されている子は40・1％ということですね。

東野　ただ、これらは診断を受けている子の割合です。僕らがカウントできるのは診断を受けた子だけなんですよ。実際には発達障害の子はもっと多くいるだろうというのが、現場の感覚です。

――ＡＳＤと診断されている子は多いですね。逆にＡＤＨＤ（注意欠如多動症）[*3]や学習障害は少ない。何か理由はあるのですか？

＊1　学習障害：「読む」「書く」「計算する」など、学習に関連する特定の能力に困難がある障害。限局性学習症／限局性学習障害、LD、SLD（Specific Learning Disorder）ともいう。
＊2　ASD（自閉スペクトラム症）：対人関係・コミュニケーションの困難とこだわりの強さが見られる障害。Autism Spectrum Disorderの略称。
＊3　ADHD（注意欠如多動症）：注意・集中力の欠如と多動・衝動性が見られる障害。Attention-Deficit/Hyperactivity Disorderの略称。

東野　ＡＳＤの場合、重度の子は特別支援学校を選ぶことが多いんです。ＡＳＤでも軽度の子や、ＡＤＨＤや学習障害の子たちの大半は、普通校の「特別支援学級」（以下、支援学級）にいるか、「通級による指導」を受けています。

結局のところ、発達障害の子どもたちの大半は、一般の小中学校にいます。特別支援学校を選ぶ生徒は、限られているんです。

――そもそも、特別支援学校に進学するか、普通校に通うかを、「選べる」ものなのでしょうか？

東野　今は選べます。かなり以前は、特別支援学校の就学基準に該当する障害があると、特別支援学校へ行きなさいと教育委員会に決められてしまって、選べなかったんです。「どうしても地元の小学校に行きたい、行かせたい」という子を普通校が受け入れることもありましたが、例外的な措置でした。それが２０１３年の法改正で、本人や保護者の希望が最大限尊重されることになりました。地元の普通校へ行ってもいいし、特別支援学校に行ってもいいですよ、というふうになったんです。

――選べるようになると迷う人もいそうです。

東野　そうなんですよ。どちらにもメリットとデメリットがあります。

僕は一般の中学校で14年間教えていましたし、普通校で支援学級に在籍する生徒の担任もしていましたから、違いがよくわかります。

そのなかで個人的に感じたのは、障害がある子も、基本的には、自分が育った地域の子どもたちと一緒の小学校や中学校へ行ったほうがいいのではないか、ということです。普通校に支援学級があれば、そこで障害の特性に合った教育が受けられます。

これから小学校入学という親御さんには、「迷っているんだったら、まず地元の普通校に通わせたらどうですか？」と、僕はいうんです。特別支援学校の校長をしていてなんですけど。でも、普通校で2、3年やってみて難しいと感じたら、それから特別支援学校に転校してもいいわけですから。

障害児に「地元の普通校」を薦める理由

——なぜ、普通校を薦めるのですか？

東野　地元の友だちができたほうがいいからです。障害のある子は、生まれ育った地域で一生暮らすことが多いんです。大学で東京に行ったり、仕事で京都に移り住んだりすることはほぼないですから。そういった意味で、地元のつながりは強いほうがいいんです。

成人式なんかを見ていると、小学部から特別支援学校に行っていた子には、周りから声がかからないんですよ。知り合いがいませんから。でも、中学校まで地元の普通校に行っていた子には、「○○ちゃん！　元気？」と声がかかる。やはり小中学校の思い出ってすごく強いですからね。運動会も一緒にするし、修学旅行も一緒に行っていますから。

僕が「支援学級にいたあの子、どうしてる？」と聞くと、みんな知ってるわけです。「この前、駅前で本読んどったで」とか、「この前カラオケで一緒やったわ」とか。どこかで見かけて、なんとなく気にかけているんですね。これが、小学部からスクールバスで遠くの特別支援学校に通っていたら、そうはならない。

――特別支援学校へ進学すると、近所の子とは離れてしまうということですね。遠くに通うことになるから。

東野　そうなんです。そういう子が特別支援学校を卒業して、18歳になるとまた地域に戻る。そこが、なかなか難しいなと感じています。

もちろん、特別支援学校にもいいところがあります。

一見して障害がわからない子ほど、いじめられる

――どんなメリットがあるのですか？

東野　自尊感情を育てることができるんです。特に「たまがわ」の生徒のように一見障害があるかどうかわからない子には、特別支援学校はいい環境だと思います。そういう子は、重度の障害がある子よりもいじめられやすいんです。実際、うちに来る子は、小中学校でいじめられた子がほとんどです。ぱっと見ではほかの子と変わらないし、しゃべっても普通っぽいんだけど、深く付き合うと「なんやねん、こいつ!?」みたいになってしまって。

――ああ、そういうことがあるんですね。

東野　はじかれたり、グループでいいように使われたり。でも、特別支援学校では、それがありません。自分たちがマジョリティー（多数派）ですから、いじめられる心配はなくなります。

普通校では、周りにたくさん「できる子」がいますから、「よーいドン！」で始めたらいつも負けてしまうし、何かするとき、レギュラーになるのは自分たちではない。主役にはなれないわけ

です。でも特別支援学校では、みんな一緒ですから。運動会で1位になることもできるし、発表会で代表になったり、学芸会で主役を張ったりすることもできます。

――リーダーになる子もいるわけですね。

東野　ええ。部活動でキャプテンにもなれるし、学級委員や生徒会だってできる。全部主役になれるんですよね。

――子どもたちは変わりますか？

東野　大きく変わります。いじめられてきた子ばかりですから、入学したときは、みんな下を向いていて、もう自己肯定感なんかほぼないようなものですが、卒業するときには、みんな、顔が上を向いています。「たまがわ」の1期生の子たちが「めちゃくちゃ楽しかった！」って卒業していくのを見たときに、この学校の存在意義を感じました。

少し補足すれば、障害の種類によっては、幼稚部・小学部から特別支援学校を選んだほうがいい子もいます。視覚障害や聴覚障害の子の場合、点字や手話といった「自分たちの言語」を獲得することがすごく大事です。言語がないと思考ができませんし、言語を獲得すれば、思考回路が広がります。実際、特別支援学校の小学部に3年か4年ほど通ってから、普通校に移る子もいます。

――視覚障害や聴覚障害では、小学生の段階で専門的な訓練を受けて、自分の言語を獲得すべきだということですね。

東野　ええ、そこは割合はっきりしています。けれど、そのほかの要素を考えると、障害のある子の進路選択は、本当に難しいと思います。例えば、同じ中学2年生同士を比べると、普通校の支援学級にいる子と、特別支援学校の子では、普通校の子のほうが自立しているんです。周りにもまれますから。ただ自尊感情でいえば、特別支援学校の子のほうが高い。リーダーになったり、主役になったりしているから。

自分の子は、どちらで伸びるか。どちらのタイプかということになります。普通校の子と切磋《せっさ》琢磨《たくま》して自立心を育てるか、特別支援学校の仲間のなかで自尊感情を育てるか。

――自立心と自尊感情、どちらを優先するか。考えさせられますね。スポーツが得意な子が、その競技の強豪校に進学するかどうかで悩んでいるという話を聞くことがあります。強豪校で補欠になるか、中堅校でレギュラーになるか。そんな悩みと少しだけ似ている気がします。

東野　補欠でもすごく頑張って、充実した3年間をすごす子もいれば、余裕でレギュラーになれたからと天狗《てんぐ》になってしまう子もいるでしょう。特別支援学校で天狗のようになってしまう子もいないわけではありません。本当に難しいです。

――ただ、自立心と自尊感情の関係を知るだけでも、親にとっては大きな前進だと思います。普通校の支援学級と特別支援学校での育ちに、そんな違いがあるとはまったく知りませんでした。

発達障害児も集まる「面倒見のいい学校」
必修科目は清掃と販売

――今は昔と違って、障害のある子が通う学校を選べるようになったのですよね。つまり、普通校に行ってもいいし、特別支援学校に行ってもいい。そうなると、普通校に生徒が集まって、特

別支援学校に来る子がいなくなってしまいそうな気もしました。

東野　それがそうでもないんです。「逆転現象」が起きることもあります。

——逆転現象とは？

東野　障害の重い子が地元の普通校へ行き、軽い子が特別支援学校に入学してくるのです。

——特別支援学校というのは、障害の程度が重い子どものための学校ですよね。そこに軽度の子が入学し、重度の子が普通校を選んでいるというのですか。

東野　はい。その結果、知的障害の特別支援学校の風景はかなり変わりました。小学部の1年生が入学式の間、手をそろえてちゃんと座っているし、給食だって「いただきます」といって落ち着いて食べている。「この子は、本当に特別支援学校に来る必要があったのかな？」と思うこともあります。

私は小学部のある特別支援学校で校長をしていたこともあります。それで入学を希望するお母さんに聞いてみたことがあるんですよ。「なんでうちに来るんですか？　このくらいの障害だったら、十分普通の小学校でやれますよね」って。そのお母さんがいうには、「普通校の学校見学にも行ったけれど、重度の子に先生の手が割かれている。だから、うちのような軽度の子はあまり相手にしてもらえそうにない。ここだったら、先生の手がたくさんあるからしっかりと見てもらえると思って」と。そういう人が増えているんです。

実際、1学級の児童数は、特別支援学校では6人、普通校の支援学級では8人ですから、特別支援学校のほうが手厚いんですよ。でも、10年、20年前までは、普通校で「支援学級に入りませんか」と声をかけるだけで、保護者から「なんでうちの子が入らなあかんのですか！」と怒られたものです。まして特別支援学校には、かなりの抵抗感がありました。保護者の意識は、劇的に変化しました。

――今は、どちらかというと「面倒見がいい学校」といったイメージなのですね。「養護学校」から「特別支援学校」に、名前が変わったことも影響していそうです。支援のあり方も「子どものいいところを生かし伸ばしていく」という方針に変わったのでしたね。

東野　そうです。そういう変化を受けて、「うちの子はちょっと課題が大きいから、特別な支援をしてもらえるのだったらそのほうがいい」と、保護者が考えるようになったんです。「よりよい教育サービスを受けられる場」というイメージで、特別支援学校を捉えています。

「特別支援＝手厚いサービス」と、保護者は捉える

――今の保護者は、学校教育を「サービス」として捉えているという指摘があります。先生たちとの接し方が、消費者感覚になってはいないかと。「手厚いサービス」という文脈で、特別支援教育が評価されているとしたら、少し考えさせられます。

東野　支援教育はお金がかかります。「たまがわ」では、１人の生徒に年間３８０万円ほどのお金がかけられています。府立高校の普通科の平均は60万~80万円ほどですから、この金額だけでも「手厚い」ことは間違いありません。

――どのような部分が手厚いのでしょうか。

東野　本校では職業教育です。「たまがわ」は、職業教育を中心に据えた学校です。

――確かに、就職内定率が高い特別支援学校として知られています。就職率は、ここ5年の平均で87・2%。特別支援学校高等部の平均は2割くらいですから、かなり高い数字です。1年後の定着率はここ数年で平均88%超、3年後で8割前後を維持しているそうですね（学校把握分）。なぜ、このような学校ができたのでしょうか。

東野　「たまがわ」の設立は2006年ですが、その2年前から設立準備が始まり、私も参加しました。なぜ、この学校をつくることになったかというと、当時、大阪では養護学校を卒業して就労できる知的障害の生徒が、非常に少なかったからです。東京や愛知では30%くらいの生徒が就労できたのに、大阪は17%ほどでした。大阪は、東京や名古屋と比べると中小企業が多く、障害者雇用が進みにくいという事情がありました。「職業教育を中心に据えた特別支援学校」は、すでに千葉県などにいくつかの先行事例があり、それらの学校を参考にしながら独自のカリキュラムをつくりました。

――どのようなカリキュラムなのでしょうか？

東野　学科は3つ、「ものづくり科」「福祉園芸科」「流通サービス科」です。そして共通履修科目に「販売」と「清掃」があります。実際に見ていただいたほうがわかっていただけると思いますので、校内をご案内いたしましょう。

写真で見る、支援学校の「面倒見のよさ」

――ありがとうございます。ここからは写真を交えて、皆さんにも校内ツアーを楽しんでいただだ

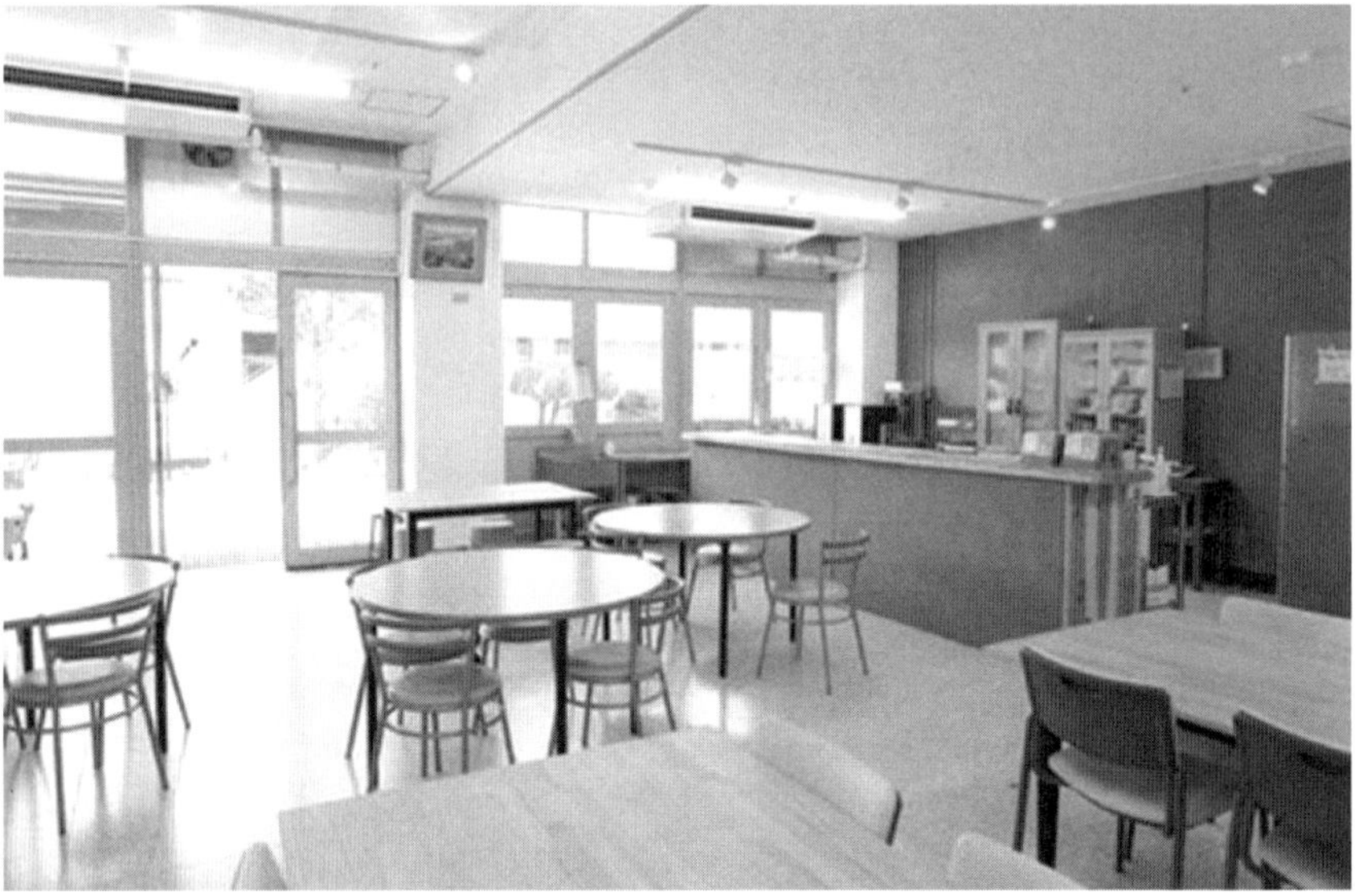

（写真：大亀京助）

きたいと思います。さて、「販売」と「清掃」が共通履修科目ということは、この2つは、特に力を入れているということですね。

東野　はい。

――確かに、学校中どこもピカピカです。

東野　毎日「授業」として掃除をしています。こちらが「販売」の授業をする「カフェたまがわ」です

――外観も内装もすてきですね。本当のカフェみたいです。

東野　先日、生徒たちがペンキ塗りをしてリフォームしてくれました。木材加工を学ぶ生徒たちが、レジの下の台もつくってくれて。新型コロナウイルス禍が収束したら（2022年8月に取材）、リノベーションしてオープンカフェにしようかと考えています。

カフェのお客さんには「指令」がある

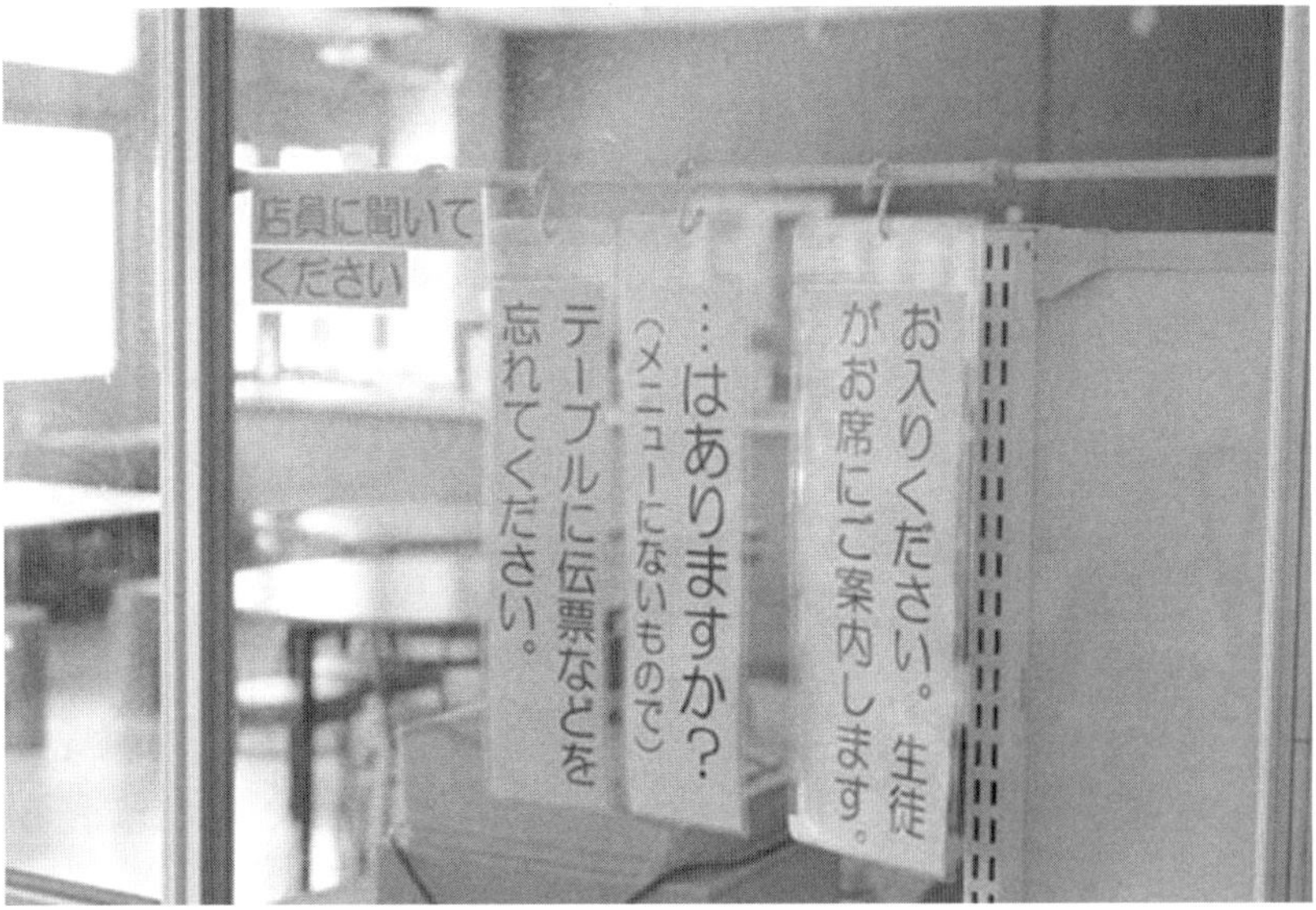

（写真：大亀京助）

——生徒がなんでもつくってしまうんですね。この短冊は何ですか？

東野　お客さん役を務める、教師への指令です。

——メニューにないものを頼む、伝票をテーブルに忘れてくる……。なんのためですか？

東野　わざとイレギュラーな状況をつくるんです。臨機応変な対応ができないといけませんから。

——ああ、メニューにないものをあえて頼んで、店員の生徒にイレギュラーな対応を練習させるということですか。あれ？　メニューが3種類あります……それぞれ値段が違うんですね。

東野　はい。実際に働くときには、お店によって値段は違いますし、値段が変わることもありますよね。「コー

「カフェたまがわ」の外観

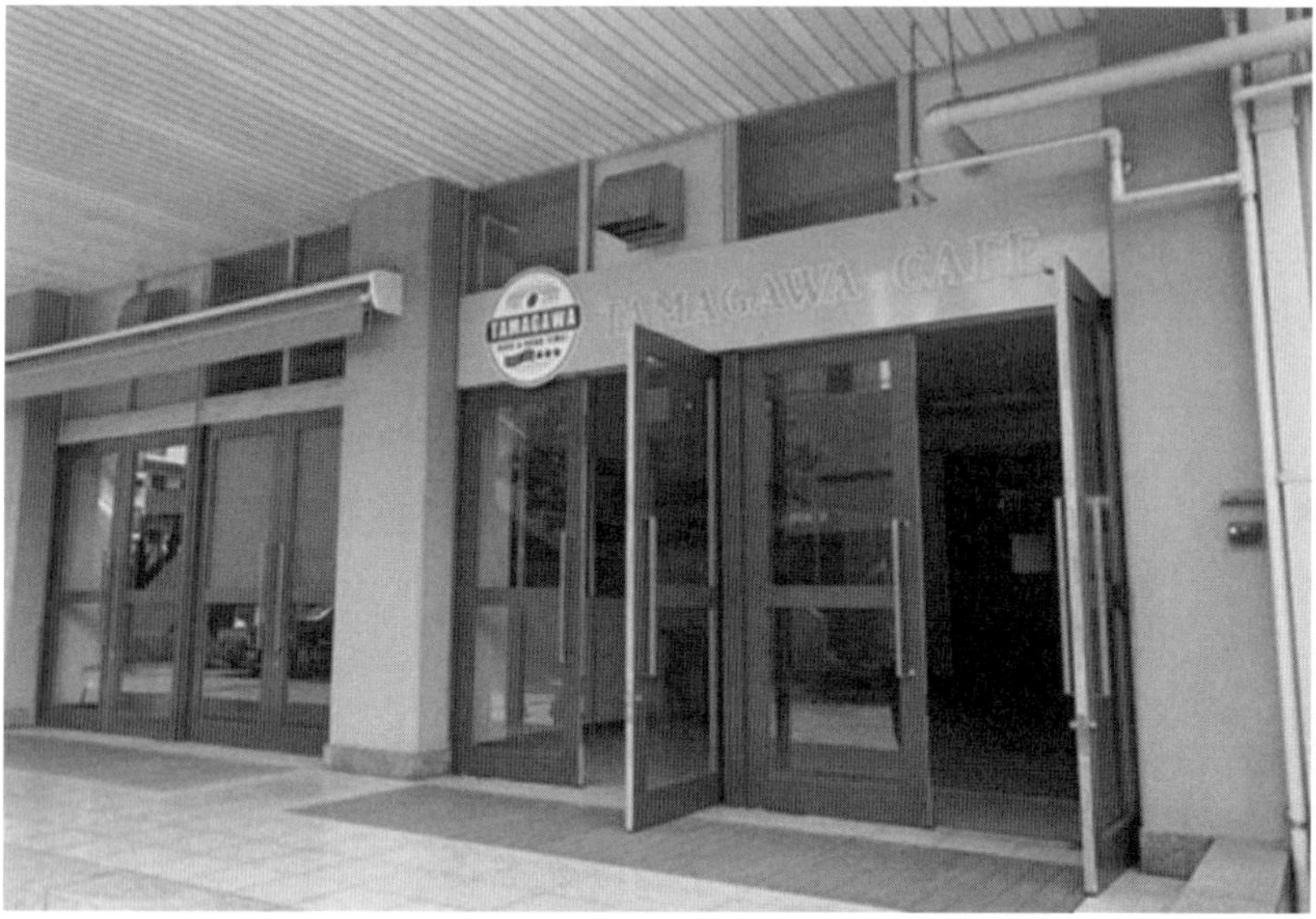

（写真：大亀京助）

ヒー1杯300円」に慣れてしまうと、そういう変化に対応できなくなるので、ときどき値段を変えています。

生徒の就職先の社長さんから「あまりつくりこまないでくれ」といわれたことがあるんです。「たまがわ」で習ったやり方が刷り込まれてしまうと、就職先のルールが学びにくくなります。それでは困るので、マニュアルが変わったら、新しいマニュアルに従うことができるように指導しています。

マニュアル通りにできる力と、切り替える力。この2つが、「たまがわ」の生徒が卒業後、職場に適応していくうえで重要なんです。

……次は、食品生産を学ぶ教室です。主にパンづくりをします。オーブンだけでなく、自動運転で一次発

業務用機器でパンづくりの実習

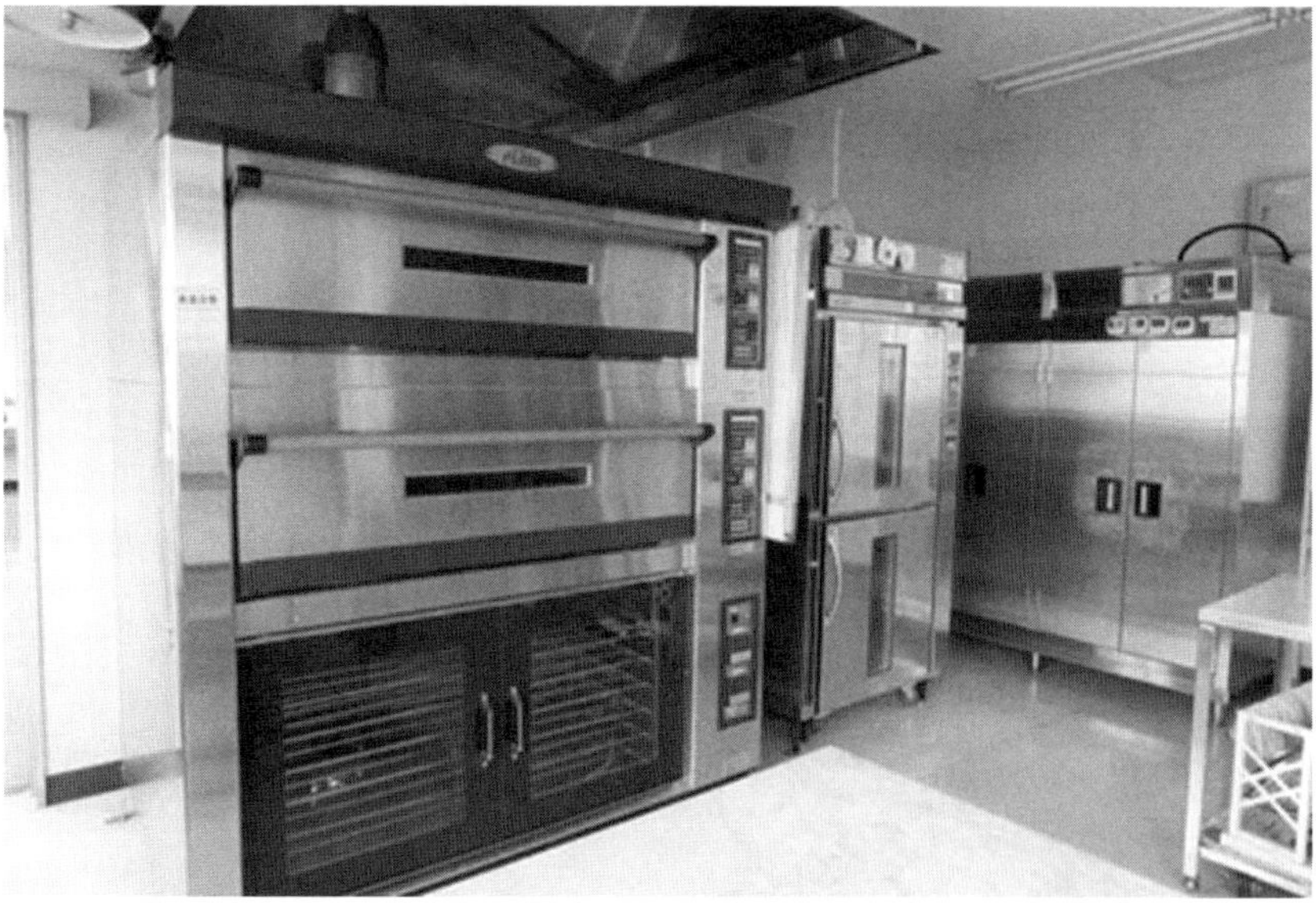

（写真：大亀京助）

酵、二次発酵をしてくれる「ドゥコンディショナー」という業務用の設備を備えています。

――本格的ですね。パンを食べてみたかったです。

東野　パンづくりの授業は人気です。コロナ禍に入る前はパンを売ることもできたのですが、今は生徒が持って帰っています。

――棚もきれいに整理整頓されていますね。

東野　実は、パンづくりの授業の一番の目的は、「きれいに片づける」ことなんです。パンをつくることではなくてね。片づけることが、生徒たちのメインの作業、仕事なんです。整理整頓はすごく大切にしています。見学に来た親御さんのなかには、「こんなきれいに片づけをするなんて、う

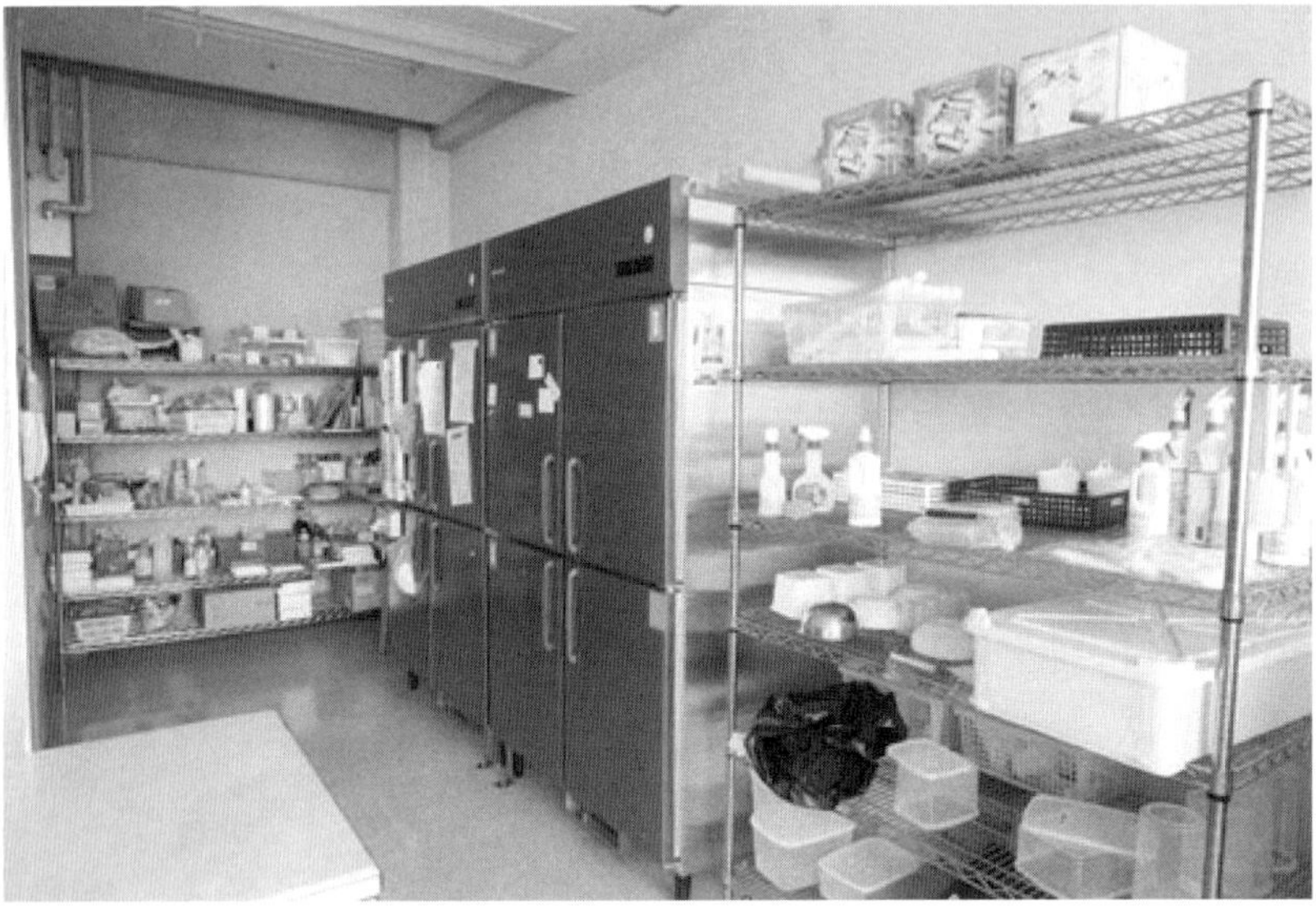

（写真：大亀京助）

ちの子には無理かも……」と漏らす方もいます。でも、できるんですよ。できるようになるんです。

……次にまいりましょう。こちらは「流通サービス科」が使うバックヤードです。

――食堂のようですね。

東野　300人分の給食がつくれるようになっています。

――お鍋が大きい！

東野　炊飯器も300人分炊けるんです。授業ではカレーを50人分くらいつくったりします。食べるのは先生だったりしますが、お金は払ってもらいます。

ここでの授業も、調理することが目的ではありません。器具や設備・機械などを「磨く」「きれいにする」という授業です。料理をつくるのは、汚れ物を出すためです。冷蔵庫なんかも全

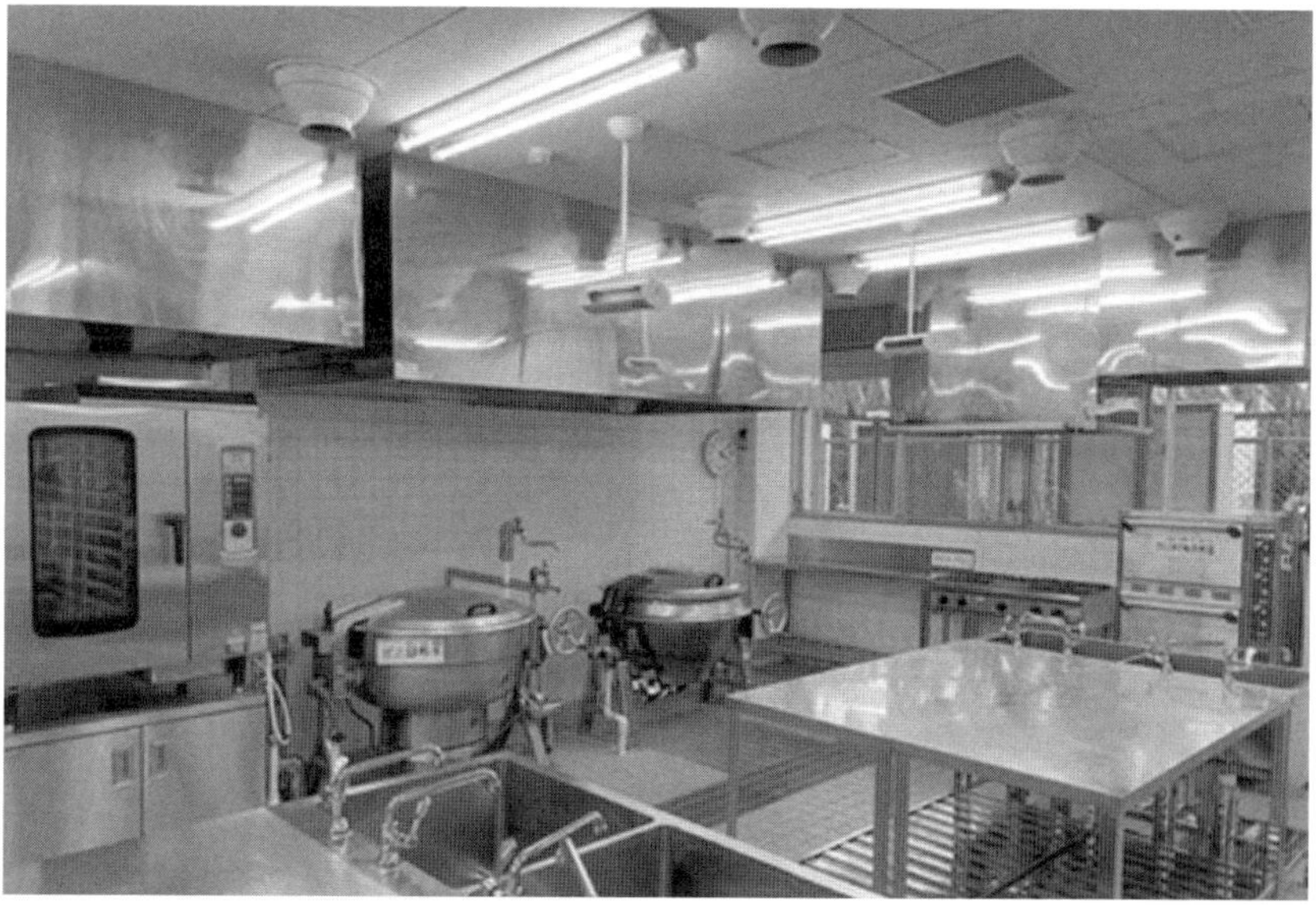

（写真：たまがわ高等支援学校 提供）

部バラしてなかを拭いて。ほら、ピカピカでしょ。16年前からありますが、きれいに手入れされています。

……こちらは、園芸分野の温室です（写真は次ページ）。

温室には雨滴センサーがついていて、雨が降ってくると屋根や窓が勝手に閉まるんですよ。温室の向こうには学校の畑があります。無農薬の野菜をつくって地域の人に売るんですけど、今はコロナ禍でそれができないのが残念です。敷地はできるだけ無駄のないように使っています。

……校内を回ってみて、いかがでしたか。

——どこもかしこもピカピカで、整理整頓されているのが非常に印象的でした。「清掃」と「販売」は必修科目ということですが、どのような理

温室で栽培した無農薬野菜を地域で販売

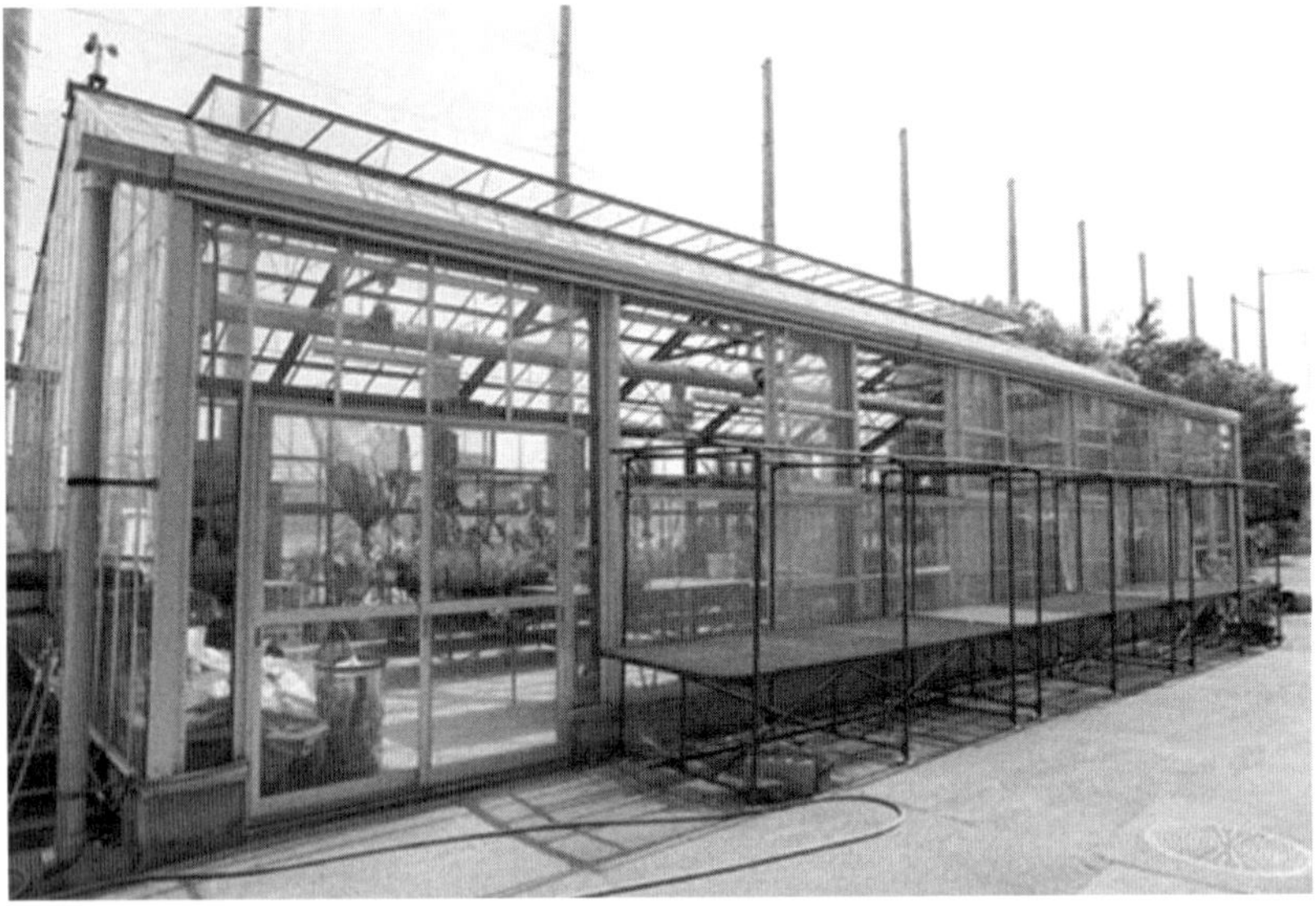

(写真：大亀京助)

由があるのでしょうか？

東野　生徒たちが仕事に就いてから、一番必要になるからです。

販売の授業で学ぶのは、お客さまに「いらっしゃいませ」といって、注文を聞いて、お会計をすること。苦手でも無理やりにでも、言葉を交わさないとなりません。そこは練習が必要です。

清掃は、うちの生徒たちが、一番求められる部分なんですよ。どんな職場に入ったとしても、メインの仕事をするのはほかの人で、補助的な仕事を担うことが多くなります。例えば、老人ホームの仕事なら、入浴介助などは、その道のプロがやります。命にもかかわりますから。うちの生徒たちに求められるのは、利用者がお風呂を出た後、髪の毛を乾かしたり、ジュースやお茶を持っていったり、後片づけをする仕事です。

――接客と清掃は、その土台になるということですね。

東野 そうです。いわばプロの仕事を支える仕事です。そういう仕事をきちっとやる人がいれば、職場全体がうまく回ります。そんな役回りを担える人材を育てているんです。

「たまがわ」の「ものづくり科」では、「木材加工と食品生産」を学びます。だからといって卒業後、木工職人になるとか、パン職人になるというわけではないんです。ものづくりに興味のある子が、興味のあるものづくりを通して、社会人に必要な基礎的な力を身につける。そんなことを目指しています。例えば、あいさつをする、「報告・連絡・相談」ができる、ビジネスマナーが身についている。ですから、どの学科でも、身につけたい能力は一緒なんです。

――「ものづくり科」のほかに、「福祉園芸科」や「流通サービス科」があります。それぞれ、どのようなことを学ぶのでしょうか。

東野 福祉園芸科では「介護と園芸」、流通サービス科では「オフィス事務とバックヤードの仕事」を学びます。ものづくり科の「木材加工と食品生産」もそうですが、硬軟取り混ぜるように、２つの分野を学ぶ形にしています。

――それはなぜですか？

東野 最初は「福祉がやりたい」といっていても、やってみたら「やっぱり違う、できない」ということがあるんです。そんなときに、同じ科のなかに肌合いの違う分野があると、頑張り続けられます。「高齢者のお世話をしたい」という思いで「福祉園芸科」に入ったけれど、やっぱり人と接するのは苦手と思ったら、しゃべる必要のない植物の世話を頑張る。コミュニケーションが難しかったなら、黙ってできる仕事をしてみる。そんなイメージで、学科を組み立てています。

――発達障害の人から、自分にまったく向いていない職業を最初に選んでしまったという話を聞くことがあります。この連載でインタビューをした漫画家の沖田×華さん（インタビュー4）は看護師を、今は作家業や会社経営をされている借金玉さん（インタビュー9）は銀行員を、それぞれ最初の仕事として選んで、非常に苦労されました。そんなことが起こっても大丈夫なように、学科自体が構成されているのですね。

3年間で、生徒一人ひとりの「トリセツ」をつくる

東野　ただ、どの生徒にも3年間で最低限のコミュニケーションはできるようになってほしい。だからあいさつにはすごく力を入れています。生徒が就職した先のある社長さんが、こんなことをいってくれました。「朝は、元気に『おはようございます』というてくれるし、帰るときには『失礼します』って。何かしたら『ありがとうございました！』って大きな声でね。職場がすごく明るくなって、会社の雰囲気がよくなりましたよ」と。

学校の先生は、無料で職業紹介することを認められています。ちゃんと法律（職業安定法・第33条の2）に明記されているんですね。

――そうなんですか。知りませんでした。

東野　だから生徒に合った就職先を探すのは、僕ら教師の大事な仕事です。「たまがわ」の先生たちは必死で新規就職先の開拓をしています。今年は1人3件を目標にしていて。

――先生方がですか？

東野　そうです。これまでの生徒の就職先もすべて教師が開拓してきました。僕も1期生を担当したときには、3年間の夏休み中に300社ぐらい回りました。今までに500社以上、企業開拓のために回ったと思います。

――「障害者雇用促進法」(＊)がありますから、ある程度の規模の企業は障害者を必ず雇用しなければなりませんよね？

東野　それはそうなんですが、知的障害者の雇用にはあまり結びついていないのが現状です。大阪の小さな会社では、就業中にけがをして障害が残っているとか、内部疾患、精神障害などで障害者手帳を持つ社員さんがいらっしゃるところも多いですから。

知的障害のある職員の扱い方を、企業の方々がまだよく知らないだけだと思うんです。会社のなかでうまく位置づけてもらえれば、本当にいい役回りを果たします。デイサービスの現場では、「孫が世話をしてくれるようだ」と、うちの生徒はすごく評判がいいです。

先生たちには、「3年間で、生徒一人ひとりの取扱説明書をつくる」というのが、僕らの仕事だと伝えています。Aさんはこれが得意でこれが苦手。ただしこんなふうに声かけをしたり、準備をしたりすれば、スムーズに作業ができる。そういう個別のマニュアルがあれば、企業もすごく楽なんですよ。「Aさんにはこういうふうに指示を出せばいい」ということがあらかじめわかってい

＊障害者雇用促進法：身体障害者、知的障害者、精神障害者を一定割合以上雇用することを義務づけた法律。障害者の雇用目標割合が「法定雇用率」として定められ、民間企業（従業員43.5人以上）の法定雇用率は2021年3月から2.3％以上。段階的に引き上げられており、2024年度からは2.5％、2026年度には2.7％になる予定。

れば無駄に怒らなくてもよくなりますから。

——生徒一人ひとりをきめこまかにフォローしているのですね。「たまがわ」の「職業教育を中心に据えた、手厚い教育」が、少しわかってきた気がします。

発達障害の子どもは本当に増えている？特別支援が急増する理由

——ところで、こうした取材をしていると、「発達障害の子が増えている」という話を耳にします。それは事実なのでしょうか？

東野　少なくとも、特別支援教育を受ける子どもは増えています。

ご存じの通り、子どもの数は減り続けています。文部科学省の資料（令和3年9月27日「特別支援教育の充実について」）では、義務教育段階の子どもの数は、2009年度に1074万人だったのが、2019年度には973万人。10年間で9・4％の減少です。(*)

一方で、「特別支援教育」を受ける子どもの数は、同じ時期に25万1000人から48万6000人と、約2倍になっているんです。

——発達障害の子どもの場合、普通校で「通級による指導」を受けていたり、支援学級に在籍していたりすることが多いとうかがいました。ただし、知的障害を伴う場合には特別支援学校を選ぶこともある、と。

東野　はい。「通級による指導」や支援学級は、この10年で、それぞれ2倍ほどの人数になりましたが、その内訳を見ると、ADHDや学習障害、ASDが増えているんですね。特別支援学校に通う子どもも10年で1・2倍ほどになりましたが、大きく増えたのは知的障害と自閉症・情緒障害です。ですから、これらの数字だけを見ると、「発達障害の子が増えている」ように見えます。しかし、そう単純に言い切れないと思います。

――なぜですか？

東野　先にお話ししたように、より充実した「教育サービス」を求めて特別支援学校を選ぶ保護者が増えているからです。あとは、やっぱり世間が厳しくなったからだと思います。

――世間が厳しくなったというと……。

東野　昔は「ちょっと変わった子」が周りにいるのは、許容範囲のうちでした。「ダメな子」がいても、ごまめ（小魚を意味する方言）みたいな扱いで、みんな一緒に遊び、育ったものです。大きくなってからも、農作業の手伝いなど、地域のなかで何かしら役割が与えられていたと思います。だから、あまり問題にならなかったのでしょう。

――確かに、養老孟司先生も、農業をしていればADHDは問題にならないとおっしゃっていましたし（序章参照）、岩波明先生も、小さな自営のお店が減ったことで発達障害が顕在化したというお話をされていました（インタビュー1）。

東野　ええ、そうなんですよ。

＊取材時（2022年8月）の最新データ。その後、更新されたデータを本章「インタビューして考えた3」に記載。

――なるほど。統計の数字を見るだけではわからないことがありますね。発達障害などを理由に特別支援教育を選ぶ子は統計上、確かに増えている。だからといって、発達障害そのものが増えているとは言い切れない。

東野　そこから、新たな逆転現象も生じているんです。

――新たな逆転現象とはなんですか？

支援学級から普通高校へ、新たな逆転現象

東野　普通校の支援学級にいた中学生が、普通高校に進学するケースが増えています。

文部科学省の統計によれば、2011年（平成23年）に支援学級を卒業した生徒の7割近くが、特別支援学校の高等部に進学していて、普通高校に進学する生徒は3割もいませんでした。しかし、徐々に普通高校に進学する生徒が増えて、ついに2020年、逆転しました。2021年には、特別支援学校に進学した生徒は4割ほど。半分以上が普通高校に進学しています。

以前は支援学級に通っている子どもにとって、普通高校の入試を受けて合格することが難しかったので、特別支援学校の高等部へ進学していたわけです。それしか選択肢がなかった、ともいえます。

――それが、今は通常学級の中学生と同じように受験をして普通校に進学できるようになった。

東野　ええ。子どもが少なくなって、入学試験のハードルが下がったということもあると思います。それに加えて、親御さんたちには、子どもをなんとかして大学へ行かせたいという気持ちが強い

んです。

今、高校を卒業してすぐに働く子はすごく少ないんですよ。大学や短大、専門学校など「高等教育機関」への進学率は83・8％です（文部科学省「学校基本調査（令和3年度）」）。専門学校も含めると、8割以上の子は、20歳ぐらいまでは働かないわけです。

すると保護者にしてみれば「障害のあるうちの子が、なんでわざわざ18歳から働かなければならないのか」と思えてしまう。

――障害のあるわが子だけが、そんなに早くから働くなんて、と。

東野 例えば、お兄ちゃんが大学に行っていてふらふらしていたりすれば、22歳くらいまでふらふらして楽しく遊んでいたりすることもあるわけです。それなのに、障害のある弟がなんで、となるわけです。そう感じる親御さんが、すごく増えてきました。大阪では今、中学校の支援学級の卒業生で、「たまがわ」のような特別支援学校に来る子は2割もいないんですよ。

――大阪の中学校で支援学級に通う子どもの大半は、皆と同じように受験して、普通校に進学しているということですね。でもそうなると「たまがわ」のような指導がされるわけではないですよね。就業に的を絞ったきめこまかな「たまがわ」の教育について教えていただいただけに、もったいない気もします。支援学級から、普通高校に進学した生徒は、どのような教育を受けることになるのでしょうか？

東野 大阪は国に先んじて、「自立支援コース」という高校版の支援学級をつくったり、「エンパワメントスクール」という学校をつくったりして、サポート体制を整えようとしています。エンパワメントスクールでは、これまでにつまずいたところを徹底的にやり直すといったカリキュラムが工夫されています。

――そうすると、普通の高校と特別支援学校の差がなくなってはきませんか？

東野　なくなってきているんです。だから「たまがわ」を希望して入れなくて、エンパワメントスクールに行ったんだけど、通ってみたらしっかりやれた、という子も結構いるんですよ。

――それはつまり、もともと知的なハンディのある子が、特別支援教育のなかでその能力を伸ばし、普通校のなかでもやっていける実力をつけた、ということですね。その事実はうれしいですね。

東野　「たまがわ」に入ろうという子は、ほかの選択肢と比較検討してここを選んできています。ですから、保護者にしっかりした考えがある場合が多いんです。親として、知的障害のあるわが子の将来に何が必要かを真剣に考え、就業に特化した学校を希望している。そんな親御さんのもとで育った子どもは、自分のことがよくわかっています。そういった意味で、「たまがわ」の子たちは比較的、安定していると感じます。できることも多くあるし、できるようになることが増えていきます。

学力格差につながるのは、むしろ経済力かもしれない

――しかし、先ほどのお話は、知的なハンディがないのに学力がふるわない子がいることも示唆するのではないでしょうか？

東野　経済格差が学力格差につながっているんですね。

――学力格差の原因は、先天的なものばかりではないと。

東野　コロナ禍において盛んになった「オンライン」での学習も、学力格差に拍車をかけています。オンラインで勉強できる子はどんな子かというと、多くは誰かがそばにいて、「しっかりやんなさい！」といってくれる環境を持っている子です。そういうなかであれば、いやいやながらも子どもたちは画面に向かいます。しかし、そういう小言をいってくれる人が誰もいなければ、わざわざオンラインで勉強する子なんてほとんどいません。まだ、子どもなんですから。

注意していただきたいのですが、これは例えば、「シングルマザーやシングルファーザーの家庭では、オンライン学習が難しい」とか、そんな単純な話ではないんです。うちの学校でも、離婚した家庭のお子さんはごく普通にいますが、それが子どもの学びの問題に直結するわけではありません。大事なのは、親のサポートだけでなく、親以外のサポートがどれだけあるか。祖父母やご近所さんもそうですし、行政とうまくつながっているかもそうですね。周囲とのつながりがどれだけあるか、というところになると思います。

——社会とのつながりの喪失も、学力格差につながっているのかもしれないということですね。経済格差の問題と併せて取り組まなければならない、大人の課題です。

東野　学力だけの話ではありません。子どもが働きだしたら、会社がもうひとつのネットワークになるわけです。職場に若者を支える環境があれば、離職率もおのずと低くなります。そして家庭の環境も、引き続き重要です。仕事で疲れて帰ってきたときに、「お疲れさま。明日も頑張って」と洗いたての作業着を出してもらえたら、「じゃあ明日も頑張ろうかな」と思えますよね。そうでもしなければ、18歳の子がそんなに頑張って働こうなんてなりませんよ。

——障害のある子どもたちが、幸せに人生を歩んでいくためには、何が必要なのでしょうか？

東野　「たまがわ」で、生徒たちに身につけさせようと頑張っていることのひとつが、「自己決定力」です。「たまがわ」に来る子は、これまであまり自分で何かを決定してきたことがないんです。小中学校ではマイノリティー（少数派）で、クラスやクラブの活動では、マジョリティーの決定に従ってきた。自分から何かしたいと手を挙げるのが難しかった子ばかりなんです。

しかし人生というのは、選択の連続です。ですから人に頼らず、最終的には自分で決める。それができるようにならないと、自立はできません。

――授業のどういった場面で、自己決定を促すようにしているのでしょうか？

東野　先生があれしろ、こうしろといわないようにしています。手取り足取り教えるのではなく、教えたことがうまくできなかったときには、「もう一回やり直してみて」といって、本人に考えさせます。失敗することも多いですよ。でも失敗からしか、学べないこともありますから。

そして支援教育を受ける子どもに対しては、「受援力」をつけるように指導しています。

生きていくうえでは「受援力」も必要

――「受援力」ですか。初めて聞く言葉です。

東野　社会でうまくやっていくためには、「支援を受ける力」も要るんです。困ったときは助けてもらう。「困っています」という信号をうまく出せるようにする。そういう力が「たまがわ」に通う生徒には必要なんです。

――「困っている」という発信をする練習は、どのような形でするのでしょうか？

東野　例えば、職員室の入り口に黙って立っている子とかがいるんですよね。何か用事があるのだろうと思っても、こちらからは声をかけず、生徒が切り出すまで待つ。切り出した言葉が単語だけで、文章になっていなかったら、「誰に？」「いつ？」など、質問をします。「いわなければ伝わらない」ということを知る必要があるのです。

――親として反省するところです。親は、子どもが何か一言いっただけで、何をしてほしいかがだいたいわかってしまうものです。それでこっちが動いてしまうから、いつまでたってもできるようにならない。

東野　そうそう、難しいんですよ。赴任してきたばかりの先生も同じです。生徒がいう前に、察して動いてしまう。待つのって難しいですよね。でも大人が待たないと、子どもは成長しないんです。

――就労を目指した教育をする根底には、どのような思いがあるのでしょうか？

東野　こんな話を聞いたことがあります。「日本理化学工業」という会社の社長さんの話です。この会社ではチョークをつくっているのですが、従業員のおよそ7割の方に知的障害があるんですね。その社長さんは最初、養護学校（現在の特別支援学校）の先生に懇願されて、障害のある子を採用するようになったのですが、最初のころ、疑問に思ったことがあったそうです。「この子たちは、施設でのんびりと暮らすこともできる。なのに、どうしてわざわざ働きたがるのか」と。それであるとき、禅寺のお坊さんに尋ねたそうです。するとお坊さんは、人間には4つの幸福があると教えてくれたそうです。

――4つの幸福、ですか。

東野　1つ目が人に愛されること。2つ目が人にほめられること。3つ目が人の役に立つこと。4つ目が人に必要とされること。施設で暮らしていても、人に愛されることはかなうかもしれない。けれど、人にほめられ、人の役に立ち、人に必要とされるという幸せは、得られない。この3つの幸せは、働くことを通じて実現できる幸せなのです、と。

その話を聞いて、社長さんは障害者をまた雇おうと心に決めたそうです。(*1)

――愛されること。ほめられること。人の役に立つこと。人に必要とされること。障害のあるなしにかかわらず、胸に響きますね。

東野 僕は、このなかのひとつでもあれば幸せは感じられると思うんですが、「たまがわ」の子どもたちが働きに出れば、そこでほめられることもあるでしょうし、人の役に立つことも、人に必要とされることもできます。

――愛されることもあります。

働かなくては得られない幸せもある

東野 「愛されること」という幸せは、多分、自分の居場所ということだと僕は思うんです。「たまがわ」を卒業した生徒たちのほとんどは、障害者雇用で働きます。その手取りというのは、おおよそ12万~13万円です。生活保護でもらえる金額(*2)とさして変わりません。働かなくても、生活保護を受ければ、携帯を持つことくらいはできます。多少であれば買い物をしたり、遊んだりすることもできるでしょう。でも、それでは幸せにはなれないんですね。

――人が働くのは、お金を得るためだけじゃない。

東野　人の役に立つ、ということが大切なんです。ここが自分の居場所だと感じ、自分が幸せだと感じられるのは、人の役に立っていると思えるからです。特に「たまがわ」の子たちは、これまで散々怒られたり、バカにされたりした経験を持つ子たちです。そういう子たちが、働くことで人の役に立ち、「おまえが休んだら困る」といわれたらそれはうれしいですよね。幸せになるっていうのは、そういう形で自分の居場所を確保することだと思うんです。

僕らもそうですよね。仕事をしていれば、理不尽なこともあるし、嫌なこともあるし、不幸な経験もするかもしれません。でも、家に帰ってほっとしたり、仕事場で仲間と励ましあったりできれば、なんとかなる。ちょっとしたところに、自分の居場所があればやっていけるんです。そんな居場所を、障害のある子たちが見つけるのを支援することが、僕らの仕事なんです。生徒たちの新しい居場所探しの手伝いをしているんです。

＊1　坂本光司『日本でいちばん大切にしたい会社』（あさ出版、2008）
＊2　ここでいう「生活保護でもらえる金額」には、家賃などに充てられる「住宅扶助」を含める。

少数派にとって学校は居心地が悪くなりやすい

子どもが発達障害とわかったとき、親御さんにはさまざまな悩みや迷いが生まれると思います。インタビューでもご紹介した「特別支援教育」を利用するかどうかも、迷うところでしょう。しかし、実はそれ以上に大変なのは、発達障害と気づかれないまま、「普通の子」として学校に通っている子どもたちかもしれません。

「みんなと同じ」でないと、ダメなのか？

ADHDの診断を受け、ASD的な症状も持ち合わせているという借金玉氏は、小学校には半分も行けなかったといいます（インタビュー9）。

学校というのは、画一的なやり方で教えようとします。ただ、こちらは画一的なやり方ではできないから困っているわけです。そこで「自己流で頑張る」ということを試みて、学校で大惨事になる発達障害児は多いです。…（中略）…でも、そのとき「なんで標準的なやり方をしないんだ！」っていう叱り方はしないほうがいいと思います。

子どもが傍目には、とんでもないことをしているように映っても、もしかするとそれは、自分なりに工夫して頑張って、何かを学んでいる最中なのかもしれません。

学校というのは、多数派の子どもたちにとって学びやすい方法で運営されています。それ自体は悪いことではありませんが、少数派の子どもたちには、居心地が悪くなりやすいところがあります。みんなと同じようにできないからといって、その子が「怠けているわけでも、ふざけているわけでもない」という共通認識は必要です。「ほかの子と同じようにできない」ことがマイナス評価に直結してしまうために苦しんでいる子は、少なくありません。

バカじゃない、できることがある

発達障害の子は、「自分はバカだ」と思い込み、落ち込むことがあります。自分で感じるだけでなく、周りから「バカ」といわれることもありますし、それがいじめにつながることもよくあります。そのようにして自信を失っている子に必要なのは、周囲の大人が「バカじゃない」「できることがある」と伝えることです。

発達性読み書き障害[*1]の子どもを指導してきた宇野彰氏は、最初に「IQ(知能指数)[*2]がいいことが検査でわかったよ」と伝えるそうです（インタビュー10）。発達性読み書き障害の場合、字の読み書きは苦手でも、知能には基本的に問題がありません。

”

（引用注：読み書きが苦手なことで）落ち込んでしまう子が多いんです。ですから「頭が悪いんじゃない」「知能の問題じゃない」と伝えたうえで、「苦手があるみたいだね。まだ、ひらがなが全部書けていないみたいだけど、自分で気がついていた？」と尋ねます。

“

私の息子も発達性読み書き障害で、小学2年生のころに不安定になりました。漢字の書き取りや作文の課題が増えて、字がうまく書けない自分と向き合わなければならなくなったからです。「僕はバカだから」と言い張る息子に対して、「将棋ができる子はバカじゃないよ」と、何度も話したのを思い出します。そのころ、息子は将棋が大好きでした。そのまま将棋が強くなり……ということにはなりませんでしたが、私にとっても将棋は、息子の可能性を信じるために大切なものでした。できることに目を向けた勇気づけは大事だと思います。

子どもではなく、環境を変える

発達障害は、本人の個性や特性と、本人を取り巻く環境との折り合いのつかなさから生じるものです。ですから、問題が起きたときに変えるべきは、本人ではなく、環境です。子どもの学びの支援に工学的なアプローチで取り組む、東京大学先端科学技術研究センター（東大先端研）・シニアリサーチフェローの中邑賢龍氏はいいます（インタビュー7）。

”

大人は結局、「子どもを変える」議論ばかりしているんですよ。そうではなくて、子どもたちがそのままでいいように、外部にある仕組みや制度、社会を変えなければならないんです。

“

変えるのは子どもではなく、親や先生を含めた周りの環境であることは、何度でも確認したいところです。

＊1　発達性読み書き障害：知能に問題がないとしても、読み書きに著しい困難を示す障害。学習障害（ＬＤ）の中核となる障害。
＊2　ＩＱ（知能指数）：知能検査結果の表示法のひとつ。指数１００が平均値。Intelligence Quotientの略称。

不登校の背景にある発達障害

小中学校の不登校児童・生徒の数は、2022年度、29万9048人に達し、過去最多となりました。10年連続で増加し、コロナ禍という事情はあるかもしれませんが、前年度と比べ、約22%も増えています。今や、在籍児童・生徒に占める割合は約3・2%。このうち、小学校は1・7%で59人に1人、中学校にいたっては6%で17人に1人の割合です。

不登校の原因は何か？

不登校と聞いて、すぐ頭に浮かぶのはいじめの問題です。いじめが実際、大きな原因になっていることがうかがえるデータもあります。

文部科学省が2014年、「2006年度に不登校だった中学3年生」を、追跡調査した「不登校に関する実態調査」（以下、「実態調査」）の結果を発表しました。「不登校のきっかけ」を、本人が選択肢から回答したところ、上位に挙がったのは、次の項目でした。(*)

・友人との関係　52・9％
・生活リズムの乱れ　34・2％
・勉強が分からない　31・2％

トップとなった「友人との関係」には、いやがらせやいじめ、けんかが含まれます。

一方で、次の調査も気になります。文部科学省は毎年、「児童生徒の問題行動・不登校等生徒指導上の諸課題に関する調査」（以下、「問題行動調査」）を発表しています。先ほど紹介した「不登校が過去最多」というデータも、この調査に基づきます。調査対象は、小中学校や高校、教育委員会です。小学生、中学生の不登校の「主たる要因」を尋ねたところ、上位には、次の項目が挙がりました。

・無気力・不安　51・8％

＊引用した数値は、無回答・無効回答を含めた各項目の回答の比率。

・生活リズムの乱れ・あそび・非行　11・4％
・いじめを除く友人関係をめぐる問題　9・2％

「実態調査」と「問題行動調査」の結果が一致しないのには、調査対象が、不登校になった本人なのか、学校や教育委員会なのかという違いに加えて、選択肢の違いなどもあるでしょう。

ただ、私が気になったのはここに挙げられた「無気力・不安」です。実は、2014年の「実態調査」では「不登校継続の理由」も尋ねていて、次の項目が上位に挙がりました。

・無気力でなんとなく学校へ行かなかったため　43・6％
・学校へ行こうという気持ちはあるが、身体の調子が悪いと感じたり、ぼんやりとした不安があったりしたため　42・9％
・いやがらせやいじめをする生徒の存在や、友人との人間関係のため　40・6％

本人の自己申告でも、「無気力・不安」は、不登校の大きな要因なのです。仮に、最初に学校を休んだきっかけが「いじめ」だったとしても、その後、どうしても学校に行く気持ちになれないのは、「無気力」に陥り、「不安」が大きすぎるからではないでしょうか。

この「無気力」や「不安」を生み出す背景には何があるのでしょうか。

不登校の背後に学習障害

東大先端研の中邑氏の調査は、そのヒントになるかもしれません。

不登校傾向のある子ども約８００人を調査したところ、1年以上勉強が遅れている子どもの80％に「書きの困難」が疑われたといいます。(*) これは不登校の背景に、学習障害がある可能性を示唆しています。文字を書くのが苦手だと、授業がつらいだけでなく、それがいじめにつながることもあります。頑張っても成績が上がらないため、意欲が低下し、無気力になることもあるでしょう。そんな子どもたちが多くいることを、この調査は示唆します。

しかし、文部科学省の調査では、不登校の原因として、学習障害や発達障害の問題は浮かび上がってきません。なぜでしょうか？　中邑氏は「調査をしている部署が違うのが原因」といいます。不登校を扱うのは初等中等教育局の「児童生徒課」、発達障害を扱うのは「特別支援教育課」というように縦割りとなっているからだという指摘です。

確かに、文部科学省の「児童生徒課」が行った「問題行動調査」において、不登校の要因の候補として挙げられている選択肢を見ると、「学校」や「家庭」など子どもを取り巻く環境の

＊中邑賢龍『育てにくい子は、挑発して伸ばす』（文藝春秋、２０１７）

不登校の「主たる要因」
―文科省の調査から

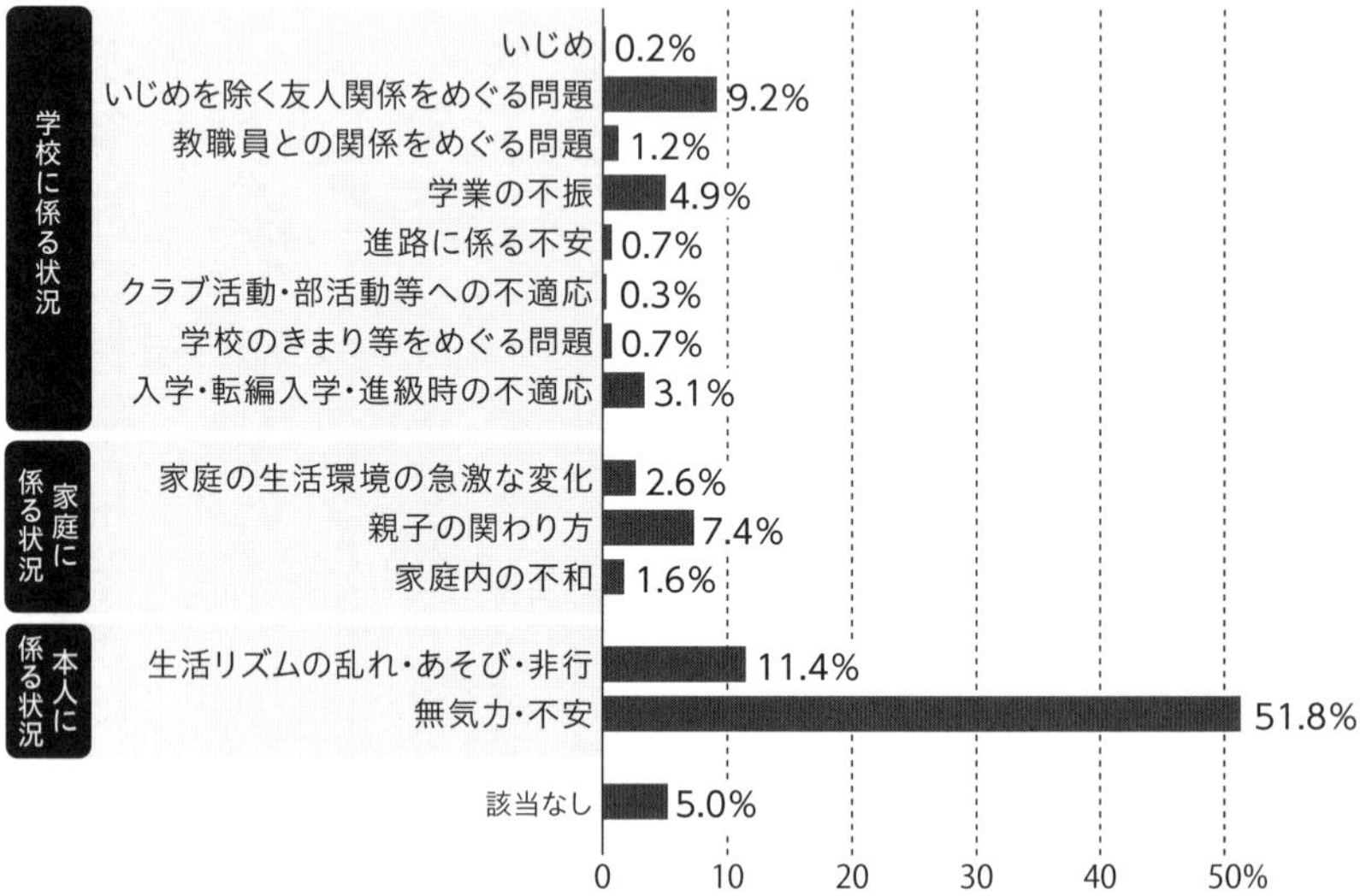

文部科学省「児童生徒の問題行動・不登校等生徒指導上の諸課題に関する調査（令和4年度）」を基に作成

問題が中心となっています。「本人」が関わる項目は「生活リズムの乱れ・あそび・非行」と「無気力・不安」の2つしかありません。にもかかわらず、この2つを合計すると63・2％、優に半数を超え、特に「無気力・不安」の多さは、突出しています（上図参照）。

不登校の問題を解決するには、子どもたちの「無気力・不安」の背景を考える必要がありそうです。そしてそこに、中邑氏が指摘するような学習障害の問題、そして発達障害の問題があるかもしれないと考えることには意味があると思います。

なぜなら、不登校と発達障害に何らかの関係があるということが明らかになれば、具体的な対策を打つことができるからです。

発達障害が原因なら対応できる

例えば、学習障害によって、文字の読み書きが苦手な子どもを小学1年生のうちに見つけることができれば、適切なトレーニングによって、読み書きの能力を向上させることができます。それだけでなく、タブレット端末などＩＣＴ（情報通信技術）機器を文房具代わりに使うことで、ほかの子と一緒に授業についていけるようになります。

文字が読めなかったり、書けなかったりすることの弊害は、学習面に留まりません。注意、叱責されたり、バカにされたりすることが多くなり、自信を失う経験を積み重ねることになります。

学習障害の子どもだけでなく、忘れ物やミスが多くなりがちなＡＤＨＤの子たちや、コミュニケーションが苦手なＡＳＤの子たちも、同じような経験をへて、自信を失い、自己肯定感を低下させていくことが多くあります。

これはいじめだけでなく、教師との信頼関係や親子関係にまで影響します。

このような状況が、先ほどの調査の「無気力・不安」に表れているのではないでしょうか。

特別支援教育を受ける心理的ハードルが低くなった

発達障害の取材をしていると「発達障害児が増えている」という話をよく耳にしますし、次のようなデータは、「発達障害児が増えている」ことを客観的に示すようにも見えます。

発達障害と診断された子どもの多くが、特別支援教育を受けます。そして文部科学省が公表する「特別支援教育の充実について」という資料に、特別支援教育を受ける児童の人数と、その変化が示されています。最新の数字を確認していきましょう（2023年11月現在）。

義務教育段階にある子どもの数は、2012年度から2022年度の10年間で、1040万人から952万人へ、約8・5％減少しました。この間に特別支援教育を受ける子どもの数は、30万2000人から59万9000人へ、約2倍に増えています。割合で考えれば、2・9％から6・3％に増えました。内訳を見ると、ADHDや学習障害、ASDなど、発達障害の増加が大きく影響していることがわかり、発達障害児そのものが増えているように思えます。

発達障害児は増えたのか？

しかし、「そう単純に言い切れない」というのが、大阪府で府立支援学校（特別支援学校）の校長職を歴任してきた東野裕治氏です。特別支援教育を受ける子どもが増えたきっかけに「名前」があると指摘します。

「特別支援教育」は、かつて「特殊教育」と呼ばれていました。2007年に特別支援教育に改称した際に、「養護学校」も「特別支援学校」に名前を変えました。なぜ名前を変えたのかというと、障害のある子を「養護」し、「保護」するのではなく、子どもを「支援」し、「長所を伸ばす」という方針の変更があったからです。それに伴い、保護者の受け止め方も大きく変わりました。東野氏はこう語ります（インタビュー6）。

”

「うちの子はちょっと課題が大きいから、特別な支援をしてもらえるのだったらそのほうがいい」と、保護者が考えるようになったんです。「よりよい教育サービスを受けられる場」というイメージで、特別支援学校を捉えています。

“

現在では、よりよい学校教育を求めて、特別支援教育が「選ばれている」側面があるわけです。このような背景を知れば、先ほどの統計から「発達障害児の数が増えている」と断言できないことがわかります。

人気を集める「通級による指導」

特別支援教育には、大きく分けて3種類あります。特別支援学校と特別支援学級、そして「通級による指導」です。

子どもが発達障害だとわかったとき、最初の選択肢になるのはおそらく、「通級による指導」でしょう。通常学級で授業を受けながら、一部の時間を使って障害に応じた指導を受けられる制度です。例えば、国語の1コマだけ、普段いるクラスから抜けて、別の教室でコミュニケーションの授業を受けたりします。

「クラスから抜けることで、いじめにつながらないか」「障害があることを知られることになる」と懸念する親御さんもいます。もちろんそのような心配がゼロというわけではありませんが、今の子どもたちには「いろんな子がいて、みんな違うのが当たり前」という感覚が、親世代よりずっと強いように感じます。私の息子も「通級による指導」を受けていますが、ほかの子たちには楽しそうに見えるようで、小学校低学年のころはクラスを抜けるときに、「いいな〜」という声があがったくらい。「通級による指導」に対する子どもの心理的ハードルは、それほ

特別支援教育を受ける子どもの増加

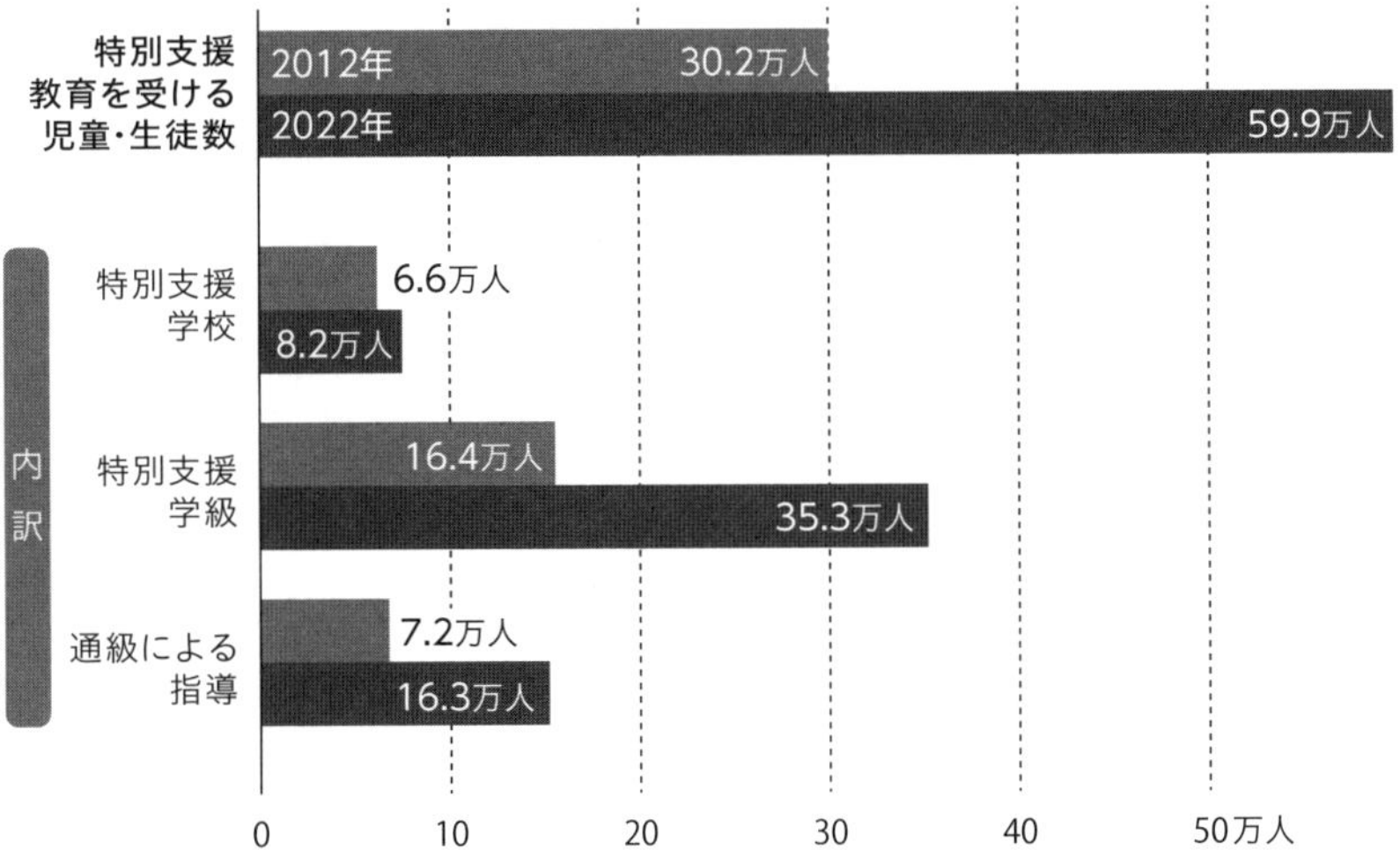

文部科学省「特別支援教育の充実について」を基に作成

ど高くないのかもしれません。子どもたちのなかには、「通級による指導」の時間を楽しみにしている子がたくさんいます。

「通級による指導」は保護者にも人気です。希望者の増加に対して、担当する先生が足りず、「入るのに1年待った」「1年で打ち切りになってしまった」といった声も聞こえてきます。これはこれで新たな課題ですが、「通級による指導」を受けたい、受け続けたいと評価する人がそれだけ多いということです。

この「通級による指導」を受けている生徒の数も、先の「特別支援教育」の統計に計上されていて、特に数字の伸びが大きいところです。「通級による指導」の心理的なハードルの低さが、特別支援教育を受ける子どもの数を押し上げていることがうかがえます。

発達障害の子の多くが普通の学校に通う

子どもが発達障害だとわかると、学校や教育をどうしたらいいのかという悩みに直面します。「特別支援教育」を選ぶこともできます。改めて用語を整理しておきましょう。

- 特別支援学校：障害に応じた指導に特化した専門の学校。幼稚部、小学部、中学部、高等部がある。(＊1)
- 特別支援学級：普通校にある支援学級。少人数制で障害に応じた指導がされる。小学校、中学校に設置。
- 通級による指導：普通校の通常学級に在籍しつつ、一定時間、障害に応じた指導を別の場で受ける。障害に応じた指導をうける場を「通級指導教室」と呼ぶこともある。

2013年の法改正までは、一定の基準を満たす障害があると、特別支援学校（養護学校）へ進学するのが原則でしたが、今は違います。「本人・保護者の意見を可能な限り尊重し、教育的ニーズと必要な支援について合意形成を行う」のが原則となりました。(*2)

発達障害の子にとって最初の選択肢は、普通校にいて、特別支援学級に在籍するか、「通級による指導」を受けることでしょう。

特別支援学校に通う発達障害児もいます。基本的に知的障害を伴う子たちで、ASDが多いと、東野氏は指摘します（インタビュー6）。

ASDの場合、重度の子は特別支援学校を選ぶことが多いんです。ASDでも軽度の子や、ADHDや学習障害の子たちの大半は、普通校の「特別支援学級」にいるか、「通級による指導」を受けています。結局のところ、発達障害の子どもたちの大半は、一般の小中学校にいます。特別支援学校を選ぶ生徒は、限られているんです。

発達障害の子どもの大半は、普通の学校にいます。このことをまず、頭に置いてください。

*1 大阪では「特別支援学校」を「支援学校」と呼んでいる。また、高等部だけの特別支援学校は「高等特別支援学校」と呼ばれるなど、個別の学校の名称には違いがある。
*2 文部科学省「障害のある子供の就学先決定について」

普通の学校で特別支援を受ける

発達障害の子の多くが、普通校に通いながら、特別支援学級に所属するか、「通級による指導」を受けています。それぞれの内容を見ていきましょう。

●特別支援学級

特別支援学級は、公立の小中学校に設けられています。1学級の児童生徒の数は8人が基本。手厚い教育を受けることができます。「いちょう学級」や「なないろ学級」といった愛称がつけられていることもあります。

対象となるのは、「知的障害者、肢体不自由者、病弱者及び身体虚弱者、弱視者、難聴者、言語障害者、自閉症者・情緒障害者」と定められ(*1)、発達障害は「自閉症・情緒障害」にあたります。療育手帳（障害者手帳）の有無は問われませんが、教育委員会との協議で、何らかの困難があると認められる必要があります。

●通級による指導

通常学級に在籍しながら、一部の時間を使って、障害に応じた指導を受けるのが「通級による指導」です。その間は、通常学級の授業を抜けることになります。障害に応じた指導を受ける場を「通級指導教室」と呼んだり、「まなびの教室」や「ことばの教室」といった愛称がつけられていたりすることもあります。

通級指導は「週1～8コマ以内」(*2)とされていますが、ADHDや学習障害では、週に1～2コマが多いようです。他校に移動して指導を受けることもあります。

指導の内容は、子どもの特性に合わせてさまざまで、例えば、次のようなものがあります。

・**体を使ったトレーニング**：トランポリンやバランスボールを使って体の動かし方を学んだり、姿勢を保つ練習をしたりします。卓球は、視線を動かすトレーニングにもなります。

・**ゲーム**：トランプ、かるた、すごろく、ジェンガ、パズルなどが定番です。遊ぶだけではありません。集中力や思考力、計算力を高める、手先を上手に使う、負けを受け入れる気

*1　文部科学省「障害のある児童生徒等に対する早期からの一貫した支援について（通知）」
*2　文部科学省「特別支援教育の充実について」

持ちを育てるなど、目的を持って行われます。

・**ビジョントレーニング**：視覚機能を高めるためのトレーニングです。視覚機能とは、目で見た情報を、脳で処理し、それに合わせて体を動かすという、視覚による情報の入力から出力に至る、一連の働きのことです。

・**コグトレ**：認知機能に着目したトレーニング（第2章参照）。主にプリントを使います。

先生たちが一人ひとりの子どもに合わせて内容を工夫しています。成績アップが目的の補習はしてもらえませんが、通常学級の授業でつまずいているときは、国語の教科書を音読したり、計算の練習をしたりします。

特別支援教育を受けるには？

特別支援教育を希望する場合は、小学校や中学校に入学する前に、市区町村の教育委員会に連絡をとり、「就学相談」を受けます。就学相談の内容は、市区町村によって違いがあり、保護者から生育歴を聞き取ったり、知能検査をしたり、行動観察をすることもあります。その過程で、教育委員会と話し合いを重ね、どのような教育を受けるかを決めていきます。このプロセスは、特別支援学校でも特別支援学級でも、「通級による指導」でも変わりません。

また、小学1年生で特別支援学級に入ったからといって、6年間在籍しなければならないということはなく、途中で普通学級へ移ることも可能です。もちろん普通学級から特別支援学級へ移ることもできます。学年や学期の途中から「通級による指導」に参加する子もいます。

ただ、途中から参加するには、「その子」が「困っている」ことに、誰かが気づかなければなりません。このとき、子どもの困りごとが目に見えにくいものだと、気づかれないままということがあります。例えば、授業中に歩き回る子どもであれば、気づきやすいですが、友だちとのコミュニケーションに困っている子には、なかなか気づけないものです。

小学校から中学校に進学する際にも、就学相談が必要です。そのため、小学校までは受けられていたサポートが、中学校で途切れてしまったという話を聞きます。

もちろん、成長するに従って、困難を感じる度合いが減る子もいるかもしれません。ただ、小学校から中学校へと環境が変わることで、かえって強く困難を感じるようになる子もいます。例えば、学習障害の子にとっては、中学校の英語は大きな壁となります。中学校入学によって支援が途切れた子が、中学2年になって「通級による指導」に戻ってくるケースも多いといいます。「空白の1年間がもったいない」と現場の先生はいいます。

中学校へ行っても継続的な支援を受けたい場合は、子どもが小学6年生になったあたりで特別支援を担当している先生や担任の先生に相談してみるのがいいと思います。

いじめられやすい子が主役になれる特別支援学校

中学校を卒業した後、発達障害の子どもには、どんな進路の選択肢があるでしょうか。近年、特別支援学校の「高等部」や「高等特別支援学校」の人気が高まっています。学力的には普通校で十分にやっていける生徒が、特別支援学校への進学を希望するケースも少なくないといいます。なぜでしょうか？

2007年に「養護学校」から「特別支援学校」に名前が変わり、障害のある子を「養護」し、「保護」するのではなく、子どもを「支援」し、「長所を伸ばす」という教育方針に変わったことも理由のひとつです。障害の比較的軽い子の保護者のなかに、「子どものいいところを伸ばしてほしい」「手厚い教育をしてもらいたい」と、特別支援学校を選ぶ人が増えたのです。

もちろん、誰もが入学できるわけではありません。特別支援学校が対象とするのは、「視覚障害者、聴覚障害者、知的障害者、肢体不自由者、病弱者（身体虚弱者を含む）」です。(*)

発達障害そのものは対象となっていません。発達障害の子どもが特別支援学校に進学するのは、知的障害など先に挙げた障害がある場合です。ただし、知的障害であることを示すのに療育手帳は求められません。

特別支援学校に進学できるかどうかは、本人や保護者の希望が優先されます。

障害が軽いからこそ

障害の軽い子が特別支援学校を選ぶことが増えるのと同時に、障害の重い子が普通校を選ぶことも増えました。選択肢があるのはいいことですが、保護者が迷う場面も増えています。

特別支援学校で校長を務める東野氏は、こう話します（インタビュー6）。

“一見障害があるかどうかわからない子には、特別支援学校はいい環境だと思います。そういう子は、重度の障害がある子よりもいじめられやすいんです。実際、うちに来る子は、小中学校でいじめられた子がほとんどです。”

＊文部科学省「障害のある児童生徒等に対する早期からの一貫した支援について（通知）」

そのなかにはＡＳＤの子が多く、高等部では３割近くを占めるというデータを、東野氏に教わりました。高校の場合、ＡＤＨＤの子も６・６％を占めます。普通校ではいじめられやすい子たちが、特別支援学校では輝ける。そのことが自尊感情を育てると東野氏は指摘します。

普通校では、周りにたくさん「できる子」がいますから、「よーいドン！」で始めたらいつも負けてしまうし、何かするとき、レギュラーになるのは自分たちではない。主役にはなれないわけです。でも特別支援学校では、みんな一緒ですから。運動会で1位になることもできるし、発表会で代表になったり、学芸会で主役を張ったりすることもできます。…（中略）…部活動でキャプテンにもなれるし、学級委員や生徒会だってできる。全部主役になれるんですよね。

普通校での生活には、高いコミュニケーションスキルが求められます。それは発達障害でない「定型発達」の子たちも同じです。まして、コミュニケーションが苦手だったり、ときに衝動的に行動してしまったりする子たちが「普通に振る舞う」のは至難の業です。そんな困難に直面する「一見障害があるかどうかわからない子」たちにとって、特別支援学校は、安心できる場所になるようです。

課題は大学進学

特別支援学校には、その先の進路が狭まりやすいという課題があります。大学進学率は1・9％、知的障害に限れば0・4％です（2022年度(＊1)）。進学したいと思ったときに、展望が開けない。大学に進学できないわけではありませんが(＊2)、そもそもカリキュラムの中心が職業訓練や自立活動となります。東大先端研の中邑賢龍氏はいいます（インタビュー7）。

”

僕は、発達障害や知的障害があるかどうかは関係なく、今の社会では、誰もが高等教育を受けることが必要だと考えています。ですから、高等特別支援学校を卒業した後の進路が、現実問題として事務補助や軽作業に限られ、高等教育に開かれていないことに対しては、疑問を感じます。

“

特別支援での学びを、高等教育に接続できるかどうかは、これからの課題です。

＊1 文部科学省「学校基本調査（令和4年度）」「卒業生の状況調査・特別支援学校（高等部）」。前年度（2021年度）も、大学進学率は1・9％、知的障害に限れば0・4％で、ともに横ばいだった。

＊2 特別支援学校を卒業しても「高等学校を卒業した者」（学校教育法・第90条）にはならないが、「通常の課程による12年の学校教育を修了した者」（同）として、大学入学資格が得られる（文部科学省「大学入学資格ガイド」参照）

地元で友だちをつくれるといい

2022年9月、国連の障害者権利委員会が日本政府に対し、「障害児を分離した特別支援教育」の中止を要請しました。国連が求めているのは「インクルーシブ教育」です。

インクルーシブ教育とは、障害児と健常児に分けて教育するのではなく、ともに学ぶことを指します。初等教育で考えると、障害のある子もない子も、みんなが地域の公立学校に通い、同じクラスで教育を受けるということになるでしょう。その場合、先生たちには、一人ひとりの子の障害や特性に合わせた、きめこまかな支援・対応が求められることになります。

インクルーシブ教育と対比して使われる言葉が「分離教育」です。この章でご紹介してきた日本の特別支援教育に対し、分離教育なので中止せよ、という要請が出たということです。

普通校で特別支援教育に対し、特別支援学級に在籍する生徒の担任もした東野氏は、特別支援学校に子どもを進学させるかで悩む保護者に、「迷っているんだったら、まず地元の普通校に通わせたらどうですか?」と、勧めるそうです。地元に友だちがいたほうがいいからです(インタビュー6)。

”
障害のある子は、生まれ育った地域で一生暮らすことが多いんです。大学で東京に行ったり、仕事で京都に移り住んだりすることはほぼないですから。…(中略)…僕が「支援学級にいたあの子、どうしてる?」と聞くと、みんな知ってるわけです。「この前、駅前で本読んどったで」とか、「この前カラオケで一緒やったわ」とか。どこかで見かけて、なんとなく気にかけているんですね。これが、小学部からスクールバスで遠くの特別支援学校に通っていたら、そうはならない。
“

これはインクルーシブ教育の大きなプラス面だと思います。

小児科医の高橋孝雄氏は発達障害の本質を「発達が進むに従って、次第に明らかになってくる日常生活上の困難さ」と表現します(インタビュー3)。子どもが感じる「日常生活上の困難」のほとんどは、学校で生じます。学校で感じる疎外感といってもいいでしょう。インクルーシブ教育が進み、誰もが当たり前のように一緒に学び、遊ぶようになれば、互いに相手のことが理解できるようになり、疎外感を感じる子は減るかもしれません。

ただそれを実現するには、先生たちが、きめこまかな支援・対応ができるような人員体制が必要となります。十分な教員数の確保とそのための予算が必要です。

人気高まる「私立通信制高校」と「公立高校」の選択肢

発達障害の子が中学校を卒業した後の選択肢は、特別支援学校のほかにもいろいろあります。普通高校（普通科の高校）から見ていきましょう。

普通高校には全日制、定時制、通信制の3種類があります。全日制は、多くの人がイメージする、いわゆる普通の高校です。

定時制の高校というと、「夜間」というイメージを持っている方もいるかもしれませんが、現在は朝と昼の時間帯に授業をする「二部制」や、朝・昼・夜の「三部制」もあります。定時制の高校は、「3年以上」をかけて卒業すると定められ、4年で卒業する生徒が多いのですが、次にご説明する「単位制」の学校であれば、3年で卒業することもできます。

「N高校」など通信制が急増

通信制の高校の場合、いわゆる「授業」はありません。添削指導（レポートの提出）と面接指導（スクーリング）で学びます。スクーリングの日数や内容は学校によって違い、なかには週5日通えるなど、普通高校とあまり差がない学校もあります。学校法人角川ドワンゴ学園が運営する「N高校」「S高校」も通信制高校です。

また、通信制では「単位制」の学校が多いのも特徴です。一般的な高校は1年ごとに定められた単位を取って進級する「学年制」ですが、卒業までに決められた単位を修得するのが「単位制」です。単位制なら、予定通りに単位が取れなかったとしても「留年」はありません。「3年以上」かけて必要な単位を取り、卒業することになります。

通信制高校を選ぶ生徒は増えていて、1995年には15万4000人ほどだった生徒数が、2020年には20万6000人を超え、約34％増えました（*）。

通信制高校に通う生徒が増えている背景には、私立通信制高校の増加があります。2003年、構造改革特区法改正で株式会社による学校設置が認められ、2000年に44校だった私立

＊文部科学省「高等学校通信教育の現状について」

通信制高校は、2020年には179校になりました。[*1]

通信制の課題は、モチベーションの維持です。通信制高校の中途退学率は、2021年度が3・8%。全日制は0・9%なので、4倍以上になります。[*2] そのため、「サポート校」と連携し、生徒の学習相談やメンタル面の支援などに協力を得る学校もあります。

公立高校にも「通級による指導」

普通校の選択肢も増えています。高校でも「通級による指導」がスタートし、発達障害の生徒が普通校に通いながら特別支援教育を受けられるようになってきました。

また、特色を持った公立校も増えています。

例えば、東京都の「エンカレッジスクール」。小中学校の勉強を学び直せる公立高校で、2人担任制による丁寧な指導や30分の短時間授業、特別進学クラスの設置など、さまざまなサポートと工夫があります。東京都には「チャレンジスクール」もあり、これは小中学校で不登校だったり、高校を中退したりした生徒のためにつくられた公立高校です。

エンカレッジスクールは全日制ですが、チャレンジスクールは定時制で、午前部・午後部・夜間部の3部から通いやすい時間帯を選べます。先に書いた通り、定時制の高校は4年で卒業することが多いですが、チャレンジスクールはいずれも「単位制」で、早く単位を取って、3

年で卒業することもできます。

自治体の新しい取り組みに注目

大阪府では、高校版の「特別支援学級」とも呼べる「自立支援コース」が府立高校につくられ、その数を増やしています。そのほかにも、大阪府の「エンパワメントスクール」、神奈川県の「クリエイティブスクール」や「フレキシブルスクール」、埼玉県の「パレットスクール」など、全国各地で公立高校が新しい学校の形を提案しています。いずれも新しい試みですから、希望する場合は、お子さんに合うかどうか事前の確認が必要です。学校によって、重点を置く部分に違いがあり、大学進学に力を入れている学校もあります。また、入学のために調査書点（内申点）が必要か、学力検査が必要かどうかもまちまちです。

これらの学校の今後は未知数ですが、発達障害の子を持つ親にとっては心強く、新しい学びの場となる可能性があります。

＊1　文部科学省「高等学校通信教育の現状について」
＊2　文部科学省「児童生徒の問題行動・不登校等生徒指導上の諸課題に関する調査結果（令和3年度）」

就職率99%の高専
専門・実践教育が向く子も

中学卒業後の進路として注目したいのが、高等専門学校（以下、高専）です。工学分野に強い興味がある子にとって、魅力的な選択肢です。

技術者の養成を目的とした5年制の学校で、国立が51校と多いですが、公立、私立も、それぞれ3校あります（2022年度）。

授業は、実験や実習が多いのが特徴です。機械工学、情報工学、電気工学、建築など、主に工学分野の専門教育が行われます。ゼミ活動も盛んで、全国高等専門学校ロボットコンテスト（高専ロボコン）、全国高等専門学校プログラミングコンテスト（高専プロコン）を目指すゼミもあります。高専ロボコン、高専プロコンは、高専生の「甲子園」のようなものです。

卒業後は、就職する学生が6割ほど、4割近くが進学します。卒業生に対する求人倍率は非常に高く、就職希望者の就職率は、例年99%前後です（*1）。

進学する場合は、高専の専攻科に進み、より高度な教育を受けることもできますし、大学に編入することもできます。編入を受け入れているのは工学系の大学や工学部で、一部の大学を除き、大学3年生からスタートすることになります。専攻科を修了した場合も、大学を卒業したのと同じ「学士」の学位を得られ、大学院への進学も可能です。

このように、さまざまな魅力がある高専ですが、入試においては、普通校と併願する生徒が多く、偏差値は高めです。

実践的な職業教育を受けられる学校としては、専修学校高等課程（以下、高等専修学校）も人気です。普通科目の授業もありますが、専門科目の実習・実技が多く、資格取得にも力を入れています。工業、医療、教育、福祉、衛生、商業、服飾など、学べる分野は多岐にわたり、400校ほどあります[*2]（2022年度）。

自動車整備士、建築士、介護福祉士、准看護師、調理師、美容師、簿記検定、洋裁技術認定試験など、さまざまな資格に挑戦することができます。文部科学大臣が指定した学校・学科を選べば、卒業時に大学入学資格が得られます。

興味の持てる分野があれば、高等専修学校も、発達障害の子にとって選びやすい進路です。

＊1　独立行政法人 国立高等専門学校機構「国立高専機構 概要」（2023年度版）
＊2　文部科学省サイト「専修学校＃知る専」

進学準備は「早め」が肝心

中学卒業後の進路は多様です。それだけに進学準備は、発達障害のお子さんでなくても大変です。学校見学、書類の用意、入試の段取りなど、親がしなければならないことは数多くあります。発達障害のお子さんの場合、なおのこと進学準備に時間と手間がかかります。

学校見学は、なるべく早くからスタートするといいと思います。発達障害の子は、新しい環境になじむのに苦労することがよくあります。学校説明会や文化祭など、子どもと一緒に校内に入れる機会を見つけて、何度か学校を訪れておくといいでしょう。文化祭などの日程が重なってしまうことも多いので、学校見学に2年かけるくらいの余裕が持てると安心です。

見学の際には、先生と話す機会をつくって、発達障害にどのくらいの理解があるかを確認したいところです。こちらからも、子どもにどのような困難があり、どのようなサポートを受けたいかを話し、それが受けられそうか、感触がつかめるといいと思います。

障害者に対する「合理的配慮」(*1)は、公立学校ではすでに義務化されています。私立学校でも2024年4月には義務化される予定です。とはいえ、個別の学校の対応には、温度差があります。どの程度のサポートが受けられるかに関しては、直接確認しておくのがいいでしょう。

大学入試の「合理的配慮」

入試にも合理的配慮があります。特に、「大学入学共通テスト」(以下、共通テスト)は、整備が進んでいて、発達障害の場合、次のような対応が受けられます。(*2)個別に相談もできます。

・試験時間の延長(1・3倍)
・チェック解答(マークシートにマークするのが困難な生徒のための方式)
・文字を拡大した問題冊子の配布(14ポイントと22ポイント、一般の問題冊子も配付)
・注意事項などの文書による伝達(試験監督が口頭で指示することを文書にして配布)
・別室での受験

*1 合理的配慮:社会的障壁を取り除くための対応。障害者からの意思の表明に基づいて、個別に提供される。2016年に施行された「障害者差別解消法」のなかにも組み込まれている概念。
*2 独立行政法人 大学入試センター「令和6年度 受験上の配慮案内」

・試験室入口までの付添者の同伴

これらの配慮を、共通テストで受けるには、医師の診断書と高校で合理的配慮を受けていることを記した「状況報告書」が必要です。医師に診断書を出してもらったり、通っている高校に書類の作成をお願いしたりするのも手間ですが、それ以前に資料を読むのにも時間がかかります。例えば2024年度（令和6年度）の説明資料（「受験上の配慮案内」）は、なんと72ページもあります。細部まで注意しながら読み進めるとなると、非常に骨が折れます。

申請の締め切りにも、注意が必要です。2024年1月の共通テストで合理的配慮を求める場合、遅くとも、前年の10月5日までに申請を済ませておかなければなりません。

個別の入試でも合理的配慮は受けられますが、学校によって対応は異なります。私立大学でも、2024年4月から合理的配慮が義務化されますが、協議が必要になることもあります。また、情報が見つけにくいケースもあります。例えば、ホームページ上には合理的配慮の記載はなく、実施要項のPDFに記載があるといった場合、検索しても、なかなか見つかりません。気づいたら申請が締め切られていたということにならないよう、早めの準備が肝心です。

高校入試における合理的配慮は、まだまだ手探り状態です。「配慮は受けられたが、思ったような配慮ではなかった」という話も聞きます。制度が整っていないために、配慮を求めようとすると、交渉ばかりに時間がとられてしまう可能性も否定できません。

高校入試で、認められる配慮とは？

参考までに、東京都の教育委員会が、都立高校の入試において、障害のある受験生が申請できる配慮の例として挙げているのは、次の6つです。(*)

・検査時間の延長
・問題用紙や解答用紙の拡大
・問題用紙や解答用紙へのルビ振り
・座席位置の指定
・別室での受検
・車椅子の使用や、補聴器やルーペ等の器具の持込み、使用

これらは例示にすぎません。申請により、個別に認められるのが合理的配慮の原則です。自治体によっても差がありますが、ＩＣＴ機器の使用が認められたケースもあります。

＊東京都教育委員会「障害のある受検者への特別な措置」

発達障害の子が中学受験をするなら

首都圏を中心に、中学受験をする子どもは増えています。「うちの子は発達障害だから、中学受験なんて無理では?」と思われる親御さんもいます。結論からいえば、そんなことはありません。中学受験を乗り越えていく発達障害の子は多くいます。

中学受験をへて中高一貫校に進学すれば、高校受験をせずに6年間、同じ環境ですごせます。それが自分に合った環境ならば、発達障害の子どもにとって大きなメリットとなります。お子さんが中学受験に対して意欲があるのなら、チャレンジしてもいいと思います。

発達障害だとわかっているのであれば、入学後にサポートを受けることができるかどうかは、学校説明会などで確認しておくといいでしょう。特に私立の場合は、学校により対応の差が大きいので注意が必要です。

また、中学受験そのものが、どんな子にとってもハードであることは、いうまでもありません。志望校の入試問題が、お子さんに合うかどうかは、事前に調べておくといいと思います。たとえ偏差値が同じでも、入試問題の出題形式によっていい点数がとれる学校とそうでない学校に分かれます。得意不得意の差が大きい発達障害の子であれば、なおのことです。

細やかな情報収集が大事

文字を書くのが苦手なお子さんの場合は特に、解答欄の大きさは重要です。過去問の解答用紙を、実際の大きさに合わせてコピーをして、解答欄の大きさに合わせて書く練習をするなど、つまずきやすいポイントに備えておくと、受験本番のストレスを減らすことができます。お子さんの苦手がわかっていれば、それをサポートする方法は見つかるものです。

中学受験における合理的配慮の情報は、現在のところ非常に限られていると感じます。私立中学では、受験する学校に直接確認し、協議することになるでしょう。公立中学の場合、教育委員会などと話し合う必要があるかもしれません。(*) 合理的配慮が制度として整備されるまでは、保護者が個別に情報を集め、交渉していくことになりそうです。

＊ 例えば、東京都立の中高一貫校の受験で、障害に配慮した措置を求める場合、小学校の校長を経由して、受験する中学校に申請するとされる。その際、申請を受けた中学校長は、教育委員会の担当者に報告し、協議するものとされている(「令和6年度東京都立中等教育学校及び東京都立中学校入学者決定に関する実施要綱・同細目」)

発達障害の子どもは「天才」なのか？イノベーションの担い手なのか？

発達障害者には「異能」「異才」のイメージも強く、イノベーションの担い手として期待する声もあります。

例えば、「異才発掘プロジェクトROCKET《ロケット》」。東京大学先端科学技術研究センター（東大先端研）と日本財団が、「突出した能力はあるが、現状の教育環境に馴染めず不登校傾向にある小・中学生」を選抜して、学びの場をつくるプロジェクトとして2014年に立ち上げ、話題となりました。書類選考と面接で選ばれた「スカラー候補生」に、特別なプログラムを提供し、突き抜けた異才を育てるというコンセプトで、発達障害児の親たちの間でも注目を集めました。私自身、注目した親の1人です。

しかし、2021年6月、このプロジェクトを主導する東大先端研シニアリサーチフェローの中邑賢龍氏は、「ROCKET」の活動に区切りをつけることを発表しました。現在は、異才に限らず、より多くの子どもたちに学びの場を提供するプロジェ

［専門家・研究者］
中邑賢龍《なかむらけんりゅう》氏

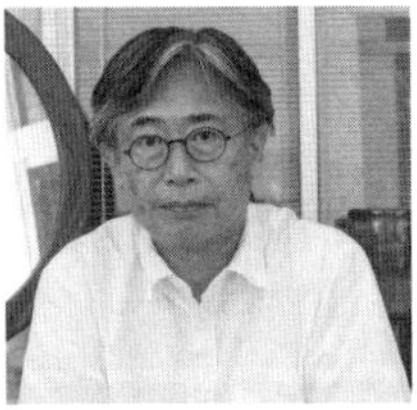

1956年、山口県生まれ。東京大学先端科学技術研究センター・シニアリサーチフェロー（寄付研究部門「個別最適な学び研究」）。広島大学大学院教育学研究科博士課程後期単位修得退学後、香川大学教育学部助教授、カンザス大学・ウィスコンシン大学客員研究員、ダンディ大学客員研究員、東京大学先端科学技術研究センター教授をへて現職。ICTを活用した社会問題解決型実践研究を推進。著書多数。（写真：栗原克己）

クト「LEARN《ラーン》」を展開しています。

急増する不登校の背後には、学習障害をはじめとする発達障害があるという中邑氏。

今の教育の仕組みを抜本的に変えるべきだと提言します。例えば……

「漢字を鉛筆で書ける必要があるのか？　キーボードで打てればいい」

「算数のテストで計算機を使ってもいいのではないか？」

「英語を全員が全員、学ばなくてもいいのではないか？」

さらに今、盛り上がりを見せる「ギフテッド教育」にも、警鐘を鳴らします。

（2022年9月取材）


——中邑先生は、もともと「人間支援工学」の研究をされています。どのような研究なのでしょうか？

中邑　人間支援工学というのは、もともとそういう分野があったわけではなくて、ふとしたきっかけでこの研究を始めてから、僕がつけた名前なんです。

——そうだったのですか。けれど、今では「人間支援工学」を専門とする研究者や研究室は、さまざまな大学に広がっています。

中邑　人間支援工学を簡単に説明するなら、ロボットやＩＣＴなど工学の力を使って、生身の人間の能力を支援する研究です。

——眼鏡を使ったり、補聴器を使ったりするのだって、工学の力で身体能力を補い、支援してもらっ

ていることになりますよね。

中邑　そう、技術の力を使って、人の能力を支援する。そういうことを、もっともっとやっていこうという研究です。

――例えば、学習障害で、文字を鉛筆で書くのが苦手な子は、パソコンで作文を書けばいい、といったことですね。このような研究を中邑先生が始めることになった「ふとしたきっかけ」とは、何だったのでしょうか。

野球ゲームで、胃痛が治る

中邑　大学院生だったころ、教授の命令で、重症心身障害の人たちが集まる施設を訪れたんです。重症心身障害というのは、重い身体障害と、さまざまな程度の知的障害や行動障害などが同時にあることです。施設に足を踏み入れると、体を動かすことはもちろん、話すことも、排泄《はいせつ》もままならない人たちが、畳の大部屋に並んで横たわっていました。衝撃的な光景でした。もう40年以上前のことです。

当時の僕の専攻は実験心理学で、人間の感覚機能を実験で測定するという研究をしていました。そんな僕に、教授は、「君、この人たちをしゃべれるようにしなさい」といいました。

――なぜ、教授はそのようなことをおっしゃったのでしょうか？

中邑　胃痛の訴えが多くあって、薬を飲んでも治らないということでした。教授は、これはきっとストレスが強いせいで、話せるようになればストレスが減って、胃痛もなくなると考えたんですね。

「パソコンを使えばなんでもできる時代になると聞いた。君はパソコンが使えるじゃないか」と。

――なんだか「ムチャぶり」ですね。

中邑　当時の大学院生にとって、教授の言葉は絶対ですから、「はい！」と答えて、すぐ動き出しました。施設に入っている人たちに話しかけると、「うー」とか「うっ」と答えてくれます。話したいことはあるし、話す意志もある。1文字ずつ聞きとっていくと、いいたいことはおおよそわかりました。

――「1文字ずつ聞きとる」というのは、どういうことでしょう？

中邑　例えば、「昨日、何を食べましたか？」と質問したとしますよね。「うー」と答えてくれますが、その音は「う」を指しているわけではありません。だからまず、その音が「あ行」の音なのか、「か行」なのか、「さ行」なのかを特定します。僕が、「あー、かー、さー」といって、相手が「さ」のところで、「うっ」といったら、「さ行」という感じです。そうしたら、「ああ、さ行なんだね。じゃあ、『さしすせそ』のうちのどれかな。いくよ。さー、しー、すー、せー、そー」といって、「そ」のところで「うー」といったら、「そ」です。こうやって1文字ずつ聞きとっていくと、昨日、食べたのが「そば」だったとわかるといった具合です。

――確かに話したいことがある。

中邑　そう、話すことができないだけです。

僕は当時、マイクロコンピューターで実験装置をつくっていました。それで、「うっ」という声を電気信号に変換して入力するタイプライターをつくろうと考えました。ただ、それには時間がかかります。そこで先に、簡単な野球ゲームをつくって、一緒に遊んだんです。「うー」とか「んー」という声を拾って動く野球ゲームなんですが、これが施設で人気になって。

――音を合図にして、コンピューターのなかの投手が投げたり、バッターが打ったりするわけですか。

中邑　そう、タイミングがよければホームランになるんですよ。単純なゲームなんですが、もうみんな、夢中になって遊んでいました。なんでこんなゲームが面白いのかと聞いたら、「先生も僕らも、同じ形で勝負できるから。だから勝ったらうれしいんだよ」って。

――同じ土俵に立てる。

中邑　「技術は人を対等にするんだ」と感じました。しかも、そんなふうに遊んでいるうちに、みんなの胃の痛みが消えていったんです。それだけじゃなくて、3日に1度は浣腸《かんちょう》していた人から、自発便が出るようになったり。野球ゲームで遊ぶために、「うー、うー」と声を出して力んでいたのがよかったのでしょう。

――野球ゲームがあれば、胃薬も浣腸も必要ない。

中邑　それが今につながる研究のスタートです。こんなきっかけから、技術の力で人を助ける研究に入っていったわけです。

なぜ「突き抜けた才能」を求めたのか？

――私が中邑先生のお名前を知ったきっかけは、「異才発掘プロジェクトROCKET」でした。

中邑　あれは「未来のエジソンを育てよう」ということで、日本財団から声がかかり、始まったプロジェクトです。

――2014年当時、こう報道されていました。「突き抜けた才能があるのに学校になじめない小中学生を、世界のトップランナーに育てるプロジェクトを、東京大学先端科学技術研究センターと日本財団が始める」。発達障害の子を持つ保護者の多くが、注目していたと思います。

中邑　振り返ってみると、東大の名前が入ったことで、悪目立ちしてしまった気がします。「東大がギフテッド(*)を探しているらしいぞ」と。そういう趣旨ではなかったのに。

僕自身は、先ほどの大学院時代の転機からずっと、ICT機器などのテクノロジーを使って、障害のある子を支援する活動をしてきました。けれど、そういう活動をするうち、「これといった障害は見つからないけれど、何かうまくいかない」という子がたくさんいることに気がつきました。不登校傾向の子が目立ちましたが、今ならば、発達障害と診断される子も多かったと思います。

一方で当時、日本の産業界ではイノベーションがなかなか起きないことが問題になっていました。

――多くのイノベーションを生んだエジソンは、小学校を数カ月で「退学」しています。学校になじめない子どもたちから異才を発掘して、イノベーションが起きる社会に変えていこう、と。そんな思いから、「ROCKET」は始まったのですね。

中邑　「ROCKET」にはよかった部分と、反省すべき点がたくさんあって、昨年（2021年）、約5年間の活動にいったん区切りをつけました。

「ROCKET」を始めるとき、僕には、エジソンは育たないにしても、ユニークな子どもたちが生きられる社会にしなくてはいけないという思いがありました。だから、「変わった子」を募集

＊ギフテッド：突出した才能を持って生まれた子どもを指す言葉。

しようと考えました。じゃあ、変わった子はどこにいるのかというと、普通の学校の普通のクラスにはいないんじゃないか、と。変わった子って、人の話をちゃんと聞かないものじゃないですか。そして、人の話をちゃんと聞かない子は、今の学校ではうまくやっていけない。だから、人の話を聞かない変わった子はだいたい、非行に走っていたり、特別支援学級にいたり、引きこもりになっていたりする。そこをターゲットに子どもたちを募集したんです。

——学校になじめない子の、自由な学びの場としてスタートしたのですね。

中邑　選抜の基準は「志のあること、自分で行動すること、特異な才能があること」。

——そして第1期は601人の応募に対して、スカラー候補生が15人。狭き門でした。

中邑　面白い子がいっぱい来ましたよ。集めてみたら、けんかはするわ、泣きだすわ。そんな子たちに、僕らは当時、かなり厳しく接していました。

——志を持って参加することが、そもそもの条件ですから。

中邑　そうです。しかし、「志を持って、自分で動く」という基準で選抜しても、厳しい状況に置かれれば、やはり折れる子はいるわけです。プログラムについていけない子が出てきてしまったのが、最初の反省です。そうなると、保護者には「うちの子は確かに不登校だけど、特別な才能もないようだ」という思いが生まれます。「それではダメなのか。普通ではダメなのか」といった疑問も湧き上がります。

——その気持ちは、親としてすごくよくわかります。

発達障害児に、イノベーションを期待すべきか？

中邑　不登校や発達障害の子どもたちから、イノベーションを生み出す子も出てくるかもしれませんが、全員にイノベーションを期待するのは違う。そんなところに当初の目的とは違う、進学校のとても優秀な子どもたちがやってきました。

――ああ、「東大が、ギフテッドを探しているらしいぞ」ということで。

中邑　ええ。それで面接をすると、どうしてもその子らを選ばざるを得なくなるんです。

――まあ、そうなりますよね……。

中邑　スタッフにとっても、楽ですからね。「先生、マイルドな子を選びましょう」みたいな声が出てきて。これでは意味がないと思って、「ROCKET」の活動に区切りをつけることにしたんです。僕がもともと思い描いていたのは「誰もが自分に合った学びが実現できる」ことで、現在、「LEARN」というプログラムに変わっています。

「LEARN」には、「ROCKET」の反省も生かしています。意欲的で突き抜けた子どもだけでなく、無気力で今は誇れるものがない子でも、そんな自分を否定せずに学べる場をつくろうと決めたのです。無気力な子のなかには、発達障害と診断されるような子も多くいます。

――「ROCKET」の看板を下ろすとき、中邑先生がユーチューブでスピーチされていたのを、よく覚えています。

私はあれを見て、実は、ほっとしたんです。「ROCKET」には注目していましたが、「うちの子は応募できないな」という感じがずっとあったので。どんな子にも開かれたプロジェクトに変えるという先生のアナウンスが、うれしかったのを覚えています。

中邑　変えなきゃいけなかったんです。

中邑　――でも、一度始めたことをやめるのは、ものすごく勇気が要ることだと思います。
間違ったら、ごめんなさいって謝るしかないですよ。

目的は要らない、仲良くしなくていい

――「LEARN」という教育プログラムには、どんな特徴があるのでしょうか。

中邑　目的なし、教科書なし、時間割なし。協働も強制しません。

――目的がないんですか？

中邑　「目的がない」ということは重要です。なぜかというと、最初から目的がなければ、途中で子どもの興味がほかに移ってしまっても、オーケーだからです。例えば昆虫採集のプログラムに集まった子どもが、昆虫を採らずに石を拾ってもいい。

――好きなことをしていいんですね。協働を強制しないというのは、どういうことですか？

中邑　みんなと仲よく一緒にやらなくていい。「1人が好き」という子は、1人でやればいい。学校ではそうはいきません。日本という国は一緒に何かをさせることが大好きですから。もちろん協働したい子はすればいいのですが、そうしなくてもいいように、学びの場を設計しています。

――実際にどのようなプログラムを行っているのでしょうか？

中邑　今年（2022年）の夏は、徹夜で子どもたちと昆虫採集をしました。

――徹夜ですか？

中邑　はい。渋谷区との共同プロジェクトで、小中学生が、虫の専門家と一緒に、ここ（東京・目黒の東

京大学先端科学技術研究センター）で一晩中虫採りをしたんです（『夜の昆虫採集×パジャマナイト @東大先端研』）。

応募期間は4～5日ほどでしたが、160人くらいの子どもたちが応募してくれました。保護者向けの相談会も同時開催するのですが、約半数が申し込みました。こうしたプログラムに参加するご家庭では、保護者が育てにくいわが子への悩みを抱えていることが多く、そのことで子どもも苦しんでいることがあります。こういった楽しいイベントを通じて、親子のSOSを受け止めるのも、とても大切なことです。

応募書類を読んで、虫好きだという子どもを10人ほど選びました。ところが、いざ集めてみると、そのうちの3人が「本当は虫が嫌いなんです」というんですね。「じゃあ帰る?」と聞いたら、「帰りたくない。徹夜したい」っていうので、じゃあいていいよと。

徹夜をしたい、家出をしたい

――虫採りがしたいわけじゃなくて、徹夜がしたい。そういう目的で来た子どもにも、学びの場は開かれている。「目的がない」ことが、こういう形で生きるのですね。

それにしても、確かにこのキャンパスは緑が多いですが、都心でそんなに虫が採れるものでしょうか?

中邑　21種類採れました。オスのカブトムシや、メスのノコギリクワガタも。

――カブトムシがいるんですか!

中邑　いるんですよ。虫採りなんかして、「何の意味があるんですか？」「何を教えているんですか？」と聞かれることもあります。何も教えていません。「楽しかったね。やりたいことやったね」。それだけです。

「家出」を教えるプログラムもつくりました。子どもって家出、してみたいんですよね。

――確かに家出には、憧れがあるかもしれません。

中邑　不登校の子などは家を出たくても出られないし、親子関係が悪い家だっていっぱいあります。それなら単純に、子どもを家から引き離したらいいと考えました。いくつかの地方自治体で開催しましたが、「家出したい子、集まれ」と募集すると、結構、集まってくるんですよ。

「家出」のプログラムには、初級編、中級編、上級編があり、上級編では、実際に家出をします。初級編は「家出の心得」。課題は「500円玉1つで4時間外ですごす」ことです。持ってきていいものは、自分が必要と思うもの3つだけ。スマホやゲーム機器はダメです。「水筒、傘、時計」を選ぶ子もいれば、「虫網、虫かご、冷却タオル」という子がいたりします。

――選ぶものに個性が出ますね。

中邑　子どもたちは、その日の朝が初対面です。それから3人1組になったり、1人で行動すると決めたりします。そこは自由です。大人は100メートルくらい離れて見守ります。夏だと暑いからショッピングモールですごす子たちもいますし、いきなりカップラーメンを食べだす子もいました。親が普段、カップラーメンを禁止しているから、食べてみたいんですね。「先生たちを、まいてやろうぜ」と逃げ出す子もいます。でも大丈夫。僕らにはGPS（全地球測位システム）があるので。

――「徹夜」とか「家出」とか、「しちゃいけないけど、してみたいこと」というのが魅力的ですね。

中邑　どんなことであっても、「やりたいと思うことを実現する」って素晴らしいじゃないですか。だから、どうしたら子どもたちのモチベーションが高まるかということは、すごく考えています。徹夜でも家出でも、そういった場を僕たちが、もっとつくっていけたらいいなと思います。それが僕たちの考える未来の教育で、発達障害と呼ばれる子どもたちに必要なことだと思うし、すべての子どもに必要な教育だと思うんです。

不登校といじめの裏に発達障害
なぜ「IQ130」を喜べないのか？

――不登校の子どもは増え続けています。文部科学省の調査（「児童生徒の問題行動・不登校等生徒指導上の諸課題に関する調査」）によると、令和3年度（2021年度）、小中学校の不登校児童・生徒の数は24万4940人で過去最多。前年度と比べて24・9％増加し、在籍児童・生徒に占める割合は約2・6％になります。（＊1）

中邑先生が不登校傾向のある子ども約800人を調査したところ、1年以上勉強が遅れている子どもの80％に「書きの困難」が疑われるとご著書（＊2）にありました。これは「書けない」ことで学

＊1　取材時（2022年9月）の最新データ。令和4年度（2022年度）のデータは本章「インタビューして考えた2」に記載。
＊2　中邑賢龍『育てにくい子は、挑発して伸ばす』（文藝春秋、2017）

校に行きにくくなる子が多いということでしょうか。

中邑　当然です。内容がわかっていても、文字に書けなければ、学校での評価は低くなりますから。

――これまで学習障害や発達性読み書き障害などについて取材をしてきて、「不登校の背景に、学習障害の問題がある」という話に触れたことはありませんでした。

中邑　それには理由があるんです。文部科学省のなかで、調査をしている部署が違うんですね。不登校は初等中等教育局の「児童生徒課」、学習障害だったら「特別支援教育課」といった具合に、別のセクションが担当していて、基本的に縦割りなんです。

別々に調査をしているために、背景がわかりにくくなっているのです。不登校の調査のなかに、学習障害の問題が入っていない。それは「ほかの課」のことだからです。不登校は生徒指導の問題、学習障害は特別支援の問題と、切り分けられています。私は「調査の枠組みを変えよう」と、何度も提言してきたのですが、一朝一夕には変わりません。

――不登校と学習障害は、別の事柄として扱われている。

不登校と学習障害の深い関係

中邑　でも、調べてみれば明らかに関係しているんですよ。不登校の原因がいじめだと思っている人も多いのですが、いじめは必ずしも直接の原因ではありません。文字が書けない、勉強ができない結果として、いじめが起きていることもあるんです。いじめの前に、読み書きの問題や学習障害があるのにそれを見逃している。縦割りの調査では見えてこないんです。

――ということは、学習障害がある子を早期に発見してサポートすれば、不登校の子が減る可能性があるということですよね。

中邑　減りますよ、きっと。

――国の体制が変わることを期待したいところですが、子どもは日々成長していきます。学習障害の子を早期に見つけるために、今、できることはありますか？

中邑　現場の先生に期待したいです。特に低学年の担任の先生です。一番簡単なのは、漢字の書き取りの宿題に「何分かかったか」を書く欄をつくっておくことです。かかった時間を書いてもらうだけです。するとだいたいの平均がわかります。そのなかに、みんながだいたい10分で終わっている宿題に、30分や1時間かかっている子がいるはずです。

――それで「書きの困難」がわかるんですね。これは学習障害かもしれない、と。

中邑　何より子どもがしんどい、ということがわかります。そういう子がいたら、「書き取りは1文字10回じゃなく、3回でいい」というふうに宿題を変えればいい。量を減らすのです。無理にほかの子と同じようにさせようとすると、心に傷を残したり、勉強や学校が嫌いになったりする恐れがあります。それをまず防ぐ。宿題のコントロールは重要です。

ほかにも現場の工夫でできることは、いろいろとあります。例えば、テスト。学校では普段、問題用紙を配ってテストをしますよね。それだと子どもたちは、問題を解く前に、問題を「読む」必要があって、読むのが苦手な子は不利になります。そこで、「今日のテストは先生が問題を読むよ」と、音読のサポートをつけてテストをします。音読のサポートがあるときだけ点数が上がる子がいたら、その子は「読み」に困難があるということがわかります。算数の計算も同じです。「今日のテストは電卓を使っていいよ」ということにしたときに成績が上がる子は、「計算」が苦手なんだということがわかる。

――ちょっとした工夫で、特定の分野に苦手を持っている子を見つけることができるのですね。

中邑　子どもの答案を注意深く見るだけでも、わかることがあります。ひらがなばかりで書く子がいますから。それはやっぱり、書くのが苦手なんですね。そういった先生の注意や工夫によって、子どもの読み書きや計算の困難を見つける方法はいくらでもあるんです。

――小学校低学年の先生の力が必要ということですね。発達性読み書き障害を研究する宇野彰先生は、読み書きの困難を見つけるタイミングとして重要なのは「小学1年生の夏休み」だとおっしゃっています（インタビュー10）。

中邑　ええ。今は現場に知識を持った先生方が増えてきました。希望は持てます。読み書きが苦手な子を小学校の低学年のうちに見つけなくてはならないのは、アウトプットをする練習を積むためです。

――アウトプットをする練習、ですか。

鉛筆で書かずとも、作文はできる

中邑　心のなかにあるものを吐き出して、それを構成し、文章にする。そういう練習をしなければなりません。小学校の授業では「鉛筆で書く」という方法で練習しますが、鉛筆で書くのが苦手な子は、何らかのテクノロジーを利用して練習をしておいたほうがいい。スマホを渡して、親御さんとテキストメッセージのやりとりをするだけでもいいんです。

——それだけでいいんですか？

中邑　いいんです。書くことの意味を知ることができますから。しゃべることと書くことって違うでしょ？　頭のなかにあるモヤモヤしたものを、テキストとしてアウトプットすることは、話すこととは違うスキルなので、別の練習が必要なんです。

——先生のお話を聞いて、発達性読み書き障害の息子が、初めてパソコンで日記を書いたときのことを思い出しました。それまで書いていた作文は、本当にそっけなくて、「運動会がありました。楽しかったです。以上」みたいなものしか見たことがなかったんです。でも、パソコンを使うようになった途端、そのときの状況や感情をちゃんと表現した日記を、普通に書いていて。正直、息子に文章を構成する能力があると思っていなかったんです。ああ、頭のなかには文章があったんだ、と思いました。

中邑　「鉛筆で書く」という行為にリソースを取られすぎて、余力がなくなってしまったんですね。

鉛筆だと書けなくても、パソコンやスマホを使えば、困難を感じずに文章を書ける子はたくさんいます。ただし、小学生のころから、文章をアウトプットする経験を積んでおかないと、文章化のスキルは伸びません。注意しなければいけないのは、鉛筆で書けないために、文章を書くことそのものが面倒になって、文章を組み立てるトレーニングが不十分になってしまうことです。だからこそ、鉛筆で書くことにこだわらず、パソコンでもスマホでも方法はなんでもいいので、自分の頭のなかにあるものを文章として外に出す習慣をつけることが必要なんです。

大人は結局、「子どもを変える」議論ばかりしているんですよ。そうではなくて、子どもたちがそのままでいいように、外部にある仕組みや制度、社会を変えなければならないんです。

僕は「英語必修をやめよう」といっています。英語圏では、ディスレクシア(*1)が10％ほどいて、日本語圏やスペイン語圏などより高い。英語の読み書きはそもそも難しいということです。そのため、数学が抜群にできる子がいても、英語が必修だと、行きたい高校になかなか行けません。そのために、せっかくの数学の能力を十分に伸ばせない。英語を必修から外し、入試科目から外しやすくすることで、才能のある子がもっと花開いていくはずです。

大学だって、全員が同じ単位で卒業する必要はないでしょう。大学の入試はすでに多様化していて、今なら1科目で受験できる学校も結構あります。けれど、卒業単位はだいたい一律です。そのために、入試で免除された科目が関係する分野ですごく苦労する子たちがいるんです。

なんで子どもばかりが変わらなければいけないのか。大人は子どもに、変わることを当たり前のように求めます。制度に適応し、社会に適応するように変わりなさいと。発達障害の子どもたちなんて、その最たるものです。療育(*2)も投薬もいいですが、子どもではなく制度や社会を変えたほうがいいに決まっています。

僕が今働いている「大学」なんて、実にいい環境ですよ。これはあくまで私見ですが、僕の見るかぎり、発達障害の特性を持った人たちがむしろそれを強みとして働いている職場だと感じます。大学で働くようになって生きやすくなったという人は、確実にいるはずです。そんなふうに環境を変えていったほうがいいんです。世の中は今、間違いなくそういう方向に向かっています。追い風が来ていると、勝手ながら思っています。

——本当ですか？　追い風、来ていますか？

中邑　だって、僕らの社会はこれまで散々、人間を変えようとしてきて、行き詰まっているじゃないですか。だからいい加減、制度や社会を変える方向に向かうと思うんです。もっと寛容で、緩やかな社会をつくっていかなければならないはずです。

こういった活動をしていて最近気になっているのが、「ギフテッド」の存在です。

「ＩＱ１３０ある子ども」をどう見るべきか？

――突出した才能を持った子どものことですね。このごろ、よく耳にする話題の言葉です。

中邑　「うちの子はギフテッドなんです」と相談に来る親御さんが増えてきていて、それも課題のひとつなんです。

――なぜそれが「課題」なのですか？　突出した才能を持つギフテッドの子どもが認知されるのは、中邑先生の考え方からすると、いいことではないのでしょうか？

中邑　親御さんが、わが子はギフテッドだと主張する根拠は大抵、知能検査であり、ＩＱです。東京近郊に住む親御さんなどは、将来の受験のことが早くから頭にあって、幼稚園の時期から塾通いをさせたりしています。そういう塾では、クイズやパズルみたいな問題をたくさんやって、子ども

＊1　ディスレクシア：発達性読み書き障害とほぼ同義で使われる言葉。発達性読み書き障害は診断名だが、ディスレクシアの場合、「読むことに困難がある」という症状を指すのに使われることもある。
＊2　療育：治療的な要素を持たせた教育を指す。通常の保育や教育とは違い、障害のある子ども向けに特別に設定された教育的なプログラム。自治体が運営する児童発達支援センターのほか、民間の教室などがある。

の「知的反射神経」を鍛えるんですね。すると、知能検査が得意になります。知能検査というのは要するに、知的反射神経を試すテストです。だから、IQが高く出る。

――練習の成果が出る、ということですね。

中邑　慣れてくるんです。知能検査の平均値は100ですが、幼いころから練習している子は、それより高くなります。IQ130くらい、わりと簡単にいっちゃう。そういう子にとって小学校1、2年生の授業は、確かに簡単で、「バカみたい」と感じてしまうのです。子どもはその気持ちを親に伝えます。「簡単すぎてつまんない」と。それで学校とトラブルになって、親が僕のところにやってくるわけです。

――うちの子はギフテッドなのに、学校が対応してくれないと。

中邑　「IQが130以上もあって、大変なんです」って、真面目な顔しておっしゃるんですね。僕は「安心してください、お母さん。小学5年生ぐらいになったら普通の子になりますから」というんですが、ものすごく不快な顔をされる。

――失礼な先生だと。

中邑　相談にいらしたのですから、伝えないといけないこともあります。「お母さん、そんなことをいっていると、思春期になったとき、お子さんが荒れるかもしれませんよ」って。そこまでいっても、なかなかわかってもらえません。

実際、「かつてギフテッドだった子ども」との関係が修復不可能なくらいにこじれてから、相談に来る親御さんもいます。子どもだって傷つくんですよ。「普通になった今の自分」に、親ががっかりしているわけですから。ギフテッド教育の弊害は、もっと知られるべきだと思います。

中邑　子どもの特性に合わせて育てるのが一番いいんですよ。

――教育って、本当に難しいですね。

変わった子は変わったままがいい

――けれど、IQ130のわが子をギフテッドだと主張する親御さんも、それが子どもの特性だと信じているわけですから……。いろんな意味で凸凹《でこぼこ》があるわが子を育てるときに、親としてできることはなんでしょうか？

中邑　楽しいこと、やりたいことを経験させてあげる。趣味でいいですよ。

――それを将来の自立につなげていくには、どういうことに気をつければいいですか？

中邑　放っとくのがいいんじゃないかと思います。無責任なようですが、気をつけようがないんですよ。あえて気をつけることを挙げるなら、子どもの心を傷つけないようにする。そして、好きなことができる環境をつくってあげる。

とりあえず勉強する、とりあえず学校へ行かなきゃいけない。そういう価値観から抜け出せるといいですね。野菜づくりでも、魚釣りでも、何か好きなことができたなら、素晴らしいじゃないですか。好きなことを見つけて、好きなことを思いっきりやるのが一番です。変わった子が、変わったままで生きられるのが一番。そのためには、子どもではなく社会のほうを変えていく必要があるのです。

子どもを安易に発達障害と診断していないか？大学進学の選択肢を

——中邑先生は「LEARN」などのプロジェクトを通じて、個性的なお子さんとたくさん関わってこられたと思います。そのような視点から、近年「発達障害」に注目が集まっていることを、どのように見ていますか。

中邑　言葉として広がりすぎているように感じます。私も発達障害という言葉を使いますし、ADHDやASDともいいます。大人になって社会に適応できずに困っている人たちを、社会の制度のなかで救済するという意味において、「発達障害」という概念をつくる必然性はあったとは思います。しかし、今、それを子どもにまで広げすぎている。

——確かに、子どもの発達障害も注目を集めていますね。学校で合理的配慮が義務づけられるなど、発達障害の子どもがいることを前提とした制度もできてきました。

中邑　「早期発見」「早期治療」「早期療育」などともいいますよね。こうした主張は「発達障害が悪い」という前提に立っています。

——「治すべきもの」という考え方ですね。

中邑　治らないんですよ。ある程度、今の社会に適応しやすくはなるかもしれませんが。

——医師の岩波明先生も、そうおっしゃっていました（インタビュー1）。

中邑　発達障害の子どもを「治そう」とか、「変えよう」とすると、親にも負担がかかりますし、何より子ども自身がそれによって自信を失うことが心配です。過度に介入すべきではありません。

——発達障害の概念は、大人にとっては救済になり得るけれど、子どもへの適用は慎重であるべき、ということでしょうか。

確かに、大人の発達障害を多く診てきた岩波先生によると、「ADHDと診断されてがっかりする人はほとんどいない」そうです。当事者に目を向けても、40歳で発達障害の診断を受けた横道誠先生（インタビュー11）は、診断によって「伏線回収」ができたことを前向きに捉えていて、大人にとっては、長年抱えていた生きづらさを解消するきっかけになるという印象を受けます。

その一方で、小児科医の高橋孝雄先生は、子どもに対する早期診断は逆効果になる可能性を指摘されていました（インタビュー3）。

そう考えると、中邑先生のご指摘は、今までの取材とも整合するように感じます。

中邑　早期診断の弊害を訴える小児科医がいるのは、心強いことです。しかし、そういう医師がいる一方で、安易に診断して、安易に薬を出してしまう医師もいます。発達障害と診断されてから、薬を飲まないと教室に入れてもらえない、といった話も聞きます。学校の先生ですら、発達障害の子は「正常でない」から、「正常になってもらって、初めてコミュニケーションできる」と考えている。もちろん、そんな先生ばかりではありませんが。

——ただ、学校の先生の立場に立ってみれば、ユニークな子どもたちをほかの子どもたちと一緒に指導していくのは難しい、というのもわかります。

実は、中邑先生のご活動を見ていて、ぜひお聞きしたかったことがあるんです。中邑先生は、発達障害だけでなく、知的障害や引きこもり、不登校など、さまざまなユニークな子どもたちを集めて、多様なプログラムを実施しています。泊まりがけのものも多いですよね。大変じゃないのかな、と。すごく手がかかると思うんです。そんなことを、なぜずっと続けてらっしゃるのでしょうか。

中邑　いや、手なんてかかりませんよ。

――かからないんですか？

ユニークな子どもに手をかける必要はない

中邑　みんなそういうんですよ。さぞかし手がかかるでしょうって。でも、参加したい子どもを10人か20人くらい集めて、さあやりましょうと号令をかける。それだけです。大変になるとしたら、それは「大変なプログラム」にしちゃっているからです。例えば「昆虫採集をしよう」というプログラムを「虫を採らなきゃダメ」と設計するから、「虫を採らせなきゃいけない」となって、大変になる。

――虫採りのプログラムだけど、虫を採らなくてもいい。そういうことにすれば、運営に手はかからない、と。

中邑　目的を絞り込まないほうがいいんです。僕らのプログラムは、そもそも「目的なし」がモットーですからね。目的を達成するためのプログラムにすると、しんどくなる。場を設定するだけで、子どもは動き出します。

――場の設定、ですか。確かに、中邑先生のプログラムで「虫採りの場」を設定したら、「虫は嫌

いだけど、徹夜ができそうだから、行ってみよう」という子どもが出てきたのでしたね。それはそれで、子どもは「動いている」わけですね。

中邑　このあいだ、長崎県の壱岐島で「壱岐の島の『美味しい』を探せ！」というプログラムを開催しました。全国から33人の子どもが現地集合して。そのなかには発達障害の子も、知的障害の子も、勉強がよくできる子もそうでない子も、いろいろな子がいて。港で知らない子と3人1組にされます。それから子どもたちに「この島のどこかに、こういうものがあるから探しておいで」というミッションを与える。それだけのプログラムです。

例えば「銀座でも売っているすごいアスパラガスをつくっている人がいるから、探しておいで」と。島を歩いて、生産者を探すんです。スマホは禁止。いろんな場所を訪ねて、人に質問して、話を聞いて、アスパラをつくっている人がどこにいるかを探り当てて、会いに行こうと。壱岐は公共交通機関も少ないし、スマホも使えないとなると、ずいぶんと考えなくてはなりません。バスがあっても乗り方がわからない。でも人に聞けない。

――知らない人に声をかけるのって、難しいですよね。

中邑　アスパラの生産者を探していたチームは初日、日中にはヒントも見つけられなくて、夜、ご飯を食べに居酒屋さんに入ったら、メニューに「アスパラ」があった。それで恐る恐る、お店のおじさんに聞いてみたら、次の日に連れていってもらえて。僕らは事前にある程度、子どもたちが見つけるはずの生産者を想定して準備しているのですが、子どもは想定外のところに行ってしまいます。それでも地元の人たちは、突然現れた見ず知らずの子どもたちに「いいよ、入ってきなよ」って、仕事を見せてくれる。

このとき、ある子が「親切にしてくれた人」というリストを書いていて。

――なんだかいいリストですね。

中邑　「人に聞いていいんだ」「頼んでいいんだ」「お願いしていいんだ」と、経験を通じて学んだのです。今は学校などで「知らない人と話しちゃダメ」といわれることもあるじゃないですか。そうなると、困ったときには「全部自分で解決しなきゃいけない」となりかねない。そう思って生きていくのは、発達障害の子はもちろん、そうでなくたって、しんどいですよ。

発達障害とか知的障害とかと関係なく、子ども同士、のんびり、ぺちゃくちゃしゃべりながら、一緒に歩いているだけでも楽しいじゃないですか。誰から批判されることもなく、怒られることもなく、あっちへ行こうか、こっちに行こうかって。

今の子どもたちの課題は、進学校に通うような成績優秀な子どもも似たようなものです。不登校の子どもたちと、本質的にはあまり変わりません。目的を持たずに自分から動ける場がない。一生懸命勉強してきて、子どもらしくふざけたことがない子もいます。

飢餓感が自発性を生む

中邑　今年（2022年）の夏、ポルシェ（ポルシェジャパン）と一緒に、受験勉強に忙しい中高生を10人ほど集めて、5日間のプログラムをしたんです。参加者には名門進学校に通う子もいました。初日は愛媛県の宇和島に現地集合。ただし、あらかじめJRのチケットを送っていて、指定の電車で来ないといけない。青森の子も宮崎の子も。スマホは禁止です。

――青森から宇和島だったら、普通は飛行機を使いますよね？

中邑　そうなんですが、あえて「全員、電車で集合」と決めています。しかも、青森から来る子も宮崎から来る子も、全員の移動時間がほぼ一緒になるようにルートを設定するんです。

青森だとか、北のほうから来る子たちは、まず新幹線や在来線で東京に到着して、そこから西に向かいます。一方、宮崎は、四国の愛媛と海を挟んで向かい側なのに、そもそも直通のフェリーがありません。だから宮崎の子は、鹿児島からぐるっと九州を北上して、本州に渡る。

――宮崎の子は、出発地は宇和島から近いのに、なんだかどんどん宇和島から離れていきますね。

中邑　そうなんですよ。地方同士がつながっていないことが、実感としてわかります。そんなふうに、みんな5時間くらいかけてやっと岡山に着くんですね。そこで在来線の特急「しおかぜ」に乗ります。指定席券はあらかじめ送付しています。だけど参加した子たちは、まさか自分の隣の席に同じプログラムに参加する仲間が座るなんて知りません。ただ座ってみたら、周りは中高生ばかり。そこで、声をかけると思いますか？

――うーん……。かけないと思います。

中邑　いやいや、それまで5～6時間、スマホなしで退屈な時間を1人ですごしているんですよ。するともう我慢ができなくなって、隣の子に「ひょっとして……宇和島？」って話しかける。そしたら隣の子が「そう、俺、宇和島」。そうなると、「後ろもそうかな？　聞いてみようか」となって、「君も宇和島？」って。そこで自己紹介が始まるんです。宇和島に着いたときには、みんな仲良くなっていました。

――なんだか、すごいですね。

中邑　これは、能動的に自己紹介をしてもらうためのシナリオなんです。誰かにさせられる自己紹介なんて、つまらないでしょ。子どもは「自分から動けば、もっと面白い」ということを、体験として学ぶ。そういう状況をどうつくっていくか。自分から動き出すには、その前にハングリーな状態がいるんです。寂しさとか不安とかね。

――あえて飢餓感を与える。子どもたちが自分から動けるストーリーと「場」をいかにつくるか。考えさせられます。

特別支援学校は保護者に人気

――中邑先生にはぜひ、日本の特別支援教育について、ご意見をうかがいたいと思っていました。今年（2022年）9月9日、「障害児を分離した特別支援教育」について、国連の障害者権利委員会が、日本政府に中止を要請しました。取材などを通じて、特別支援教育のよさも感じていただけに、複雑な思いがしたんです。

中邑　日本の特別支援学校は、目的がはっきりしないように感じます。

――目的がはっきりしない、ですか……。どういうことでしょうか。

中邑　就職に強いと評判の高等特別支援学校があったりしますよね。木工科や園芸科があり、職業支援教育が充実していて素晴らしい、ということになっています。しかし、木工科を出た生徒が、木工で生計を立てているわけではないし、園芸科も同様です。卒業後、どこでどんな仕事をしているかといえば、法定雇用率を充足したい大企業などに雇用され、事務補助や軽作業に従事しているわけです。これが例えば、木工科に進学した子が、本格的に木工を学べて木工職人になれるならば、まだ意義があると思うのですが、現実には全然、そうなっていない。

日本の特別支援学校は、生徒たちを社会に適応させることに一生懸命な半面、それぞれの個性を生かした将来を思い描いていないように感じます。

――高等特別支援学校を取材したとき、学校で木工を学んだ生徒が、卒業後、木工で生計を立てているわけではないと、校長先生もおっしゃっていました。ただ、学校としての狙いは、木工に興味がある子が、木工を学びながら、社会人に必要な基礎的な力を身につけることなのだ、と。

特別支援教育は今、人気が高まっていて、国連の中止要請が出たときには、SNSなどで、実際に特別支援学校に通っていた人や、通わせていた親御さんたちから「特別支援学校があってよかった。なくなったら困る」という声が多く上がりました。

中邑　特別支援教育が人気なのは、子どもに人気があるからではありません。保護者に人気なんです。

高等特別支援学校には、知的ボーダーの子どもたちが結構いるんです。高等特別支援学校への入学は近年、ハードルが高まっていて、普通校より入試倍率が高い場合もあります。

――普通の高校と高等特別支援学校の差がなくなってきていると、先ほどの校長先生も指摘されていました。その背景にはいくつかの理由があるようで、ひとつには、中学校で特別支援学級に通っていた子の半分以上が、高校では普通校に進学するようになったという変化。また、障害の重い子が地元の普通校へ行き、軽い子が特別支援学校に入学する傾向が生まれていることも関係しているそうです。

中邑　つまり、今、高等特別支援学校に通っているのは、ごく普通の若者です。恋もしたいし、車の運転もしたい。大学だって、進学できるものなら、進学したいというのが本音でしょう。しかし、親は「あなたみたいな子は、早く働いたほうがいい」という。だから特別支援学校に進学した。そういう子が多いんです。そういう子たちが、やっぱり進学したいと思ったときに、可能性は開かれているでしょうか。

——文部科学省の「学校基本調査」に、高等特別支援学校の卒業生の大学進学率のデータがあります。2021年度は1・9%でしたが、知的障害に限れば0・4%で、わずかです。(*)

分離教育が問題なのではない

中邑　僕は、発達障害や知的障害があるかどうかは関係なく、今の社会では、誰もが高等教育を受けることが必要だと考えています。ですから、高等特別支援学校を卒業した後の進路が、現実問題として事務補助や軽作業に限られ、高等教育に開かれていないことに対しては、疑問を感じます。高等教育だけでなく、専門教育にも開かれていません。高等特別支援学校に進学すると、その先の可能性が狭まってしまうんです。

——卒業後の可能性が広がらないことが、今の高等特別支援学校の課題……。確かに、そうかもしれません。校長先生自身、発達障害の子どもにとって普通校がいいか、特別支援学校がいいかは、すごく難しい問題だとおっしゃっていました。

ただ、特別支援学校に進学する場合、少なくとも自尊感情は高まると指摘されていたのが、すごく印象に残っています。なぜ自尊感情が高まるかというと、普通校では生徒会長や部長になれない子たちが、特別支援学校ではなれるから。自分たちが主役になれるからだ、と。

その話をうかがって、自分が昔、女子高に通っていたときのことを思い出したんです。今と違って、共学の学校では女子が生徒会長になることなどあまりなかった時代です。それでも、女子高ならば、女子が当たり前のように生徒会長になるし、大工仕事もする。そのことで、無意識のうちに「自分もやればできる」という感覚が育った気がします。

中邑 その側面は、否定しません。セグリゲーション（分離）自体は、決して悪いことじゃないんですよ。米国でもしています。ただ、分離をした結果、子どもたちのその先の可能性が尻すぼみになってはいけない、ということなんです。

——障害のある子どもたちの将来の可能性を広げるには、学校だけでできることには限界があります。卒業生を採用する企業をはじめ、社会全体が変わっていかないと難しいと思います。

中邑 そういう議論をし、国の制度設計から変えないといけない。そんなの難しいと思うかもしれませんが、そうでもないと僕は思っています。ＡＩ（人工知能）の実用化が進むなど、世の中が大きく変わって、既存のシステムが崩れ始めています。そのために、これまで「健常」とされてきた人たちも、しんどくなってきています。だから僕は、今が、これまでの当たり前を崩すチャンスだと思うんです。

＊文部科学省「学校基本調査（令和３年度）」「卒業生の状況調査・特別支援学校（高等部）」

お薦め書籍

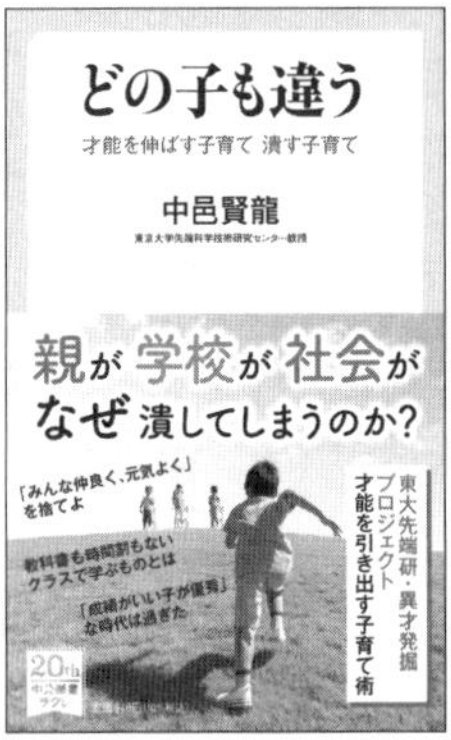

『どの子も違う 才能を伸ばす子育て 潰す子育て』

中邑賢龍

中公新書ラクレ

ユニークな子にどう向き合えばいいのか。著者は、学校の枠を大きく超えた学びのプロジェクトを実践し、凸凹のある子どもの能力を引き出してきました。学校になじめないユニークな子よりもむしろ、今の学校教育に適応している子どものほうが心配という著者。親の考え方を修正すれば、子どもは自分の力で動き出すといいます。ユニークな子の育ちに、希望を持たせてくれる本です。

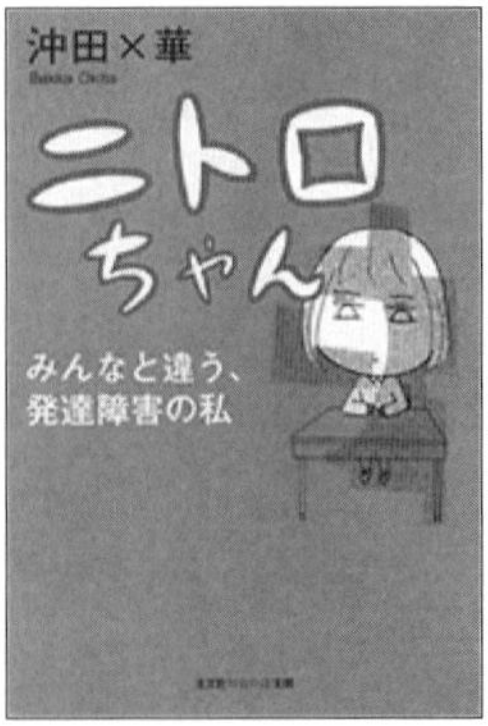

『ニトロちゃん みんなと違う、発達障害の私』

沖田×華

光文社・知恵の森文庫

発達障害の漫画家が実体験を基に描いたコミックエッセイ。発達障害の子どもの心が、学校でどのように揺れ動いているのか。大人からすると一見、不可解な子どもの行動の裏にどのような考えがあるのか。そして、子どもを理解し、支えてくれる先生の存在がどれだけ大きいかがわかります。ニトロちゃんが、初めて信頼できる先生と出会えた場面は、ジンときてしまいました。

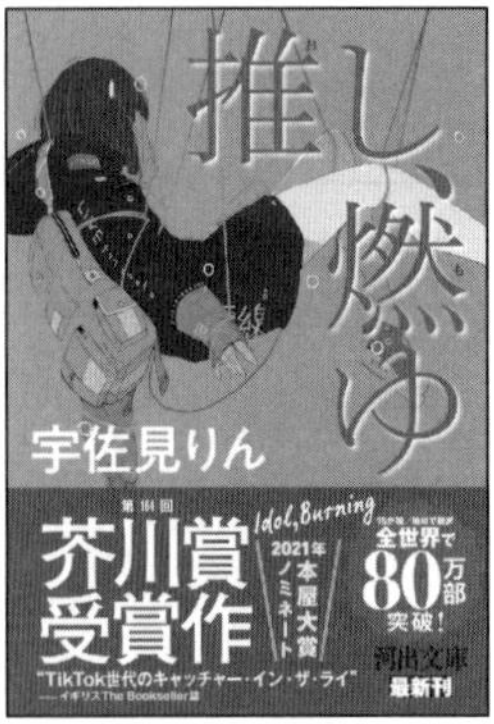

『推し、燃ゆ』

宇佐見りん

河出文庫

当事者の気持ちを追体験するのに、小説は向いていると思います。「保健室で病院の受診を勧められふたつほど診断名がついた」主人公の高校生、あかりの目線で物語は進行します。推しを推しているときにだけ、生きていることを実感できるあかり。そんなある日、ファンを殴った推しが「炎上」します。発達障害でなくても、生きづらさを感じている読者が「自分の話」として読める要素が多分に含まれています。私はつい親の目線で読んでしまいます。

第6章

発達障害と仕事

インタビュー
8

発達障害で障害者手帳をとることに損はない

親にとっても当事者にとっても、発達障害に関する最大の懸念のひとつが「自分でお金を稼いで自活できるのか？」ということです。

そこで取材したのが、発達障害の人に特化した就労支援事業を手掛けるKaien《カイエン》（東京・新宿）代表の鈴木慶太氏。長男が発達障害の診断を受けており、それが起業のきっかけとなりました。つまり、鈴木氏は発達障害の就労支援のプロであると同時に、そういった支援を必要とする側でもあるのです。

就職するとき、大きな分かれ目になるのが、障害者手帳を取得するかどうかです。障害者手帳をとって、障害者として企業に雇われるのは「いいこと」なのでしょうか？そんな疑問に対して、鈴木氏は「障害者手帳をとることにマイナスはない」と断言します。それはなぜでしょうか。

鈴木氏からは、ほかにも「発達障害と仕事」にまつわる、意外なようで納得感のあるお話を多くうかがいました。例えば、発達障害の人にとって「自分に絶対に向いて

［専門家・経営者］
鈴《すず》木《き》慶《けい》太《た》氏

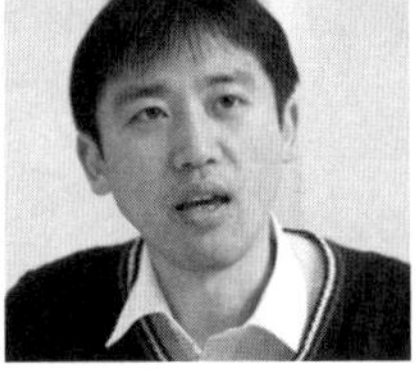

Kaien代表。長男の発達障害の診断をきっかけに、発達障害の人に特化した就労支援企業Kaienを2009年に起業。東京大学経済学部卒業（2000年）、ノースウェスタン大学ケロッグ経営大学院修了（2009年・MBA取得）。Kaienでは、企業向けの人材紹介、大人向けの就労移行支援事業、学生向け・子ども向けのプログラムに加え、啓発事業も行う。『発達障害の子のためのハローワーク』（合同出版）監修などを手掛ける。

いない仕事」を知ることがとても大事。けれど、それを知ることが発達障害であるがゆえに、とても難しい。そして発達障害者と意外に相性がいい就職先は、外資系企業……など。

発達障害者の数は多く、すでにあらゆる職場にいるはずと、鈴木氏は指摘します。ビジネスパーソンであれば、一緒に働いている同僚や部下、上司のなかに必ずいるということです。異能も多いといわれる発達障害の人々。活躍してもらうには、どうしたらよいのでしょうか。職場でともに働く人たち、そして採用し、雇用する側にいる人たちへのアドバイスも尋ねました。

（2022年2月取材）

――Kaienは発達障害の人に特化した就労支援をされていますが、立ち上げたきっかけを教えてください。

鈴木　2007年、息子が3歳のときに発達障害だと診断されたことがきっかけです。当時、私はNHKのアナウンサーとして働いていて、その2日後に米国へのMBA留学を控えていました。留学中、息子の将来について思いを巡らせることが多く、そんなとき、従業員の75％が発達障害で、起業1年目から黒字経営だというデンマークのIT企業の情報を見つけたのです。数カ月後には、その会社を訪問し、お話をお聞きしました。創業者の息子さんがやはり発達障害で、同じ気持ちを共有している人がいるのがうれしく、自分自身が起業する力にもなりました。2009年、今の

Kaienをスタートさせました。

——障害のある人が就職するときには、どんな選択肢があるのでしょうか？「一般枠」「障害者枠」という言葉をよく聞きます。

鈴木　そもそも「一般枠」「障害者枠」という「枠」は存在しません。

障害がある人の働き方は、突き詰めると、大きく分けて2つです。労働契約を結んで働くか、労働契約を結ばずに働くかのどちらかとなります。

労働契約を結んで働けば、正社員であれ、パート・アルバイトであれ、最低賃金が保証されます。一方、労働契約を結ばないものにはフリーランスもありますし、昔でいう「作業所」と利用契約を結んで働くこともあります。作業所で働く場合、最低賃金は保証されず、「工賃」という作業料が支払われます。福祉的就労とも呼ばれ、法律では「就労継続支援B型」として定められています。工賃は平均して月に1万～2万円程度です。

労働契約を結んで働く場合には、企業側に障害があることを伝えて働くか、あるいは障害の存在を伝えないかで違いが出ます。そこから「一般枠」「障害者枠」という言葉が生まれたのでしょう。

——障害があることを伝える、とは？

鈴木　わかりやすいのは、障害者手帳をとることですね。

障害者手帳には所得税控除のメリットも

——企業にとっては、障害者手帳を持つ人を雇用すると「実績」になるんですよね？

鈴木　そうです。企業が労働局に届け出ると、障害者雇用促進法(*)が定める法定雇用率の達成につながり、納付金の支払いを免除されたり、調整金や報奨金、助成金が得られたりします。自治体によっては、入札で法定雇用率を達成している企業を優遇しているところもあります。

ですから、労働契約を結んで働くという意味では同じでも、障害者手帳を持つ障害者として雇用されることを「障害者枠」と呼んだりします。ただし、法律には障害者枠という言葉はなく、「障害者雇用」です。「一般枠」や「一般雇用」というのは、障害者雇用との対比で使われている言葉で、そういう名前の制度があるわけではありません。

――障害があっても、障害がない人と同じように企業と労働契約を結んで働くことを、一般雇用と呼んでいるわけですね。これを企業の側から見れば、同じ人を採用するとしても、その人が障害者手帳を持っているかどうかで、行政からお金がもらえたり、逆にお金を払わなければならなかったりする。となると、就職を希望する側にとっても、障害者手帳をとるかとらないかというのは、大きな選択になりそうですね。

鈴木　実態としてはそうです。企業が障害のある従業員に、こんな言葉をかけることがあります。「障害者手帳を持っているだけで、あなたはこの会社の戦力になっているのですよ」と。

私はこれを、かなり複雑な思いを持って聞いています。なぜなら通常、労働契約というのは「給与とパフォーマンスの関係」に基づいて結ばれるわけです。そこは一般雇用も障害者雇用も、本

＊　障害者雇用促進法：身体障害者、知的障害者、精神障害者を一定割合以上雇用することを義務づけた法律。障害者の雇用目標割合が「法定雇用率」として定められ、民間企業（従業員43・5人以上）の法定雇用率は２０２１年３月から２・３％以上。段階的に引き上げられており、２０２４年度からは２・５％、２０２６年度には２・７％になる予定。

来は変わらない部分です。

ただ、障害者手帳を持った人を雇うかどうかで、結果として企業が得をしたり、損をしたりする。だから、障害者手帳を持つことを広い意味での「戦力」と企業側は考える。ですから発達障害の人が就労を考えたとき、現実問題として、障害者手帳をとるかとらないかというのは、大きな分かれ目になることが多いのです。

とはいえ、最近では、成功されている起業家などにも、自分は実は発達障害だと公言される方がいます。そういう方々であれば、今から障害者手帳をとるべきかどうか悩む必要はありません。ですから、障害者手帳をとることを誰にでも勧めるわけではないですが、持っていてマイナスになることはありません。所得税の障害者控除など、税の優遇も受けられます。

知能が普通以上でも手帳はとれる

――障害者手帳は、IQ（知能指数）(*)が普通以上でもとれるのでしょうか？

鈴木　障害者手帳には3種類あります。次の3つです。

●身体障害者手帳
●療育手帳
●精神障害者保健福祉手帳（以下、精神の手帳）

発達障害の方が該当するのは、基本的には3番目の「精神の手帳」です。この手帳を取得できるかどうかは「精神障害があるかないか」で決められ、その精神障害には発達障害も含まれています。

――だから、発達障害の人が取得できると。IQは関係ないんですか？　IQが高くても障害者手帳をとれるんですか？

鈴木　もちろんです。療育手帳にはIQの条件がありますが、精神の手帳にはありません。この3種類ある障害者手帳ですが、雇用の現場で受けられるメリットは基本的に変わりません。

――そうなると知的障害と発達障害の両方がある人は、どちらでとるかの判断になるのでしょうか？

鈴木　そうですね。どちらかでとる方もいますし、どちらもとる方もいます。

――手帳を取得する条件は、住んでいる都道府県などで変わるものですか？

鈴木　微妙なところで、もちろん同じ法律の下で国が発行しているので基本的には同じなのですが、自治体レベルで運用が分かれるところもあります。例えば「あの県では発達障害で療育手帳がとりやすい」だとか、若干の違いはあります。

――発達障害では手帳はとれない、といった話を聞いたりするのですが。

鈴木　そんなことはありません。精神の手帳が対象とするのは「精神障害」のため「長期にわたり日常生活や社会生活への制約がある」人です。発達障害に起因する社会的制約があることを、医師

＊ＩＱ（知能指数）：知能検査結果の表示法のひとつ。指数１００が平均値。Intelligence Quotientの略称。

にきちんと伝えて診断書をもらえば、確実に手帳は取得できます。

このあたりは誤解が残っている部分で、昔は発達障害で手帳がとれない人が実際にいたのです。しかし今は、行政も取得できると明確にいっていますので、安心していただいていいと思います。「手帳がとれないんです」という相談を受けることはよくあるのですが、ほとんどの場合、とれるはずなのに「とれない」という話をうのみにしているだけです。話を聞いてみると申請してもいない。

――いろんな相談を受けていらっしゃるのですね。

鈴木　ほかにも「うちの子はグレー（発達障害の傾向があるが、はっきりと診断されないケース）ですから、手帳はとれないんですよね。どうしたらいいですか？」と質問されて、「お子さんに知的障害がないから療育手帳はとれませんが、精神の手帳はとれますよ」と答えるといったやりとりは多いです。

発達障害には知的障害がないケースが多くて、その場合、精神の手帳がとれるかとれないかという話になります。そして精神の手帳をとるには、社会的な制約があるかどうかが判断の分かれ目になります。例えば、親と一緒に暮らしている学生のうちは、発達障害であっても、社会的制約があるかといえば、あまりないかもしれません。しかし、社会に出て働き出すと、制約を感じるようになる。そんなふうに環境が変わると文脈が変わり、手帳がとれるようになることもあるのです。

障害者雇用の給料は安いのか？

——一般雇用と障害者雇用では、待遇や給与はどう変わりますか。

鈴木　そうですね。これも「都市伝説」に近いのですが。

——ではまず、「都市伝説」を教えてください。

鈴木　「一般雇用のほうが、障害者雇用より給料が高い」というものです。

——それが都市伝説。ということは、実は障害者雇用のほうが給料は高いと？

鈴木　確かに平均をとれば一般雇用のほうが高いですよ。一般雇用にはあらゆるケースが含まれていて職種が多く、そのなかにはお給料をたくさん稼いでいる人たちがいます。

——課長も、部長も含まれている。

鈴木　だから、一般雇用の集団と障害者雇用の集団をずっと遠くから見比べたとき、どちらの給料が高いかといえば、一般雇用となります。

ただ、障害のある特定のAさんが一般雇用で働いた場合と障害者雇用で働いた場合を比べたらどうか？　どちらが高いかはわかりません。もしかしたら障害者雇用のほうが高いかもしれません。実際、身体障害者はその傾向が顕著です。

——それはなぜですか？　同じAさんであれば、一般雇用でも障害者雇用でも、パフォーマンスは変わらないはずですよね？

鈴木　簡単にいうと需要と供給の関係です。企業が身体障害者を求めているからです。

——それは耳にしたことがあります。ある社長さんが、社内を車椅子で通れるよう環境を整備してしまえば、誰でも普通に働けるから楽なんだっておっしゃっていて。

鈴木　現実には、そんなことは嘘に近いんですけどね。そもそも車椅子の身体障害者自体が少ないですから。人工透析の人やＨＩＶポジティブの人など、身体障害にもさまざまな人がいます。だから通路の整備だけでなく、さまざまな対応が必要になります。

発達障害の人たちが抱える課題は多様なので、採用した側には個別具体的な対応が求められます。それが面倒で「身体障害者を採用したい」と考える企業は多いのですが、実際には、身体障害者だから一律の対応でいいということもありません。

給料の違いは残業代だけ

――そのあたりもイメージが先行しているんですね。

鈴木　そうなんです。イメージ先行なんですが、現実問題として身体障害者は供給に対して需要が大きいんです。そうすると何が起こるか。当然「価格」が上がります。給料が上がるんです。

――ああ、そういうことですか。

鈴木　これは私にとっては頭の痛いことです。「発達障害で手帳を持っていて、すごく仕事ができる人がいるんです」と採用を働きかけても「いや、うちの会社は身体障害の人を採る方針だから」となりやすい。身体障害者手帳を持つ人材は引き抜き合戦になっています。そんな理由から、同じパフォーマンスでも、一般雇用されるより、障害者雇用のほうが高い給料をもらえる逆転現象も起きています。

――発達障害の場合は、どうでしょうか。一般雇用と障害者雇用、どちらのほうがお給料は高いのでしょうか？

鈴木　発達障害では、同じパフォーマンスであればどちらの雇用でも給料は変わりません。同じ職場で一般雇用と障害者雇用の人たちが同じ仕事をしていることは多々ありますが、皆さん、同じお給料をもらっています。ただし、障害者雇用では基本的に残業はしないので、差が出るとすれば、残業代の部分です。

――障害者雇用には、どういう仕事があるのでしょうか？

鈴木　事務補助か軽作業が多いですね。この2つで8割くらいを占めます。お給料は月に18万〜19万円。20万円に届かないことが多いです。

――それは障害者雇用だからというのではなく、その職種の平均的な金額ということですね。

鈴木　そうです。ですから一般雇用で同じ仕事をしても、同じお給料です。障害者雇用の給与が低いと感じられるとすれば、障害者雇用だからではなく、仕事の内容によるものです。

――待遇はいかがでしょうか？　障害者雇用では基本的に残業がないという話が先ほどありましたが、例えば、体調が悪いときに休みやすいとか、長期の休みがとりやすいといったことはあるのでしょうか。

鈴木　いろいろな配慮はあります。ただこれは、障害者雇用だけのものではなくなっています。2016年に施行された「障害者差別解消法(*1)」のなかに「合理的配慮(*2)」という概念が組み込まれました。簡単にいえば、障害がある人から、「障害に対する配慮をしてください」という要求があっ

＊1　障害者差別解消法：障害を理由とする差別の解消を推進する法律。障害者への合理的配慮の提供を行政機関や企業に求めている。

＊2　合理的配慮：社会的障壁を取り除くための対応。障害者からの意思の表明に基づいて、個別に提供される。

た場合に、合理的理由がないかぎりはノーといってはいけない、というものです。

――誰であっても、障害者手帳のあるなしにかかわらず、ということですか。

鈴木　そうです。ですから、いわゆる障害者雇用で働いていると、障害者雇用促進法で担保されている合理的配慮のさらに下に、すべての障害者に認められる障害者差別解消法の合理的配慮があるという、「二重の配慮」が受けられるようになっています。二重という言い方が正しいかわかりませんが、法律的にはそうなっているということです。

――そういった意味では、一般雇用でも、手帳がなくても、合理的配慮を求めることはできるということですね。

鈴木　できます。そういう意味では、一般雇用も障害者雇用もあまり変わらないのですが、障害者雇用であれば「合理的配慮を求める」というアクションを起こさなくても、いろいろなメリットが自動的に付与される形になります。

――なるほど。配慮というのは、その人の特性に合った配慮を求めることができるということですか？

鈴木　はい。合理的配慮というのは、それぞれの求めにオーダーメードで対応しましょうというものです。そこは、一般雇用でも障害者雇用でも基本的に変わりません。

ただ現実には、会社によって「受けやすい配慮」に違いがあります。そこは外から見ていても、あまりわからない。このような「情報の非対称性」が、障害者雇用の配慮における問題となっています。その情報の仲立ちをする人が必要です。

――鈴木さんが行っているのが、まさにそこ、というわけですよね。

鈴木　それに加えて、本人が「自分はこういうことが苦手で、こういう配慮をしてもらいたい」ということを知っておく必要がある。その部分の情報の整理が必要です。「セルフアドボカシー（自己権利擁護(*)）」といわれるものです。

自分の障害を受け止め、自分の強みを生かすために、どんな配慮が必要か。そのためにどのような環境の調整が必要か。それを説明できるようになっておく。自分で交渉できるようになっておくということが、実は今の法律の下では、とても重要なのです。

――よりよく働くために、自分を知り、説明できるようになっておく。それが就職のための大切な準備になるのですね。

発達障害者にとって外資系企業が意外に働きやすいのはなぜか？

――インタビューでこれまで、「自分は発達障害だとわかっていたのに、発達障害者にはまったく合わない仕事に就いてしまって……」というお話をいくつか聞いてきました。例えば、看護師になったケース（インタビュー4：沖田×華さん）や、銀行員になったケース（インタビュー9：借金玉さん）。いずれも大変な苦労を味わった末に、仕事を変えられました。なぜそういったことが起こってしま

＊セルフアドボカシー（自己権利擁護）：障害や困難のある本人が、利益や欲求、意思、権利を自ら主張すること。

うのでしょうか？

鈴木　それこそがまさに、発達障害なんですよ。

――自分に合わない職場に飛び込んでしまうことが、ですか？

鈴木　はい。「自分が何者かわからない」というのが、私が考える発達障害の一番のキモです。逆に自分の特性を理解して立ち位置を決められる人は、発達障害の傾向があってもそんなに困ることはありません。

――だからこそ、鈴木さんがＫａｉｅｎでされているような就労支援、第三者として本人の特性を見極めて会社とつなげていくという支援が必要になるんですね。

鈴木　ただ、いくらカウンセリングしても、なかなか伝わらないんです。どんなに共感しても傾聴しても、本人が自覚するまでには、なかなか至らない。

そこでＫａｉｅｎでは、さまざまな職業訓練プログラムを用意しています。実際にさまざまな仕事を体験してもらい、成功、失敗を細かく繰り返しながら、自分の影形《かげかたち》を知ってもらいます。自分の特性に、本人がちゃんと納得する、腹落ちするということが重要なんです。実際、そういうことを親御さんや周りとしてきた人は、就職活動もうまくいくものです。自分の得意と苦手がわかっていますから。

「自分に絶対に向いていない仕事」を知ることが大切

――鈴木さんが「自分に絶対に向いていない仕事は何かを知ることが大切」と本に書かれている

のを読んで、思わず膝を打ちました。苦手を知ることは大切ですよね。発達障害の子どもを持つ親としては、つい「できることに目を向けよう」という話に、心引かれてしまうのですが。

鈴木　発達障害の人が就労するうえで、苦手の把握は不可欠です。例えば、脚を失った身体障害者であれば、脚を使う仕事を選びませんし、会社もそんな仕事はさせません。しかし発達障害では、そこがわかりにくい。そもそも本人が「何が苦手か」ということがわかっていないと、会社がそこを把握するのは難しい。

発達障害の人は、自分の得意・不得意が曖昧なまま大人になってしまうケースが多くて、そのためにゆがんだ夢を抱いたりして、就職が難しくなることがあります。その意味でも自分を知るということが、ものすごく重要なんです。

――得意な部分に目を向けるだけでなく、苦手な部分をしっかり把握しておく。そしてそれを伝えられるようになる。それが大切なんですね。

鈴木　勉強であれば、何がどれくらいできるのかは、偏差値である程度の見積もりができますが、向く仕事、向かない仕事には偏差値のような一律の物差しがないためわかりにくい。

いわゆる健常者といわれる人は、自分の仕事の向き不向きを、ある程度、なんとなくつかめているものです。加えて、もし合っていない仕事に就いても、それなりに対処することができる。だから大被害にはなりません。一方、発達障害の人は自分を客観視するのが苦手で、全然合わない職に就いてしまいやすい。しかも向いてない仕事に自分を合わせるのも苦手なので、大打撃を食らってしまうんです。

それを防ぐのに有効なのが、あらかじめ仕事を体験しておくことです。Ｋａｉｅｎが職業訓練プログラムなどを通じて仕事を体験する場を用意しているのは、そのためなんです。

――失敗も織り込み済みの体験、ということですよね。

鈴木　そうです。こういう言い方がいいのかわかりませんが、「諦めさせ屋」と呼ぶこともあります。もちろん夢を諦めてほしくはないし、成功も大切ですけど、失敗して諦める体験も大切ということです。ただ、こういうことをいっても、響く人は数割ぐらいしかいないんですよ。親御さんも含めて。

親御さんの理解を得るのが難しいことが多いんです。自分の子どもにはやはり、「テストでいい点数をとってほしい」「普通に反応してほしい」「心の交流がしたい」「ミスなくちゃんとやってほしい」と思ってしまう。「消しゴム、また買うの?」と思わないで済むようになりたいとか。

――親は「普通」になってほしいと、願ってしまう。

鈴木　気持ちはわかります。私自身、発達障害の子の親ですから。どうしても、本人を変えたいと思ってしまうし、今できないことができるようになってほしいし、障害がなくなってほしい。もし高い学歴を得られたら、何かが変わるのではないかと期待してしまう。もちろん、いい大学へ行くのは悪いことではないし、本人の苦手な部分を目立たなくさせる方策のひとつではあると思います。だからといって細かな失敗の体験とフィードバックを繰り返すことで、本人が自分自身を知るプロセスが不要になることはありません。

親御さんの理解を得るのが難しい理由はほかにもあって、お子さんが発達障害の場合、親御さんも発達障害というケースも確率的に高く、そのためにお子さんとの接し方がわからないこともあります。

それに親というのは、これはもうそういう生き物なんだと思いますけれど、子どもに自分と同じ生活かよりよい生活を求める。つまり、自分の価値観を押しつけやすいんですよね。

――よかれと思ってですよね。

「変えるべき環境」の筆頭は、親かもしれない

鈴木　はい。でもそれは子どもにとって、苦しいことが多いんです。発達障害にどう対処したらいいかというと、どの本を読んでも「本人の努力で本人を変えるのでなく、環境を整えましょう」ということが書かれていて、その通りなんです。では子どもにとって一番の環境とは何かというと、先生でもタブレットでもなく、親なんですよ。

親がどう声をかけるか、どういう表情をするか、何を認めてくれるか、認めてくれないか。子どもにとっては、これが一番初めに与えられる環境です。ですから、親が冷静に子どものことを見ることは、かなり重要なんです。

――親としては、そこが難しくて。私も学習障害の息子に対し、最初は「この子はおっちょこちょいだから」とか「男の子だから」とか、文字が書けないことにいろいろな理由をつけて「障害ではない」と自分に思い込ませていました。いろいろな方のお話を聞いた末に、息子の障害を認めて診断を受けるまでは、結構つらかったです。

鈴木　いや、難しいです。人にはいろいろいえますけど、私も難しかったですから。よく覚えています。みんなで砂場に行って遊んでいるとき、うちの子は1人だけ砂をガーッとかぶっていて、ほかの

子と遊んでくれない。周りの親が「大丈夫？」みたいな顔で見ている。つらいですよね。
長男が発達障害なのですが、2人目の子には今のところ発達障害の傾向はなく、生後数カ月で私と目を合わせてにこっと笑ったのを見たときには「ああ、こんなに違うんだ」と思いました。目を合わせてくれない子を育てづらいと思うのは、仕方ないことだと思います。親は大変です。でも、子どもには親のサポートが必要なんです。

「子どもらしくする」のは、意外に難しい

――発達障害の子を持つ親御さんは、いつごろから就労について考えるといいのでしょうか？

鈴木　早ければ早いほうがいいと思います。もちろん小学校低学年のときは、学校に慣れることで精いっぱいになるでしょうから、就労について考えましょうといっても難しいと思います。
ただ……、こういう言葉遣いでうまく伝わるかわかりませんが、発達障害の子には「小さな大人」として接することを日ごろから心がけるといいのではないかと思います。

――なぜですか？

鈴木　「子どもが子どもらしくする」というのは、なかなか難しいんです。子どもらしい振る舞いというのは場面ごとに違って、成長するにつれて変わっていく部分もある。それらをひとつずつ覚えてもらおうとすると、やっぱり発達障害がある子は覚えが悪い。どんどん変わっていくルールについていけない。
それなら最初から大人のルールを教えて練習しておいたほうが、うまくフィットする可能性が

高いし、子どもにとって楽なんです。発達障害だと、子ども同士のやりとりが結構難しいんですね。理屈じゃない部分が多いですから。むしろ大人とのやりとりのほうが論理的で、例外も少ないので覚えやすい。

本格的に就労について考える前に、こういった発達障害児の特性を頭に入れておくといいと思います。

——最初から大人のルールを学習したほうがいいとすると、学生のうちにいろいろなアルバイトをしてみるのもよさそうですよね。

鈴木　もちろんそうです。ただ、採用面接で受からないんですよ。

——じゃあどうすればいいんだろう……。

鈴木　最近では外食の宅配サービスの配達員など、採用面接がないアルバイトも増えています。単発バイトのマッチングアプリも出ているので、就活が大きな痛みを伴うイニシエーション（通過儀礼）のようなものになることは、今後なくなっていくと思いますし、そうなるべきだと思います。まずは自分ができるところで働いてみることです。ただリアルに失敗をするとなかなかつらいので、職業訓練などにトライしてみるのがいいと思います。リアルじゃない場でもリアルっぽい体験はできますから。

——一般雇用と障害者雇用についてうかがいましたが、一般雇用で働いていた人が障害者雇用に変わったり、障害者雇用の人が一般雇用に変わったり、同じ人が両者を行き来することはあるのでしょうか？

鈴木　行って帰ってくるというケースは、ほとんど聞いたことがありません。一方通行はあります。

特に一般雇用から障害者雇用に移ることはよくあります。逆に障害者雇用から一般雇用に移る場合は、長く働けなくなったケースがほとんどですね。

――どういうことですか？

長く働けないと、障害者雇用にならないという矛盾

鈴木　勤務時間が週20時間未満だと障害者雇用にカウントされないんです（2022年2月の取材時点）。それ以上働けない場合は一般雇用です。障害者雇用というのは本来、長時間は働けない人のためのものでもあると思うので変な気がしますが。

ともあれ今の制度では、体力的に1日に1時間とか2時間ぐらいしか働けませんとなると、一般雇用でパートやアルバイトという形になってしまいます。障害者雇用においては安定が大事ですが、そのような不安定な雇用形態になってしまうのです。

――障害者雇用から一般雇用への移行というと何か障害を克服したように思えますが、現実にはそうでないケースが多いのですね。

鈴木　ただ、週20時間未満の勤務時間でも障害者雇用として扱おうという動きは出てきています。今後、変わるかもしれません。希望はあります(*)。

――発達障害の人に合う勤務先や会社の特徴を教えてください。

鈴木　究極的にいえば、発達障害の人が働きやすい会社は、誰にとっても働きやすい会社です。一人ひとりの特性を見て、できることとできないことを仕分けて柔軟に配置する。外資系企業はそう

いうことに慣れていますね。もともと「人は一人ひとり、まったく違う」という前提で運営されていますから。異なる特性を持つ人たちの集団をどう動かすかということに慣れている。私自身、米国へ行って驚いたのが「とにかく全部書いてある」ということでした。

――ルールや定義がすべて明文化されている、ということですね。

鈴木　そうしないと訴えられるんでしょうね。「え、バカにしてるの？」と思うような当たり前のことまで全部、マニュアルなんかに書いてある。人間の認識には必ずズレがあるという前提で動いている社会なんだと思います。そういう社会のほうが発達障害の人にとって生きやすい。発達障害の人にとってはコミュニケーションが明確な職場のほうがいいでしょうし、マニュアルが整っているほど働きやすいはずです。

なかにはジョブローテーションがなくて、自分の仕事がずっと固定されていたほうがいい人もいます。そういった個別事情に合わせてもらいやすいという意味では、規模が小さい会社のほうが合うケースもあります。

――外資系企業が発達障害者向きというのは意外でした。確かに、多国籍の人が集まるなかにいると発達障害が目立たなくなるという話は聞いたことがあります。均質的な日本社会のなかにいるから「障害」となってしまう部分もあるかもしれませんね。

鈴木　発達障害でも診断を受けることなく、普通の人と同じように仕事をしている人もいます。自分に合う場所を見つけて活躍している人は、いろいろなところにいます。大切なのはやはり、自分

＊実際、この取材の後、法改正があり、２０２４年４月から「週10時間以上20時間未満」の勤務も一部、障害者雇用の対象になる。

を知り、自分に合う仕事や職場を見つけることなんです。

あなたの職場にも発達障害の人がいる「1時間に1回の指示」を薦める理由

――鈴木さんには、発達障害の人を採用する企業側に向けたお話もうかがいたいと思います。企業が発達障害者を雇用することのメリットとデメリットを挙げていただけますか？

鈴木　企業の方々に、まずお伝えしたいのは「御社はすでに発達障害者を採用していますよ」ということです。

濃淡はありますが、発達障害者は日本の全人口の10％程度を占めるともいわれています。ですから普通に考えれば、大抵の会社でもうすでに雇用しているはずなんです。

御社がこれまで採用して、才能を発揮してくれた人のなかにも、逆にうまく生かせなかった人のなかにも、発達障害の人はいたはずです。そういった意味で、皆さんはすでにメリットもデメリットも感じているはずです。異能というメリットだとか、そそっかしくてコミュニケーションをとるのが難しいといったデメリットだとか。

――だから、これから新たに発達障害の人を採用し、職場に受け入れることをためらわなくてもいいじゃないか、と？

鈴木　特に障害者雇用の場合、言い方は悪いかもしれませんが、身体障害に比べると発達障害は人気がないので、いい人材を採りやすいはずです。

すでにお伝えしたように、障害者雇用で企業が採用したがるのは身体障害の人たちで、採用は争奪戦です。発達障害者を採用したいと考える企業は少なく、いい人材が多く残っていると私は感じています。

また障害者雇用という枠組みのなかで応募する人は、きちんと自身の障害を認め、自分自身の影形《かげかたち》がわかっています。ですから一般雇用で入ってくる発達障害者よりも、企業側としては活用しやすいはずです。

——逆にいえば、一般雇用で入ってくる発達障害者は自身の特性を理解していない可能性もあるということですね。

鈴木　そうです。

——デメリットはいかがでしょうか？

鈴木　発達障害の人と働く難しさは、やはり障害が目に見えないことです。活躍してもらうまでにコミュニケーションコストがかかる。そこはやはりデメリットとして挙げられると思います。

ただ、これからはどこの会社でも発達障害に限らず、いろいろな意味での少数派が増えてくるはずです。そういった人々とうまくやりとりをして、「人事のジグソーパズル」を進めていかなければ、仕事は回りません。発達障害の人を雇うことは、その練習になります。

——国籍やバックグラウンドが違う人と働くのと発達障害の人と働くのは、ある意味、似ているということですね。

鈴木　逸材を発掘する訓練にもなるはずです。際立った才能を持つ人というのは、みんなが「ちょっと変だな」と思うような人ばかりです。そういう人たちをはじいてばかりいたら、会社は成長しないでしょう。わかりやすいところでいえば、スーパーエンジニアを採用するのは難しくなります。

発達障害の人をうまく雇えている会社は、逸材を見つけるのもうまいものです。ちょっとクセがあって扱いづらいけど、営業力がすごい、企画がどんどん出せる、コーディング(*)がすごい、セキュリティーに強いなど、何かに突出している人にどう活躍してもらうか。発達障害者と一緒に働くというのは、逸材を活用する方法を探ることと、ほぼイコールになる可能性があります。

「手を抜く」などという器用なことはできない

――発達障害者に限らず、逸材を受け入れる土台が整っていくということですね。発達障害の人を採用した後、部署に配属したり、職種を決めたりするとき、どこを見ればいいでしょうか。何かポイントはありますか？

鈴木 まず短期間で判断しないことが重要です。

発達障害の人の場合、普通の人より仕事を覚えるまでに時間がかかることが多いので、3カ月や6カ月くらいで「この仕事は合わない」と結論づけるのは早すぎると思います。

あとは繰り返しになりますが、本人の得意・不得意を把握することが大事です。発達障害の人には「手を抜く」なんていう器用なことはできません。ずっとできないことがあったら、その人にとってはどんなに頑張ってもできない可能性が高い。やる気がなくてできないのではない、ということです。

――「やる気の問題にしない」ということですね。怠けているとかふざけているとかではないってことですよね。

鈴木　そこは理解しておいたほうがいいですね。むしろ頑張りすぎて疲れ果てているケースのほうが多いはずです。

――職場でコミュニケーションをとるときのコツはありますか。

鈴木　指示は文字で伝える、1時間に1回伝える。1日に1回伝えるのでは忘れてしまうので、1時間に1回。これが結構、大事だったりします。

いつ何をしたらいいかがわかりやすいように、時間割表をつくったり、「ここにいるときはこの仕事をする」と、仕事の内容と仕事をする場所をリンクさせたり。こういう工夫を私は「構造化」と呼ぶのですが、わかりやすさへの配慮は重要になってくると思います。

あとは、とにかく視覚化して伝えることですね。例えば、何を説明するときもホワイトボードに書きながらするとか。私はもうクセになりました。いつも学校で先生が授業をしているような感じです。

――視覚化すると、よく伝わりますか？

鈴木　ええ。情報には大きく分けて、視覚情報と音声情報があります。視覚情報は見返すことができますが、音声情報はその場かぎりです。相手に確実に伝えたいときには、見返すことができる視覚情報を使うことを意識するといいと思います。

＊コーディング：文書やデータを、コンピューターが解釈できるコードとしてプログラミング言語を使って記述すること。

――口頭で伝えるだけではなくて、プリントやメールでも伝えるということですね。見返すことができるように。

鈴木　コミュニケーションの問題を「得意・不得意」だけで片づけてしまうと、発達障害の人には応用できません。コミュニケーションのどこが得意でどこが苦手か、どういう対策をすれば伝わるかと考えたとき、文字や映像といった「形に残るコミュニケーション」と、その場かぎりの「形に残らないコミュニケーション」に分けて考えることには意味があると思います。

同じことを何度でも繰り返し伝える

鈴木　発達障害の人には発信より受信が苦手な傾向があります。ですから、こちらから伝えたいことをきちんと理解してもらうということが、一緒に仕事をしていくうえで重要なんですね。「コミュニケーション」というと、どうしても「うまく伝えられない」とか「話せない」と考えてしまいがちですが、実は「きちんと受け取ってもらえていない」ことが問題で、「受け取ってもらうにはどうしたらいいか」という方向で考えると、解決策が見えてくることがあります。

同じことを何度も繰り返していうのも大事です。多くの人は1回指示するとそれで終わりにしてしまいますが、細かく何度も指示することが大切です。「刷り込む」くらいでちょうどいいと思います。

――でも、「何度もいったら失礼かな？」と思ってしまうんですよね。

鈴木　その気遣いは要らないことが多いです。

発達障害者は定着率が高い

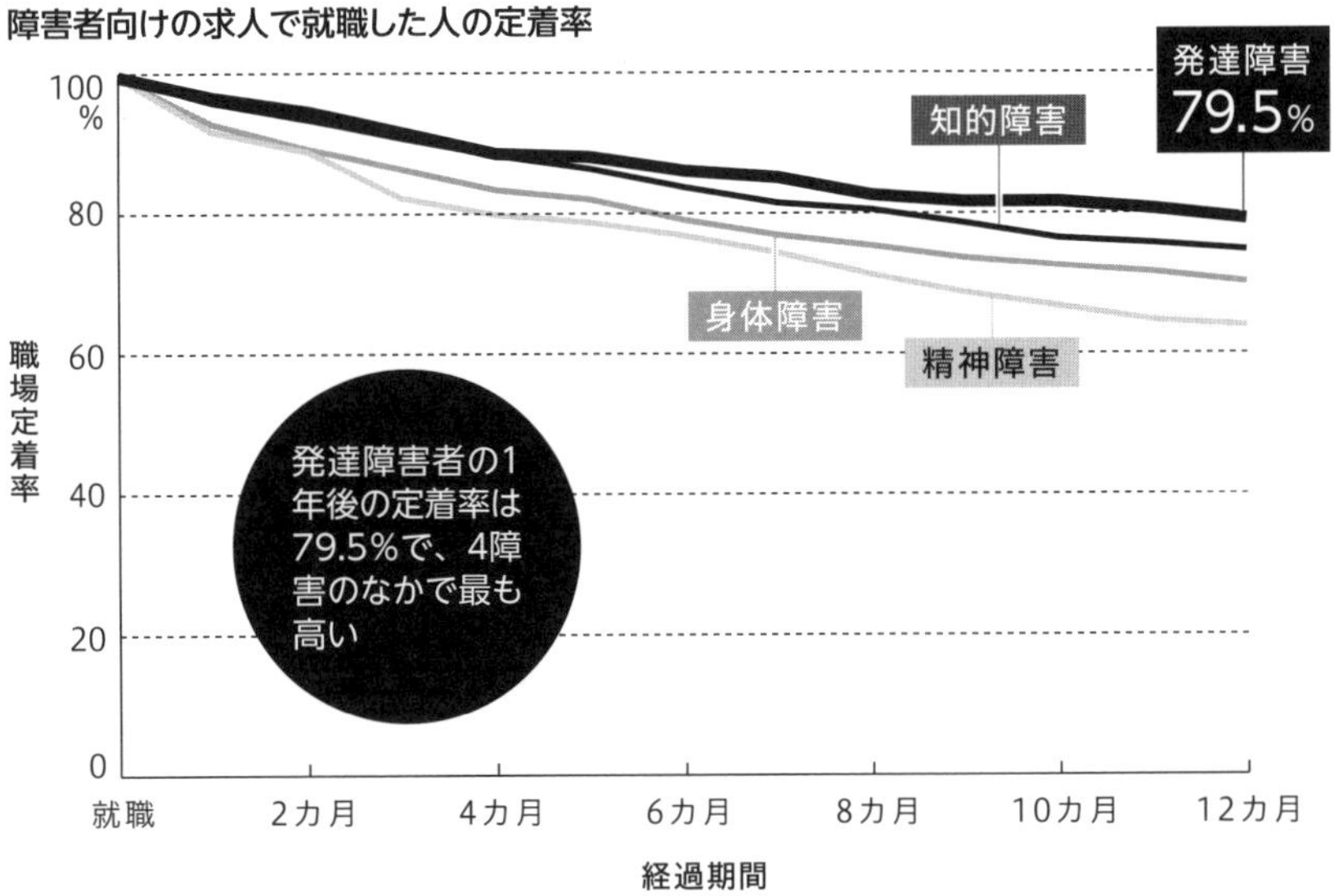

障害者職業総合センター「障害者の就業状況等に関する調査研究」（2017年4月）を基に作成

微調整は必要ですが、携帯電話の音声ガイドにでもなったつもりで淡々とリマインドを繰り返せばいいんです。イライラせずに言い続けたほうがいい。感情を込めずに伝え続けることです。

——繰り返しに感情を込めないことが、きっと大事なんでしょうね。

鈴木　ええ、感情を込めないことは、結構重要です。淡々と伝えてください。そのほうが周りも疲れすぎないですから。発達障害に対する知識がないと、何度同じことをいってもできない相手に悪意を感じたりすることがあって、それで疲れが増してしまう。善意の人ほど苦しみやすいところもあります。

——発達障害の人の離職率はどうですか？　これだけ頑張って職場の体

制を整え、コミュニケーションの取り方も工夫してきた末に辞められてしまったらと思うと。

鈴木　発達障害者の離職率は低いです（前ページグラフ）。知的障害、身体障害、精神障害と比べて、離職率が一番低いのが発達障害なんです。真面目にやる人たちが多いということは間違いありません。

――真面目だということは、ちゃんと伝えていきたい部分ですね。

鈴木　手を抜かないんですよ。ミスも手を抜かないがゆえのミスだったりしますから。

――流れに乗るまでには時間もかかるし、お互い苦労が多いかもしれないけれど、いったんうまく回るようになれば、真面目に長く勤めてくれる戦力になるということですね。

発達障害の人と仕事でうまくやっていくために、上司や同僚に求められることはありますか？

鈴木　発達障害に限らず、多様性に興味関心を持ってくれるかという部分は大きいですね。特に日本の男性の場合「自分が多数派だ」という自覚すらないことが多いですから。私もそうでした。日本の社会で男性として働いていることだけで、どれだけ楽をしているのかということがわかっていませんでした。

私たちはすでにノウハウを持っている

鈴木　世の中にはいろいろな人がいて考え方も感じ方も違う。こちらが発した言葉に対する理解、反応も違う。そういう少数派の人たちの感じ方の違いに気づいているかどうか。自分の考え方が当たり前だと思わずに、相手が全然違う理解をする可能性があると知ること。そういう前提で、自分と違う他者と丁寧にコミュニケーションをとっていくこと。相手の得手不得手をきちんと理解することと。そしてその違いこそが、これからの戦力になると理解することでしょうか。結構、難しいとは思いますが。

――私もこれまでのインタビューを通じて「ああ、自分は多数派の目線で発達障害の人たちを見ていたんだ」と思い知らされた瞬間があったんです。気づかないんですよね、多数派の側にいると。

鈴木　ただお伝えしてきたように、皆さんの企業でもすでに発達障害の人を受け入れているはずなんですよ。もしかするとノウハウも持っているかもしれない。そのうまくいったパターンを発掘して、ほかのシーンにも活用していけばいいと思います。

――皆さんはすでに答えを知っているはずだから、そんなに構えずにどんどん新しい人を入れてみてはどうか、ということですね。

鈴木　はい。配慮のパターンが増えたり、配慮の度合いが増えたりするかもしれません。ただ、今までもちょっと変わった人を雇って、それなりにうまくいった経験があるはずです。その部署はどういう部署でしたか？　どのようなサポートをしていましたか？　そんなことを考えていくといいと思います。

それと、発達障害の子どもや家族がいる人は、いろいろな部署にいるはずです。そういう人に協力してもらうのもいいですね。

――私のように発達障害の子を持つ親が、職場で役割を果たせる可能性があるということですね。確かに、ほかの人よりはうまく接することができるかもしれません。

鈴木　上司になるのか、メンターになるのか、いろんなポジションがあり得ると思いますが、そういった興味関心を持っている人を何人か配置して、大きな失敗が起こらないようにするのも有効だと思います。

――この取材を始めてから「うちの子も発達障害なんですよ」「私もそうで苦労しました」と、私に声をかけてくれる人がいるんですね。それがかなり多いんですよ。そういう人たちが、今度は会社で「うちの子もそうだから、メンターをやりますよ」と気軽にいえるような環境になれば、社会も変わっていくのかな、などと考えています。

鈴木　「隗《かい》より始めよ」というか、関心を持っている人が身近なところから始めないと、ということですよね。

イライラしなくなった

鈴木　発達障害の人と働くことには、もちろん苦労もあるのですが、その分、リーダーとしてというか、人として成長できる機会にもなります。例えば発達障害の人に限らず、クセがある人と仕事をしなければならないことは誰しもあるはずです。

――そうですね。その相手は上司かもしれないし、取引先かもしれません。

鈴木　そんなとき「あの人はどうせこうなんだ」と、安易に決めつけなくなります。相手に大きく期待もしないし、期待通りにいかなかったときでもそこまで落ち込まない。落ち込むのではなく「うまくいかない理由」を考えるようになる。

私自身、発達障害の人たちと深く関わるなかで、何に対しても、以前より落ち着いて対応できることが増えました。相手のせいにしたり、逆に自分のせいにしすぎたりしない。感情にあまり左右されなくなりました。トラブルがあっても怒ったりイライラしたりするのではなく「じゃあ、どうやってこの問題を解決しようか」と考える。このマインドセットが、多分一番大きいと思います。

――それはわかる気がします。私も学習障害の子どもと向き合うことで以前より、トラブルが起きたときにイライラすることが減りました。待てるようになった、というか。

鈴木　この仕事をしていると、発達障害の人から「あなたのこと、すごく嫌い」と言い募られることがあるんです。そんなときに「まあ、嫌いになることはあるよね」とパッと流せるかどうか。それができるようになってからは、かなり楽になりました。何らかの生きづらさを相手が抱えていることを理解するのが、まずは出発点になるのだと思います。

自分に向かない仕事を知ることが大事

発達障害の人は、自分に合わない仕事に飛び込んでしまいやすい傾向がある――。発達障害の人に特化した就労支援を手掛ける、鈴木慶太氏の指摘です。当事者の方たちへのインタビューを思い起こすと、確かにそういうところもあるかもしれないと感じます。

漫画家の沖田×華《ばっか》氏は最初、正看護師として就職しました（インタビュー4）。

”

就職して正看護師になったんです。正社員として職場に入った瞬間から、「これ、やばい」と思いました。自分の認知能力の低さに、驚いたというか、焦ったというか。

国家試験に合格しているので、頭が悪いはずはない。なのに、先輩のしゃべっていることが全然理解できなかった。採血するのだとわかれば、採血という「作業」はできる。けれど、「これ、やっといて」の「これ」がわからない。「あの人に渡しておいて」の「あの人」がわからない。

借金玉氏が新卒で就職したのは、銀行でした（インタビュー9）。

まず、書類が整理できない。それから自分に降りてきたタスクが整理できない。日々、こなさなければならない仕事は多いわけです。そしてミスをすると、上司が始末書を書かなければならない。……（中略）……あとは、ゼロの数がちゃんと書けない。1億と10億のゼロの数を間違える、みたいなミスをやらかしていました。「ケタチ（ケタ違い）」と名前がつくほど、銀行ではありがちなミスではあるのですが、やはり頻繁にするのはちょっと。多分、ミスをしなかった日は、1日もなかったと思います。

沖田氏も借金玉氏もＡＤＨＤ（注意欠如多動症）(*)で、細かく、正確な作業が求められる仕事は本来、苦手なタイプです。自分にまったく向いていない職業に就いてしまったと振り返っていました。発達障害の子どもを持つ親御さんから、「どう考えても向いていない職業を目指そうとしていて、止めるに止められない」という悩みも聞きます。

苦手としている分野だからこそ抱く憧れや、劣等感を克服したいといった気持ちの揺れがあるのかもしれません。鈴木氏はこう説明します（インタビュー8）。

発達障害の人は、自分の得意・不得意が曖昧なまま大人になってしまうケースが多くて、そのためにゆがんだ夢を抱いたりして、就職が難しくなることがあります。…(中略)…勉強であれば、何がどれくらいできるのかは、偏差値である程度の見積もりができますが、向く仕事、向かない仕事には偏差値のような一律の物差しがないためわかりにくい。

いわゆる健常者といわれる人は、自分の仕事の向き不向きを、ある程度、なんとなくつかめているものです。加えて、もし合っていない仕事に就いても、それなりに対処することができる。だから大被害にはなりません。一方、発達障害の人は自分を客観視するのが苦手で、全然合わない職に就いてしまいやすい。しかも向いてない仕事に自分を合わせるのも苦手なので、大打撃を食らってしまうんです。

仕事を体験しておく

喫茶店でのアルバイトで、自分は接客に向かないと知った。工場のアルバイトで、単純作業が向いているとわかった。発達障害の人に限らず、学生の多くはアルバイトを通じて、自分に合う仕事を見極めています。あらかじめ仕事を体験することが大事だと鈴木氏はいいます。

ただ、アルバイトの面接になかなか受からないこともあります。そのため、鈴木氏が経営するKaienでは、さまざまな仕事を体験できる職業訓練に力を入れています。

ニトリホールディングス会長の似鳥昭雄氏は、東京大学先端科学技術研究センター・シニアリサーチフェローの中邑賢龍氏（インタビュー7）と一緒に、「LEARN with NITORI（ラーン・ウィズ・ニトリ）」という教育プログラムを、全国各地で展開しています。このなかには、家具チェーン「ニトリ」の店舗で、アルバイトを体験するプログラムもあります。

「LEARN with NITORI」の狙いを、似鳥氏は、こう話します（インタビュー13）。

”

自分の「好き」を早く見つけられるように、たくさんの経験をさせてあげるといいと思います。特に、発達障害の子は、すぐに飽きてしまうところもあります。だからこそ、興味がないことでも一度、経験してみる。チャレンジできるプログラムがあれば参加してみる。そういう活動を、親も一緒になってできるといいと思います。

“

自身も発達障害の診断を受けている似鳥氏。「とにかく動いてみる、活動することが大事」とエールを送ります。

＊ADHD（注意欠如多動症）：注意・集中力の欠如と多動・衝動性が見られる障害。Attention-Deficit/Hyperactivity Disorderの略称。

発達障害の人たちはいろんな職場で普通に働いている

発達障害について調べていると、「一般雇用」「障害者雇用」という言葉を聞くことがあります。整理しておきましょう。

●**一般雇用**：「個人が、企業と労働契約を結んで働く」という、一般的な雇用関係を指す言葉。制度として存在するわけでなく、「障害者雇用」との対比で使われる。

●**障害者雇用**：「個人が、企業と労働契約を結んで働く」ときに、自分が障害者であることを明かす雇用関係を指す。採用する企業側には、障害者雇用促進法で定められた法定雇用率の充足につながるメリットがある。採用される側には、障害者手帳が必要。

●**福祉的就労**：障害者総合支援法が定める「福祉サービス」を受けて働くこと。「就労移行支援」「就労継続支援A型」「就労継続支援B型」などの種類がある。

発達障害の人たちが、どの形で働いているかというと、一番多いのは一般雇用です。2021年、野村総合研究所が「発達障害人材の現状に関するアンケート調査」を実施しました。約11万人のスクリーニング調査をへて、ASD（自閉スペクトラム症）(＊)の診断を受けたことがある333人、ADHDの診断を受けたことがある335人を対象に行った調査です。この調査によると、ADHDの人のうち80％、ASDの人では63％が、一般雇用で働いています。次に多いのが障害者雇用で、それぞれ18％と26％、それに福祉的就労が2％と10％と続きます。

鈴木氏は、発達障害の人は、どこの職場にも当たり前にいると指摘します（インタビュー8）。

”

濃淡はありますが、発達障害者は日本の全人口の10％程度を占めるともいわれています。ですから普通に考えれば、大抵の会社でもうすでに雇用しているはずなんです。…（中略）…才能を発揮してくれた人のなかにも、逆にうまく生かせなかった人のなかにも、発達障害の人はいたはずです。

“

発達障害の人たちが職場でうまくやっていけるかどうかは、誰にとっても身近な課題です。

＊ASD（自閉スペクトラム症）：対人関係・コミュニケーションの困難とこだわりの強さが見られる障害。Autism Spectrum Disorderの略称。

発達障害をサポートできる職場は生産性が高い

先ほど引用した、野村総合研究所のアンケート調査では、一般雇用で働いている発達障害の人たちに、職場で支援を受けられているかを尋ねています。

職場に、発達障害に関する「サポート制度がある」という人は、「十分ではないがある」と答えた人を足しても、30%に届きません（左図参照）。

一方で、調査対象となった人たちの生産性を調べたところ(*)、「サポート制度がある」と答えた人たちのほうが、そうでない人たちよりも生産性が高いことがわかりました（左図参照）。また、サポート制度はなくても、「上司や同僚などからサポートを受けている」と、生産性が高まることも、この調査は示唆しています。

＊生産性の測定には、WHO（世界保健機関）が開発した「WHO－HPQ」の質問用紙を使用。

発達障害の人たちの生産性は？

発達障害に関する職場でのサポートと生産性

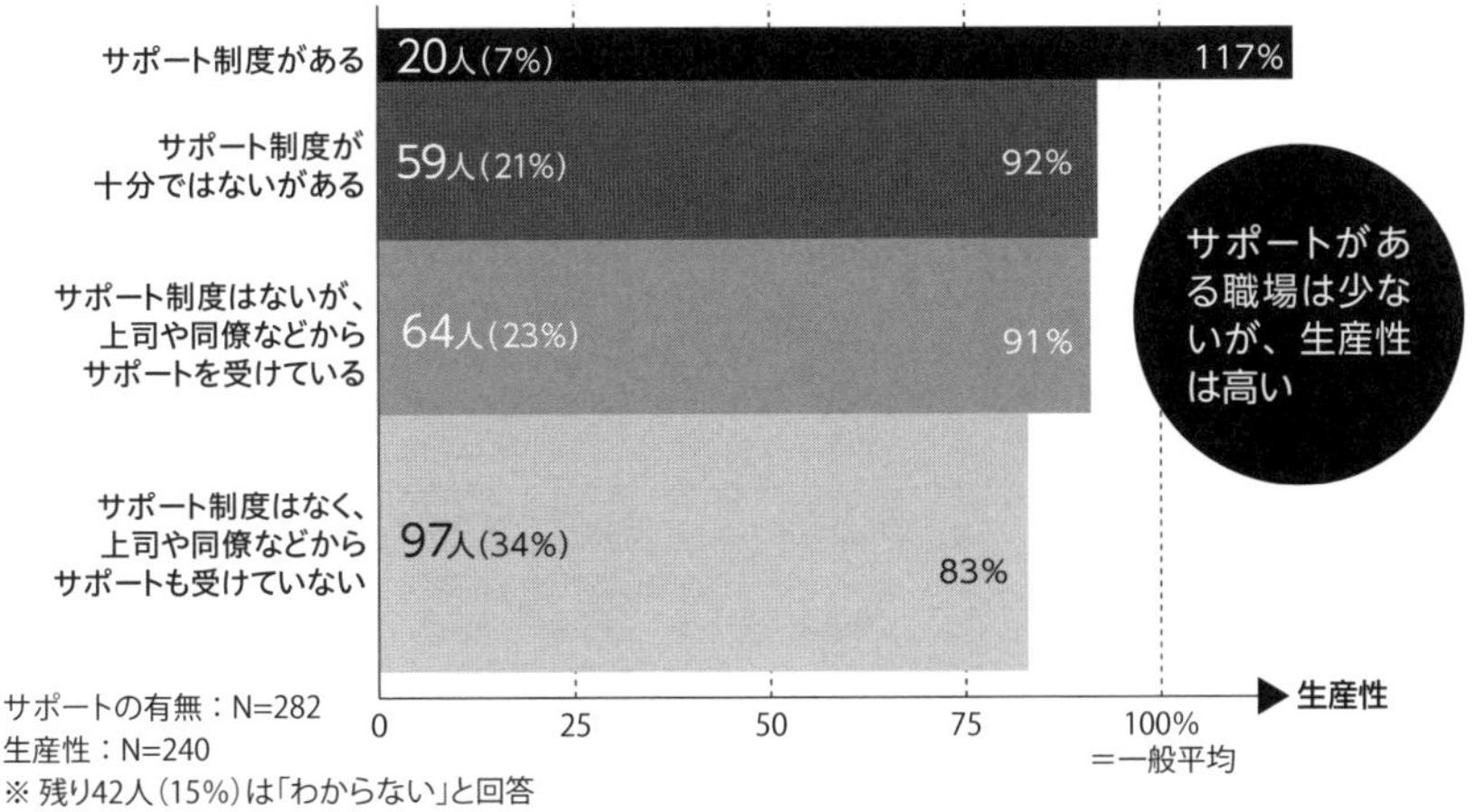

サポートの有無：N=282
生産性：N=240
※ 残り42人（15％）は「わからない」と回答

帯グラフの高さで割合を示し、長さで生産性を示した。野村総合研究所「デジタル社会における発達障害人材の更なる活躍機会とその経済的インパクト」を基に作成

職場でサポートを受けるには、発達障害であることを明かさなければなりません。

グラフにはしていませんが、診断を受けていることを周囲に伝えているかというと、「誰にも伝えていない」という人と、「職場の上司には伝えている」という人が、ともに39％でした。職場の同僚に伝えているという人も32％います。そして、上司や同僚に伝えている場合、伝えていない人よりも生産性が上がることも示されています。

ただ、「周囲に伝えることに抵抗がある」という人は多く、51％と半数を超えました。その理由としては「理解してもらえないと思う（61％）」「偏見を持たれたくない（54％）」「仕事能力

発達障害を伝えることへの抵抗感

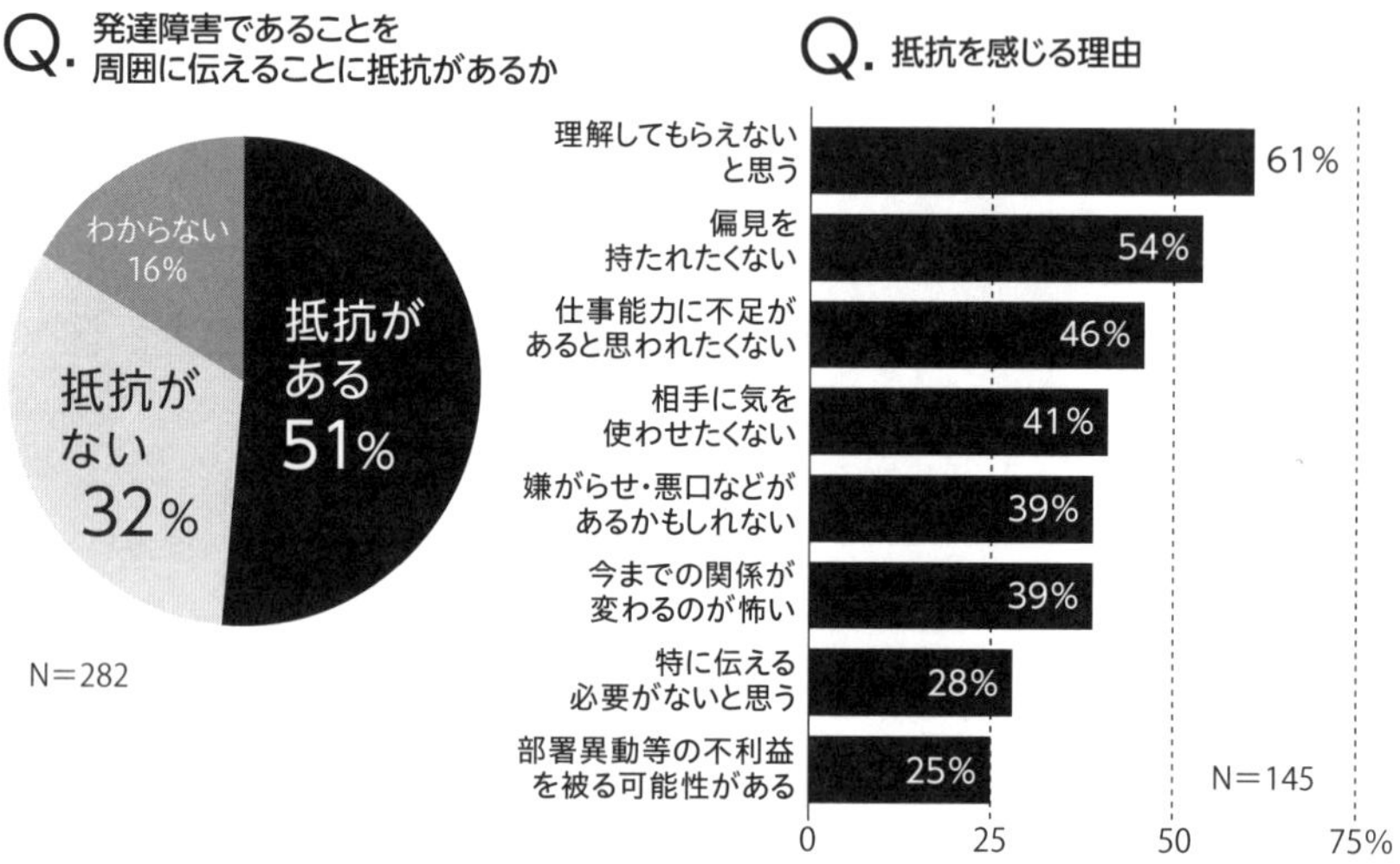

野村総合研究所「デジタル社会における発達障害人材の更なる活躍機会とその経済的インパクト」を基に作成

に不足があると思われたくない（46％）」が、上位に挙がっています（上図参照）。

注目したいのは、サポート制度があったり、上司や同僚のサポートを受けられたりする職場では、「自分の職場は、すべての人に活躍のチャンスがある」と感じている人の割合が高いことです（次ページ上図参照）。

発達障害の人たちには「異能を発揮してほしい」「現状を打破してほしい」といった期待がかけられることがあります。それができるかどうかは、周囲の環境によるところが大きいかもしれません。

このレポートでは、発達障害の人材を積極的に生かしている企業の事例も

発達障害へのサポートと「すべての人に活躍のチャンスがある職場」

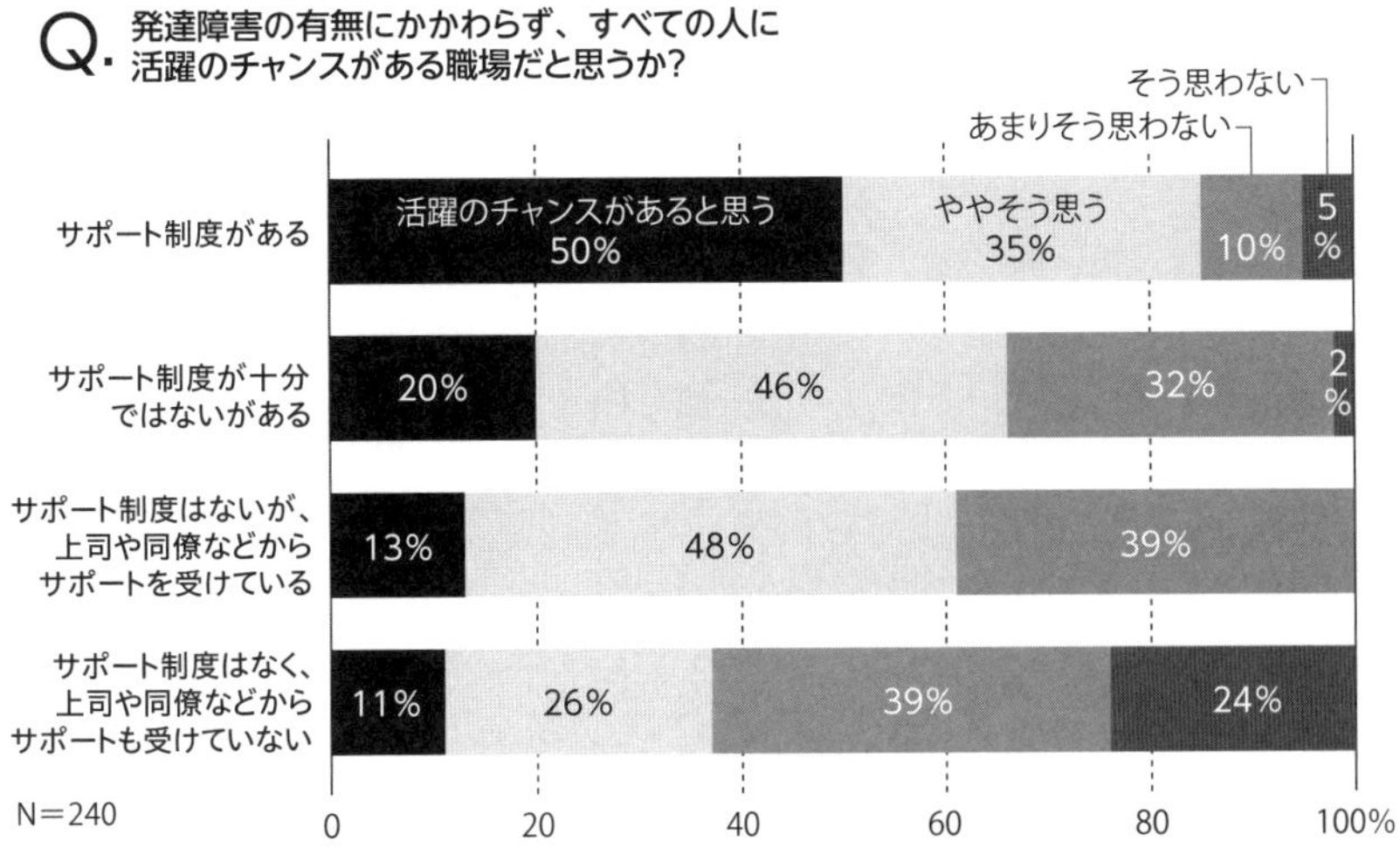

野村総合研究所「デジタル社会における発達障害人材の更なる活躍機会とその経済的インパクト」を基に作成

紹介されています。スマートフォンなどのアプリの動作をチェックしたり、バグを見つけたりする「アプリテスター」として活躍するなど、専門職が合うことが多いようです。

野村総合研究所はこれらの結果を踏まえ「発達障害人材は約１４０万人」であり、これらの人材が活躍できないことから生じる「経済的損失額は約２兆３０００億円」に上ると推計しています。

多くの企業が今いる社員の能力を生かせていないのです。発達障害の社員の存在に気づき、サポートすることは企業にも社会にもメリットを生むはずです。

障害者手帳にプラスはあってもマイナスはない

発達障害と仕事について考えるとき、知っておきたいのが障害者手帳のことです。ここでまとめておきましょう。種類は3つです。

- ●身体障害者手帳
- ●療育手帳
- ●精神障害者保健福祉手帳（以下、精神の手帳）

発達障害の人が取得するのは、基本的には「精神の手帳」となります。

「療育手帳」は、知的障害を対象とするので、ＩＱ（知能指数）が一定以下でないと取得できません。判断基準は自治体によって違いがあり、ＩＱ70以下、75以下などとなっています。

知的障害のない発達障害の人が取得できるのは「精神の手帳」です。精神の手帳が対象とするのは、精神障害のために「長期にわたり日常生活や社会生活への制約がある人」です。[*1]「昔は発達障害で手帳がとれない人がいたが、今は行政も『取得できる』と明確にいっているから安心してほしい」と、鈴木氏はいいます。過去に取得できなかったとしても、環境が変わり「長期にわたり日常生活や社会生活への制約がある」状態になれば、取得できる可能性があります。

取得には、それなりの時間がかかります。市区町村の窓口で申請しますが、その際に必要な書類のうち、医師の診断書は「初診日から6ヶ月以上経ってから記載されたもの」でなければなりません。[*1]申請から取得まで2カ月以上かかることもあります。[*2]就職活動などに利用するのであれば、早めの準備が必要です。

障害者手帳の取得は、できるなら前向きに検討してもいいかもしれません。鈴木氏がいうように、手帳があることで得をすることはあっても、損をすることはないからです。所得税の控除も受けられます。また、障害者雇用で働くためには障害者手帳が必要ですが、手帳を持っているからといって、健常者と同じ一般的な形での就労ができないわけではありません。

*1 国立研究開発法人国立精神・神経医療研究センター「こころの情報サイト」
*2 東京都立中部総合精神保健福祉センター「【都民の皆様へ】精神障害者保健福祉手帳の申請手続き」参照。

障害者雇用の給料は低くないかもしれない

発達障害の人のなかには、障害者雇用で働く人たちもいます。その比率は、先ほどの野村総合研究所の調査によると、ADHDの人の18%、ASDの人では26%です。

障害者雇用は、採用する企業にとってプラスになります。

障害者雇用促進法により、企業には、障害者を一定の割合以上、雇用することが義務づけられています。発達障害も対象ですが、障害者手帳を持つ人を雇用しなければなりません。雇用すべき障害者の割合は「法定雇用率」として定められ、民間企業（従業員43・5人以上）では、2021年3月から2・3%。徐々に引き上げられる方向にあり、2024年度からは2・5%、2026年度には2・7%になる予定です。

法定雇用率を達成できない企業には、納付金の支払いが課されます。逆に達成できれば、調整金や報奨金、助成金などが支給されます。つまり、一定の規模以上の企業にとって、障害者を雇用することには明確なメリットがあるのです。このことは知っておきたいところです。

障害者雇用だと、一般雇用より給料が少ないのではないかと思いますが、それは「都市伝説」だと、鈴木氏はいいます。健常者も含めて考えれば、確かに一般雇用のほうが給与水準は高いかもしれませんが、障害者だけで考えれば、あまり変わらない。むしろ障害者雇用のほうが高い給与が得られるケースもあり、特に身体障害者では、その傾向が顕著だといいます。

「どんな配慮をしてほしいか」を明確に

障害者雇用は、採用される側にもメリットがあると、鈴木氏は指摘します。そのひとつが、合理的配慮です。企業にはもともと、障害者差別解消法に基づき、障害のある社員に対する合理的配慮が求められています。障害者雇用の場合は、これに障害者雇用促進法に基づく合理的配慮が加わります。具体的には、「障害者雇用であれば『合理的配慮を求める』というアクションを起こさなくても、いろいろなメリットが自動的に付与される」ということだと鈴木氏は説明します。

ただ、どんな配慮をしてほしいかは、人それぞれです。「このような配慮をしてほしい」と、当事者が説明できなければなりません。その意味でも、自分の強みと弱みを把握しておくことが必要です。

発達障害の人と一緒に働いていくための小さな知恵

発達障害の人と一緒に働くとき、どのようなことに気をつけたらいいのでしょうか。

「配慮」という言葉がよく出てきますが、発達障害には、ADHDもあればASDもありますし、重なりもあります。同じADHD、同じASDでも症状は人それぞれで、必要な配慮も一人ひとり違います。

ただ、発達障害の当事者や専門家を取材してきて、一緒に働いていく知恵として、共通することもあるように感じました。いくつか挙げてみます。

「これは、私には当てはまらない」と思う方もいるかもしれません。ただ、発達障害に対する配慮は、身体障害者への配慮と比べて、具体的な工夫がイメージしにくいところがあります。実践の参考になればと思い記します。

●暗黙のルールを言葉にして書き出す

職場にはさまざまなルールがあります。「いうまでもない」と思うことでも明文化すれば、空気を読んだり、察したりする必要はなくなります。例えば、持ち出し禁止の本棚には「持ち出し禁止」と書いたシールを貼っておく、などです。

●口頭だけの連絡はダメ。文字で残す

口頭での指示はわかりにくい、忘れてしまうという声をよく聞きます。メモやメールなど、文字として残る形で伝達すると、後から読み返せて安心です。例えば、返却が必要な資料には「○日までに○○さんへ返却」と、メモをつけておく、といったことです。

●図解すれば、より効果的

マニュアルなどは、図解したり、写真や絵をつけたりすると、理解が早いという人が多くいます。確実に伝えたいことは、ビジュアル化できないか、一度考えてみるといいでしょう。

●指示に優先順位をつける

優先順位をつけることが苦手な人は多くいます。このタイプの人には、大きな仕事を一度に渡さず、細かな仕事に分解して、ひとつずつ指示するのがいいでしょう。複数の仕事を一度に頼むときには、順番まで指示するといいと思います。

●急な予定変更は避ける

臨機応変な対応が苦手な人もいます。スケジュールは早めに確定させて、どうしても日程を変更しなければならない場合も、早めに伝えたいところです。難しいときもあると思いますが、周りの人たちが「あの人は、急な予定変更が苦手」ということを知っておくだけでも、当事者の助けになるはずです。

●曖昧な言葉を避ける

「ちゃんと」「早く」「適当に」といった言葉では、なかなか伝わりません。例えば、「これをちゃんと記入して」ではなく「一番上の欄に売上の数字を入力して」。「なるべく早く提出して」ではなく「12日の14時までに提出して」。「ここを適当に処理しておいて」ではなく「この図を大きくして」など、できるだけ具体的な言葉を使ってください。

●間違いはすぐに指摘

ミスや間違いに気づいたら、すぐにその場で指摘してほしいという声を聞きます。後から指摘されると、いつのどの話なのかわからなくなってしまうからです。信じられないようなミスを見ると、「どうして!?」と問いつめたくなるかもしれませんが、そんなときには、怒りの感情ではなく、ミスの事実だけを伝えましょう。

●怒鳴らない

怒鳴られると、びっくりしたり、怖くなったりして思考が停止してしまうといいます。また、怒鳴りながら注意をしても、「怒鳴られた」ことしか相手の記憶には残りません。

●同じ注意を何度も繰り返してほしいときがある

注意する側としてはためらいますが、「何度注意されても忘れてしまうので、毎回、注意してほしい」という人もいます。相手が嫌がっていないのなら、繰り返し注意しても大丈夫です。

●まず、「悪気はない」と考える

聞いた瞬間、失礼に感じられる発言もあるかもしれません。例えば、こちらが「遅れてすみません」と謝ったら、「寒いなか、待たせないでください」と返された、など。ただ、本人としては、事実を口にしただけで悪気はなかった、ということもよくあります。相手のキャラクターがわかっているなら、まず「悪気があるわけではない」と考えてみてはいかがでしょう。そのような前提で捉え直せば、怒ったり、イライラしたりしないで済むかもしれません。

誰もが誰かの支援者になるアライシップ

発達障害の人と一緒に働く人たちへの要望をたくさん書きました。もちろん、周囲の人だけが努力しなければならないというわけではありません。サポートしようとする側が疲れてしまうようでは、よい関係を築くことはできません。

参考になるのが、「アライシップ」と呼ばれる、企業の取り組みです。アライ（ally）は「結びつける」を意味する言葉です。そして企業活動としてのアライシップとは、一般に、LGBTQ+（性的少数者）など、社会的少数者（マイノリティー）の人々を理解し、支援する、社員の活動を指します。日本では外資系企業を中心に広がりつつあります。

私がこの言葉を知ったのは、IT企業で働く友人から、社内に「アライ社員」と呼ばれる人たちがいると聞いたのがきっかけでした。その友人は、「日本で『アライ』というと、LGBTQ+や女性を支援するイメージが強いと思うけど」と断ったうえで、自社には障害者のためのアライシップがあり、発達障害の人たちを支援するアライ社員もいると教えてくれました。

この取り組みの特徴は、自発性にあります。「アライ宣言」をすれば、誰もが「アライ社員」となり、アライシップに参加できます。そして普段、働いている職場とは別に、マイノリティーを支援するコミュニティーに所属することになります。それぞれのコミュニティーで、多様な働き方に関する情報発信があり、それが新しい仲間づくりにもつながっています。

思い起こせば、発達障害者の就労支援を手掛ける鈴木氏は、「発達障害の子どもや家族がいる人は、いろいろな部署にいるはずです。そういう人に協力してもらうのもいいですね」と、話していました（インタビュー8）。それを聞いたとき、「私のように発達障害の子を持つ親が、職場で役割を果たせる可能性がある」という希望を感じました。けれど、外資系企業などではすでに、こういった取り組みが行われていたわけです。

アライシップのよさは、誰もが誰かの「アライ社員」になれることだと思います。障害のある人も、自身の経験を伝えることで障害がある人の「アライ社員」となることができ、それだけでなく、まったく違う属性の人、例えば、宗教的な少数者に寄り添うアライになることもできるわけです。

一方的に助けたり、助けられたりするのではない関係性は、誰にとっても負担が少ないものだと思います。緩やかなコミュニティーのなかで、自分の味方やメンターを見つけることができる取り組みは参考にしたいところです。

インタビュー

9

発達障害の僕が「治療よりライフハック」と思う理由

発達障害の問題を、「ライフハック」で解決しようと提唱する借金玉氏。ADHDの診断を受けていますが、ASD的な症状も多分に持ち合わせているといいます。ライフハックとは、仕事や日常生活のなかにある作業や課題を、効率よく、合理的にさばいていくためのコツや工夫のこと。米国のテクニカルライターが2004年に考案した言葉とされ、日本でも2000年代後半から、若手ビジネスパーソンを中心に人気を集めるようになった考え方です。

このような仕事術や生活術のアプローチを、発達障害の世界に持ちこんだ借金玉氏の著書は、発達障害の当事者や関係者から絶大な支持を集め、瞬く間にベストセラーとなりました。

小学校にも中学校にもなじめず、高校はぎりぎりで卒業し、最初に入った大学は中退したという借金玉氏。その後、勉強に目覚め、早稲田大学に合格。卒業後は、大手金融機関に就職しました。ところが今度は職場になじめず、2年足らずで退職。起業

［当事者・作家］

借《しゃっ》金《きん》玉《だま》氏

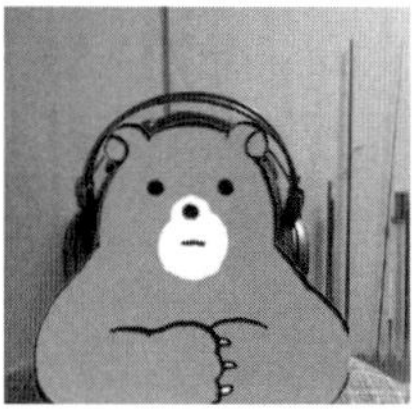

1985年、北海道生まれ。ADHDと診断される。幼少期から社会適応ができず不登校を繰り返すも、一念発起して早稲田大学に入学。卒業後、大手金融機関に就職するも2年足らずで退職し、起業。事業破綻して2000万円の借金を抱えたことから、Twitter（現X）で「借金玉」を名乗る。現在は不動産営業とライター・作家業をかけ持ちしている。著書に『発達障害の僕が「食える人」に変わった　すごい仕事術』（KADOKAWA）など。

したものの、経営が破綻し、大きな借金を抱えたことから「借金玉」を名乗るようになりました。

発達障害の診断を受けた後、医者のアドバイスに納得できず、海外から薬やサプリメントを取り寄せたり、怪しい民間療法を試したりするなど、試行錯誤の末にたどりついたのが、ライフハックの手法だったといいます。

「発達障害の僕らも、成長する」

「年をとるほど、発達障害は楽になる」

「人生を諦めようとしたって、諦められない」

さまざまな経験をへて、発達障害に悩む人たちにエールを送ります。

（2022年1月取材）

――発達障害からくる違和感を、最初に覚えたのはいつですか？

借金玉　ずっと違和感は抱えていました。物心ついたときからずっと、です。わからないんですよ。なぜ僕だけ、ちゃんとプリントを出せないのか。なぜ僕だけ、いろいろなことがうまくいかないのか。なぜ僕のいうことに、いつも皆が腹を立てるのか。親はなぜ、こんなに僕を怒るのか……。ただ、子どものころはそれをうまく言語化できなかったので、認識もできなかったわけです。

僕は実際、小学校は半分も行っていませんし、中学校もやはり全然行けませんでした。高校はぎりぎりで卒業しました。中学校での生活は、発達障害児の典型です。いじめられ、けんかをし、暴れて。ただ僕はグレて不良になる方向に向かったので、まだましだったと思います。発達障害児にとって、グレられるって、結構救いなんですよ。

——そうなんですか？

不良仲間には社会性がある

借金玉　人間はどこかで、ある程度の社会性を身につけなければなりません。普通は学校で身につけるのかもしれませんが、不良仲間のなかでも学べるんです。中学生が群れてたばこを吸うのは、ある意味そこで社会性を獲得しているわけです。怖い先輩がいて、ちょっとシメられたりして。

——確かに、ちゃんと上下関係がありますよね。

借金玉　上下もありますし、横の関係とかもね。仲間は大事にしなきゃいけないし、「あいつはダメだ」と烙印《らくいん》を押されないように頑張ったり。グレた子というのは、あれはあれで、学校の教室でうまく習うことができなかった社会性を、別の集団で再履修しているようなところがあるんです。

僕は早稲田大学を卒業していますが、同期に「暴走族のチームを大きくするのに飽きたから早稲田に入った」というやつがいるんです。今は元気に、コンサルティング会社で会社のリストラクチャリングをやっています。

——暴走族での経験が生きている、と。

借金玉　会社はお金があるから、大きくするのは暴走族より簡単かもしれないといっています。

暴走族を大きくするコツは、決まった時間にきちんと集まることだそうです。「夜何時に暴走を始める」ということをルーティンとして定め、きちんと集まる。それを続けていくことによって組織は大きくなっていくんだと。ほかにも、あいさつを統一するとか、自分たちだけで通じる言葉をつくるとか、いろいろなコツがあると教わりましたけど、基本は時間だそうです。

そんなふうに、学校の外でも社会性を身につけていくことができるんです。僕もいわゆる「グレる」という経験のおかげで、最低限の社会性を身につけられたのだと思います。

——発達障害の診断を受けたのはいつですか？

借金玉　大学生のときです。

——自分から病院に行ったのですか？

借金玉　高校生のときに、幸運なことに父親のお下がりのパソコンをもらったんです。インターネットにつないで、「人生　つらい」で検索したら、どうも自分の症状にぴったりのものがある。それが「発達障害」でした。高校生の終わりから大学生ぐらいにかけて、「自分はＡＤＨＤだな」と考えるようになりました。

——発達障害の診断を受けたときの気持ちは、どのようなものでしたか？

借金玉　納得でした。そうだよねって。何かあるよねって。中学生ぐらいから、結構ひどい躁うつ(*)があって、大学病院に入院したりしていたのですが、絶対それだけではないと思っていました。ですから、特にショックはありませんでした。

＊ 躁うつ（病）：双極性障害。躁状態とうつ状態を交互に繰り返す。

医者には「処方できる薬は特にない。治療法もあまりない。それより、躁うつが重いからそちらの治療をしよう」といわれました。そして「あまり深く考えるな。一生懸命勉強して、大学へ通え」といった助言を受けました。

今思うと、死ぬほど適切なアドバイスなんですが、当時は納得がいきませんでした。それで医者の言葉に従う代わりに、米国ではどんな薬やサプリが使われているのかを調べ、個人輸入で可能なかぎり手に入れ、一通り飲んでみました。でも、ダメでしたね。あとはネットからいろいろ探してきては、発達障害に効くとされる怪しい治療法を試してみました。

極端な食事療法は、逃避である

――怪しい治療法というのは、例えば、どんな治療法でしょうか?

借金玉　そうですね、例えば、カロリーのメインを油で摂取するとか。

――そういう情報がネットに流れていたんですね。

借金玉　食事療法はいろいろチャレンジしました。全部、効きませんでした。

今でも民間療法的なことはいろいろといわれていて、試している人も多いと思います。食品添加物が悪い、グルテンが悪い、糖質が悪い……。「○○を食べなければ治る」とか、逆に「○○を食べれば大丈夫」といった話がたくさんあって、すがりたくなるんですよね。特に、お子さんが発達障害の場合はそうだと思います。健康維持に栄養が大事なことは否定しませんが、糖質を避けたからといって、発達障害は治りません。玄米を食べていれば治るなんてことはない。

僕自身もそうでしたが、極端な民間療法にすがる人は、考えることを避けているんです。現実問題として、発達障害児の親御さんの行く手には、すごく難しい関門が待っているわけです。現状を受け入れて、発達障害のことを勉強し、対応策を具体的に練り、その過程で必然的に発生してくるお子さんの将来に対する不安をも受け入れるという。そこを正面突破するより、玄米を食べさせるほうが楽ですから。

——でも、すがりたくなる気持ちはすごくよくわかります。ダイエットにたとえれば、栄養バランスをとりながらカロリーを抑えて、適度な運動をするのが正攻法なんでしょうが、そんな複雑なことを考える余裕がない。だから、リンゴだけ食べれば痩せる、みたいなわかりやすくて手っとりばやい方法に飛びつきたくなる。

借金玉 怪しい療法にすがりたくなる方々に伝えたいのは、「僕はやれるだけやってみました。でも全部、ダメでした」ということです。海外から取り寄せた薬やサプリ、食事療法だけでなく、断食もやったし、運動もやったし、滝行もやったし……。でも、全部、効果がなかったんですよ。

——滝にも打たれたんですね……。

借金玉 滝行には2、3回行ってみましたが、あまり無心になれなかった。僕は本当にいろいろ試したうえで、「ライフハック」という方向に向かったんです。

——その成果をまとめたのが、ご著書の『発達障害の僕が「食える人」に変わった すごい仕事術』（KADOKAWA）と『発達障害サバイバルガイド』（ダイヤモンド社）なんですね。

借金玉 僕が発達障害について主張したいのは、「自己治療を試みるのはやめて、具体的な問題に対応しよう」ということです。発達障害は治すべきものではなく、目の前に生じる課題に対応するものなのです。

――発達障害は治すべきものではない。精神科医の岩波明先生も、同じことをおっしゃっていました（インタビュー1）。

発達障害の本質は「生活のなかの具体的な問題」

借金玉　そうですか。僕の捉え方は、お医者さんや学者さんの捉え方とは違うんだと思っていました。僕は、発達障害を抱えている人が社会で生きていく際に、「生活のなかで生じる具体的な問題」こそが、発達障害なんだと考えています。

――その捉え方は、小児科医の高橋孝雄先生と重なります。小児科医にとって、発達障害の本質とは、「発達が進むに従って、次第に明らかになってくる日常生活上の困難さ」であるとおっしゃっていました（インタビュー3）。

借金玉　それは大人も変わりません。例えば、朝起きられない、人の感情をうまく読み取れない、集団のなかでふさわしい動きをタイミングよくとることができない。こういった日常生活のなかで起きる具体的な問題こそが、発達障害だと、僕は定義しています。

――「外にあるもの」ということですね？

借金玉　はい。個人の生得的な性質というのも、もちろんあるとは思います。ただ、それは僕にとっての発達障害ではなく、自分と社会の間に具体的な問題が生じたときに、初めて発達障害になると。DSM－5（*）でも、「社会的、学業的、または職業的機能を損なわせている」「またはその質を低下させている」といった表現で、具体的な問題が存在することを診断の条件としています。「発達障害を治したい」とおっしゃる人は結構いるんですが、それはナンセンスです。「発達障害を治す」という発言は、何もいっていないに等しいんですよ。

――発達障害は「外にあるもの」だから、ですか。

借金玉　そうです。もちろん脳のどこかに、器質的な障害なのか偏りなのかがあるのかもしれません。実際僕も、検査を受けた結果として、「うんうん、これは障害者だね」という数字が出てきて、発達障害という診断を受けています。ただ、それは具体的な問題じゃないんです。発達障害の本質は、自分と社会の間にある課題だ、ということです。

あともうひとつ大切なのが、発達障害を自己認識するのは難しい、ということです。発達障害の人と数多く出会ってきましたが、自分の障害特性に関して、正しい認識ができている人を、いまだに数えるほどしか見たことがありません。そのうち2人は大学教授でした。

例えば、「僕はＡＤＨＤです」といっている人が、吸い終えたたばこを格子型にきれいに組んでいたりします。これは、明らかにＡＳＤの特性ですよね。逆に、「私はＡＳＤです」という人が、テーブルの下で、僕の足をガンガン蹴っていたこともあります。これはどちらかというと、ＡＤＨＤっぽいですよね。実際には、２つの症状が重なっていることが多いと感じていて、僕も診断はＡＤＨＤですが、ＡＳＤ的な症状も多分に持ち合わせています。

＊ＤＳＭ－５：米国精神医学会が作成する公式の精神疾患診断・統計マニュアルの第5版。精神障害診断のガイドラインとして用いられる診断的分類表。ＤＳＭはDiagnostic and Statistical Manual of Mental Disordersの略称。取材時（２０２２年１月）は、ＤＳＭ－５が最新版だったが、その後、ＤＳＭ－５－ＴＲが出ている。ＴＲはText Revisionの略。

借金玉　——自己申告は当てにならない。とすれば、周りの人の判断に頼ったほうがいいのでしょうか？

はい。例えば、一緒に働いている同僚5人くらいに、「あの人と仕事をしていて、どんな問題を感じる？」と聞くのがいいと思います。それができないなら、本人の具体的なエピソードから吸い出すのがいいですね。どんな場面で何に困ったのか、どういう失敗をしたのかなど。ただし、そうやって具体的な話に落とし込んでも、本人の話だけで判断するのは危険です。ストーリーをつくり変えてしまう人もいるので。そういうケースでは、質問を繰り返すといい。そうすると、話をつくり変えている部分は整合性がとれなくなってきます。

結局のところ、「こういう人はADHD」「ASDはこういう人」といった定型化された情報にはあまり触れないほうがいいのだと思います。特に、当事者は。血液型占いみたいになってしまいますから。

——自分が信じたいほうの症状に、自分を合わせていってしまう？

思い出したくない話を、具体的に掘り起こそう

借金玉　ええ。僕が本で「ライフハック」として提示しているのは、「ど典型」の症状から出てくる困りごとの対応策です。あくまで「こういう工夫の仕方がある」という例示であって、その通りにしたら誰もがうまくいくという話ではありません。

——一口に発達障害といっても、人それぞれ困りごともかなり違っていますから。

借金玉　そうなんです。診断するのもいいのですが、それより大切なのは、「自分にはどんな具体的な問

題があるか」ということを、直視することです。できれば思い出したくないようなつらいエピソードから掘り起こして。人間は基本的に「自分に都合のいいストーリー」を組み立てるものですし、知能の高い発達障害者ほどそれを上手に組み上げてしまいます。でも、まずはそれをやめて、自分に今ある問題を謙虚に受け入れる。それが当事者にとっての第一関門になると思います。

なぜ高校を中退した発達障害児の成績が上がるのか？

――借金玉さんも、ご著書に書かれていましたが、発達障害の人に、「何か特別な能力があるんじゃないか？」と期待がかかる場面があります。私も息子が学習障害なので、愚痴めいたことを口にすると、「でも、普通の人にはない、すごいものがあるってことでしょ？　いいじゃない」といった反応が返ってきて、「いやいや、普通のほうが全然いいでしょ」と、心のなかで思わずつぶやくことがあります。

借金玉　僕自身、自分をスティーブ・ジョブズと重ね合わせる悪癖が抜けたのは、30歳をすぎてからです。

普通の人の立場に立てば、発達障害の人のことを悪くいうわけにはいかないので、気を使った結果として「特別なものがある」という発言になるのでしょう。でも、それはいわれたほうにしてみれば、鈍器でぶん殴られるようなものなんです。だから、僕も「健常で健全なほうがいいに決まっているだろ！」という話は、結構、意図的にするようにしています。

――それにしても、借金玉さんは、早稲田大学を卒業した後、金融機関に就職されています。金融機関で働いていた間は苦労が多かったそうですが、今ではベストセラー作家です。

借金玉　高校を落第ぎりぎりでなんとか卒業した後、なんとなく入った大学は、数カ月で退学しました。それから地元の仲間たちと2年ほど、シェアハウス暮らしをしたんです。シェアハウスといえば聞こえはいいですが、ストリップ劇場を改造したライブハウスのすぐそばにあるボロマンションでの寄り合い所帯でした。月収6万円くらいの極貧生活でしたが、すごく楽しくて、そのうちふと勉強がしたくなって勉強してみたら、早稲田大学に合格して、首尾よく卒業できました。おまけに信じられないほどの幸運に恵まれて、とても立派な金融機関に就職できました。でも、そこまでやってもやっぱり、最初の正社員生活は「ダメ」でしたね……。

発達障害の僕らは、やはり何かが足りないんですが、脳はそれをなんとか補おうとしているというのは、本当だと思います。

生まれつき耳が聞こえない人の手話と、後天的に耳が聞こえなくなった人の手話では、言語体系が異なるそうです。生まれつき聞こえない人というのは、耳という「入力デバイス」を働かせたことがありません。音声の入力がまったくない状態から、動作だけを使って手話という言語体系を組み立てるのですね。発達障害でも、こういうことは結構起きます。例えば僕は、「目で見て真似る」ということが苦手なんですね。そのために、お遊戯会のダンスも僕だけが踊れなかったりしました。その代わり、「言葉にして理解する」ことは得意です。それがダンスでも。

――ダンスを視覚的に覚えられなくても、「この歌詞が流れてきたタイミングで、右足を上げる」といった具合に、細かく言語化していけば、踊れるかもしれません。手間はかかりますが。

借金玉　僕は目で見て真似ることがどうしてもできなかったので、多分人生のどこかの時点でそれを諦めて、「すべて言語に落とし込んで理解しよう」と決めたんです。というか、それしか方法がなかったんでしょうね。

何かが欠けていると、ほかの部分が異常な伸び方をする

――本を書くに至ったのにも、そんな流れがあったのかもしれませんね。

借金玉　一度すべてを言語化し、体系化して整理しないと何も理解ができない。おそらく人の5倍、10倍、理解するのに時間がかかります。ただ、その代わり「堅い」のです。一回理解できたら、必ず再現できる。再現性が高いのが強みです。

何かが欠けていると、ほかの部分が異常な伸び方をする。そういうことはあると思います。

――それはある意味、脳の働きですよね。

借金玉　おそらく普通の人にはない回路ができるんでしょうね。あと、脚を失った人が最新鋭の義足をつけたら、健常者より足が速くなった、みたいなことも起こり得ます。パソコンもある意味巨大な義足みたいなものです。何かの能力が欠けている人が、残されたものを駆使して、ほかの人より大きな出力を生むことはあると思います。

――そこは否定しなくていい、ということですね。

借金玉　否定しなくていいし、大いに期待していいと思います。「どうやらここが伸びてきている」というものを見逃さないことが大事です。発達障害に限らず、どんな障害がある人でも、足りないも

いて本当に多いんです。大切なのは、みんなと同じやり方にこだわらないことです。

——自分の能力を伸ばしやすい方法を見つけていく。

借金玉　ええ。やはり学校というのは、画一的なやり方で教えようとします。ただ、こちらは画一的なやり方ではできないから困っているわけです。そこで「自己流で頑張る」ということを試みて、学校で大惨事になる発達障害児は多いです。それはやっぱり、標準的なやり方のほうが、効率がいいからです。最も効率的なやり方が、標準的なやり方として確立されているわけですから。でも、そのとき「なんで標準的なやり方をしないんだ！」っていう叱り方はしないほうがいいと思います。ただ、学生時代につまずくことは、悪いことではありません。「自己流でやって大惨事になる」という経験も、どのみちいつかするのなら、早く学習したほうがいい。僕みたいに、起業して数千万円調達してから勢いよく壁に激突する、ということはできれば避けたほうがいい。子どものうちから、「自分なりにやってみる」ことを繰り返す。

——自分なりにやって、痛い目に遭う、ということも含めて、ですね。

借金玉　やってみることで、「何ができないか」ということがわかってきます。

——「何ができるか」だけでなく、「何ができないか」を知ることも大切なんですね。

借金玉　はい。

——それは、発達障害の子だけの話ではないかもしれません。私たち親は、子どもが失敗しないようにどうしてもお膳立てをしてしまいます。「何ができないか」を知る機会を与えていないかもしれません。

そもそも学校というのは、発達障害の児童向けにはつくられていません。そこで能力を発揮できなかったとしても、別の場であれば能力を伸ばせる可能性があるかもしれませんね。自分なりのやり方を見つけたら。

借金玉　それは、実際よくあります。高校をやめた途端に、学力がものすごく跳ねる発達障害児はいるんです。高校というシステムが、その子にとって学習の重しでしかなかった、ということですよね。僕の場合もそうでした。

ただし、これは、発達障害児は高校をやめれば学力が伸びる、という話ではありません。

――そうですね。うまく伝えないといけない部分ですね。

特別支援学級は、どう考えてもコスパがいい

借金玉　周囲の発達障害者のなかにも、高校をやめて慶應大学に受かった、早稲田大学に受かったという人はたくさんいます。そういう人たちの話をうのみにして、「高校の勉強は効率が悪いから、退学して自分のやり方で勉強すればいい」と判断するのは危険です。なぜなら高校をやめた結果、朝起きなくなり、何もしなくなり、そのまま「無」になっていった人が、大学に合格した人の100倍ぐらいいると思うからです。

――高校をやめたから、慶應や早稲田に受かるわけじゃないですもんね。

借金玉　そこに直接の因果関係はありません。それに今は、特別支援(教育)が昔より充実していますよね？

――はい。「特別支援学校[*1]」「特別支援学級[*2]」「通級による指導[*3]」などがあります。目から情報をと

るのが苦手な私の息子は、「通級による指導」で、目の動かし方のトレーニングをしてもらっています。

借金玉　あれは、すごくいいことだと思うんです。

――うちは実際、とても助かっています。発達障害の子ども向けに特化した専門的なトレーニングは、家庭ではなかなかできないので。

借金玉　例えば特別支援学級へ行かせたくないという親御さんがいます。ただ、特別支援学級であれば数人に1人、先生がつきますよね。どう考えてもコスパがいいし、学習効率もいい。「得なんですから使いましょう」って話を、僕はよくするんです。

――お話をうかがってきて疑問が湧いてきました。なぜ銀行員を目指されたのでしょうか？　借金玉さんは、ご自身のことをすごくよくわかっていらっしゃいますよね。一方で、銀行員というのは、どう考えても、ぴったりくる職業には思えません。

借金玉　それはコンプレックスを克服したかったからです。僕は、育ちがすごく悪いんですよ。だから、お金持ちやいわゆるエリートに対して、すごくコンプレックスがあって、一方で、「俺だってやればできるんだ」という気持ちも強く持っていました。それに加えて、偉そうにしている父親より「格上」の仕事に就きたかった。父親がぐうの音も出ないような「いいところ」に就職したいと思って、100社ぐらい受けました。文章を書くのが得意だったので、小論文で受かったようなものです。実際、「小論文に感動した」といわれましたから。

――銀行での勤務は、どうだったのでしょうか？

借金玉　地方勤務で1人で寮に入っていたのですが、事実婚の妻が来たとき、最初にすることは、部屋に散らばった酒の空き缶を大きなゴミ袋に詰めることでしたから。家に帰ったらまず、ストロングな酎ハイを2本空けるのが習慣になるくらい、精神的に追い詰められていました。

——空き缶を捨てることもできなかったんですね。

1ミリも仕事ができなかった銀行員時代

借金玉　寮のゴミ捨て場に酎ハイの空き缶をいっぱい捨てたとしたら、間違いなく上司が「おまえ、どういう酒の飲み方してんだ?」といってくる。そういうタイプの組織だったんです。「これは銀行員ではなく、アル中（アルコール依存症）になろうとしているのではないか」と気づいて、1年半で銀行を辞めました。何もできなかったんですよ。1ミリも仕事ができなかった。

——仕事ができないとは、具体的には何ができなかったのですか?

借金玉　そうですね。まず、書類が整理できない。それから自分に降りてきたタスクが整理できない。日々、こなさなければならない仕事は多いわけです。そしてミスをすると、上司が始末書を書かなければならない。

——それもまた、プレッシャーですね。

借金玉　あとは、ゼロの数がちゃんと書けない。1億と10億のゼロの数を間違える、みたいなミスをやら

＊1　特別支援学校：障害のある子どものための学校。小中学校等に準ずる教育のほか、「自立活動」が行われるのが特徴。
＊2　特別支援学級：小中学校等に設置された軽度の障害がある児童のための少人数の学級。
＊3　通級による指導：障害に応じた特別な指導を、通常学級に在籍しながら受けること。障害に応じた指導を受ける場を「通級指導教室」と呼ぶこともある。

かしていました。「ケタチ（ケタ違い）」と名前がつくほど、銀行ではありがちなミスではあるのですが、やはり頻繁にするのはちょっと。多分、ミスをしなかった日は、1日もなかったと思います。

——基本的にミスが許されない職場だったということですよね。確かに、10億円が1億円になっていたら困ります。

借金玉　それで、日々壊れていきまして。毎日、職場帰りに喫茶店に入っては「今日のミスを洗い出し、明日こそ絶対、ミスなくできるようになるんだ！」とノートを開くのですが、気づくと「苦しい、苦しい、苦しい、苦しい……」とだけ書いてずっと泣いている、みたいな。

——借金玉さんは、ご著書で、組織のなかにある明文化されていない独特のコミュニケーションを「見えない通貨」と表現されています。銀行で「これこそが見えない通貨だ」と一番感じたのは何ですか？

借金玉　あいさつですね。飲み会の翌日に、参加メンバー全員にお礼をいって回るという文化があったんです。僕はこれができなくて。みんな忙しいわけですよ。だから下手なタイミングで声をかけられない。すごくシビアな「音ゲー」(*)みたいな感じです。

——タイミングが難しい。

借金玉　ええ。だって相手が誰かと重要な話をしているときに、割り込めないじゃないですか。どんなトーンでいえばいいのかも、よくわからなかった。ニュアンスの出し方、身ぶり手ぶりの使い方、それらがどういう意味を持つかということへの理解もまったくありませんでした。ただ今思えば、多少怒られてもやらないよりはやったほうがよかったんです。

——うまくできなくても、やったほうがいい。

借金玉　そうです。あと「顔を立てる」も難しかった。銀行では、「あの人に話を通しておけよ」というのがたくさんあるんです。「断られる前提で声をかけておく」とか。これも見えない通貨ですよね。でもまだ24とか25歳だった僕には、そういったことが何ひとつわからなくて。

――どこにもそんなこと、書いていないですもんね。ただ、できる人は自然にできちゃうんですよね。

会社の常識は、社会の常識ではない

借金玉　そうなんです。いわゆるできる人って、センスがいいんだと思うんですけど、そういうことを言語化しないんですよ。自然にみんなと協調的にやれる。やはりそれは、群れの協調行動みたいなものなのでしょうけど。

発達障害って、「群れでの生活が下手」ということに近いと思うんです。僕は知能面や言語面に問題はない。だけど協調行動ができない。例えば犬の群れのなかで「うまく吠えられない」みたいなことだと思います。言葉を使う人間でも、言語化して理解して動くより、「みんながあんな感じでやっているから、俺もあんな感じでやろう」という形で動いていることのほうが大きいと思うんです。だから僕は、「会社は部族」といっているんですね。

――会社は「部族」ですか。

＊音ゲー：コンピューターの音楽ゲーム、リズムゲーム。曲のリズムに合わせて、画面を正確にタッチするなどの操作を行う。

借金玉　それぞれの会社が、部族みたいに独自の常識を持っている。会社に適応的な人ほど、会社の常識を社会の常識だと思い込むことがありますが、それは一般社会の常識ではありません。例えば、サラリーマンって給料がマイナスになること、ないですよね。でもこれは、社会の常識ではありません。会社を経営していると、給料がゼロならまだいいほうです。

――持ち出しのこともある。

借金玉　持ち出しのことのほうが多い、みたいな。たまにがつんと入るから助かるけれど、基本は持ち出し、という商売をしている人はたくさんいます。ですから、自分が常識だと思っているものが実は常識ではないということを自覚できるかどうかは、すごく大切だと思うんです。その目線を持っていれば、「この人たちの常識は、これか。じゃあ合わせていこう」ということができるので。そして仕事をするうえでは頑張りすぎないことも大切です。頑張らないのは、頑張るに含まれます。

――頑張らないのは、頑張るに含まれる？

借金玉　はい。調子が悪いときには、「頑張らないを、頑張る」ことが必要なんです。最近、部下にこんなことをいわれました。「休むのは仕事、過労は甘え」だと。その通りだな、と。ですから最近は、休むことをサボらないように気をつけています。

発達障害の僕が大事なモノを「神棚」に置く理由

——休むことをサボらない。それもある種のライフハックなのかもしれません。借金玉さんは、発達障害の「対応」にすぐ役立つ「ライフハック」の手法を、ご著書で多く紹介されていて、私も読んですぐ、わが家に取り入れました。

借金玉　僕が具体的な方法を提示しているのは、「ちゃんとやりなさい」というフレーズにこれまで散々困らされてきたからです。

——ああ、「ちゃんとやりなさい」……。ついいっちゃいます。本当にすいません。

借金玉　子どものころは特に、「ちゃんとやりなさい」の「ちゃんと」がよくわからなかったんです。「ちゃんと」とは、何か？　それはおそらく、毎日学校に行くことであり、遅刻しないことなのだろう、そして友だちと仲良くすることなのだろう……。それくらいの解像度では理解できたのですが、実現するプロセスにどんな課題があるのかということが、全然わからなかった。

「ちゃんと」には、目的があり、そのための具体的な行動があるはずですよね。そのあたりを「ちゃんとやりなさい」という言葉でふんわり伝えるのはやめてほしかった。特に若いうちは、なるべく物事を具体的に伝えてほしかった。でも無理ですよね。僕が10歳のころというと、親もまだ30代半ばだったわけで、そこまで高度な言語能力を期待するのもどうかと思います。

——でも、知識として知っていれば「ちゃんと」といわずに済むと思います。「ちゃんと片づけなさい」ではなくて、「その本を本棚に戻そう」といえますよね。

借金玉　そうですね。抽象度を下げて、具体的に伝える。

具体的に説明することがある程度できたら、逆に抽象度を少しずつ上げていくといいと思います。「本を本棚に戻そう」を、「必要な本がいつでも出せるようにしよう」と言い換えるとか。

つまり、「必要な本がいつでも出せる状態」とは、どういう状態なのか。自分にとっては、どこまで整っていたらＯＫなのかを、自分の頭で考えさせるようにしていく。適度にちゃんとしていたほうがいいのは間違いないので、「さて、この場合の『ちゃんと』とは何か、考えてみよう」と。そういう高度なメタ思考を促す働きかけは、すごくいいと思います。

まず具体的なことをさせてみて、そこから「自分に必要なことは何か」ということを考えさせる。そういうスタイルをとってもらえたら、僕も本当に助かっただろうな、と。なぜかというと、発達障害は個別性が非常に高いからです。もちろん僕が本に書いたことも含めて、「こういうやり方が効きやすい」というのはありますが、大切なのは本人が自分自身を理解することです。

解像度を上げていく

――確かに、当事者の方々にお話をうかがってきて、皆さんいろいろと違いがあると感じています。

借金玉　その違いを高い解像度で理解する。「自分は何が苦手で、何が得意」という解像度より、もっと上の解像度。何にこだわりがあり、どこに思考のバグ（不具合）があって、どんなときに合理的ではない行動をしてしまうのか。周囲の人にとっても、そこを理解していくことが重要だと思います。

――発達障害に対応するライフハックとして、片づけを重視されていますね。

借金玉　ＡＤＨＤの傾向が強い人は、モノの管理に困ることが多いからです。大抵、考え方からして間違っています。「モノは存在しているだけで価値がある」と思っている。でも、実際はそうではありません。だから僕は、「整理整頓されてないモノには、価値がない」ということを何度も伝えています。

──整理整頓をされてないモノには、価値がない……。

借金玉　典型的なのがゴミ屋敷です。ゴミ屋敷って、モノがいっぱいあるじゃないですか。あれ、無価値なんですよ。東京のような都会では何より高くつくのはスペースですよね。スペースを専有する分、モノの価値がマイナスになっているんです。

この間、ゴミ屋敷コンサルに行ったんですよ。

──そういうお仕事もされるんですね。

借金玉　依頼主は、ちゃんと働いてる人です。ただ、家のドアを開けると、モノがざあっと降ってくる。「5万円払うから、なんとかするコツを教えてくれ」といわれたので、こう答えました。「5万円使う気があるんですね？　それなら今から30分で、絶対に必要なモノだけ部屋の外に出してください。そうしたら、4万円で業者を呼んで、部屋のなかに残ったモノを処分して、残り1万円を私がもらいます」と。

──すんなり進んだのですか。

借金玉　いや、抵抗されました。「大事なモノがいっぱいある！」って。「1日くれ」というのを2時間で妥結して、業者を呼び、トラックで大量のモノを運び出しました。爽快でしたよ。

──それは自分じゃできませんね。

借金玉　冷静に計算すると、どう考えてもそうなるんです。その部屋の家賃は11万円なんですよ。なのに、大量のモノに占拠されて、部屋の使用可能部分が、多く見積もっても家賃3万円分くらいしかなかった。「月に8万円をどぶに捨てていると思ったら、だいたいのモノは一度捨てたっていいでしょう。また買えるじゃないですか」と説得しました。

整理整頓は訓練なのですが、トレーニングを始める前にそもそも「なぜ片づけをしなきゃいけないのか」が腑《ふ》に落ちないと、動けない人が多いんです。そこを納得してもらう。部屋に積んであるそれらすべての価値は、マイナスだと。ゴミ屋敷対策は、基本的にこの方法です。

——あとは、トラックの手配をするだけと。ところで、借金玉さんご自身は、どんなふうに整理整頓をしているのですか？

「エブリデイボックス」と「本質ボックス」

借金玉　「エブリデイボックス」と「本質ボックス」という箱で管理しています。

「エブリデイボックス」は、1日に最低限、これだけはしなきゃいけない、というモノを入れておきます。例えば、今日の薬、支払うべき請求書、棚に取りつけようと思っているフックといったモノを1つの箱にまとめてぶちこんでおく。逆にいえば、エブリデイボックスに入っていないモノは、何もしなくていい。

——なるほど。それならヌケモレが防げて、安心できますね。

借金玉　僕は今、病気療養中ということもあって、エブリデイボックスに入れるモノは極力絞っています。すぐこの箱になんでもかんでも放り込んで、やることを増やそうとする悪癖があるので。多分、これも多動の一種だと思います。あれもやらなきゃ、これもやらなきゃといって、結局何ひとつしない、ということを繰り返してしまう。それを防ぐための箱です。

——「本質ボックス」には何を入れるのですか？

借金玉　どこにしまったらいいのかわからないモノです。こういったモノに置き場所を用意しておくと、探し物をするのがすごく楽になります。「アレはどこだ？」となったとき、この箱を見れば大抵、入っていますから。今は、新しく買ったカメラの充電器が入っています。変な形をしているし、挿しっぱなしにもできないし、どこにしまったらいいかを決めるのに困る。こういうモノはとりあえず、この箱に入れておきます。

――何を入れてもいいんですね。

借金玉　ええ。でも、本質ボックスがどんどん増えていく人が、すごく多いんです。「本質ボックスをつくりました！」というツイッター（取材時、現X）の写真にカラーボックスが10個ぐらい積まれていたりして。すでに本質を見失っていると感じました。僕は今、この本質ボックスをできるだけ小さくしようと頑張っています。

――鍵はどこですか？　よくなくなりますよね。ご著書には、アラーム音が鳴るタグをつけて紛失に備えているとありましたが。

借金玉　鍵は「神棚」です。「365日、毎日使う大事なモノ」を置くのが「神棚」で、以前は文字通り、棚だったんですが、今はコルクボードを活用しています。コルクボードにフックをつけて、バイクと家の鍵をつるしています。

――確かに、つるしてあると目立ちますから、なくしにくそうですね。

借金玉　僕は公共交通機関が非常に苦手なので、バイクの鍵をなくすと動けなくなってしまうんです。あと、冬のバイクは手袋がないと大惨事なので、この季節は手袋もつるしています。

――スマホはどうしていますか？

借金玉　スマホと財布は机の上に置いています。こうすることで、神棚に置くモノを減らせてよかったのですが、最近、やっぱり鍵と一緒に棚にまとめたほうがいいかもしれないと、考え直しています。コルクボードにつるしていると、落ちることもありますし、コルクボードは「風景」になりやすいんですよね。

――周囲になじんで、目立たなくなってしまう。

借金玉　そう考えると、神棚の形状はやはり棚であるべきなのかもしれない。今、鳥小屋というアイデアが出ています。鳥小屋みたいに屋根をつけると、目に入りやすくていいんじゃないかと。

「仕事」を「作業」に変えていく

――仕事を円滑に進めるコツはありますか？

借金玉　特に意識しているのは、「作業」と「仕事」を分けて考えることです。例えば、年末調整や決算の帳簿処理は「作業」ですが、アイデアを出したり企画を立てたりするのは「仕事」です。

――何が違うのでしょうか？

借金玉　やれば確実に終わるのが作業で、やっても終わらない、やったところで評価されない可能性があるのが仕事です。自分の頭のなかから何かを生産することは、仕事ですね。この2つを区別すれば、気分的に仕事ができないときに、せめて作業はする、という戦略をとることができます。

――リモートで仕事になかなかとりかかれない方に、役立ちそうな考え方です。

借金玉　最近は、仕事を作業に変えていくことが大事だと考えるようになりました。なぜなら、同じ内容のタスクでも、人によって作業になったり、仕事になったりするからです。

先日、フリーライター志望の若い子に請求書の作成をお願いしました。ところがそれができない。エクセル（表計算ソフト）を使えば簡単だと思うんですが、そもそもその子のパソコンにはエクセルが入っていない。その子にとって、「請求書の作成」というタスクは完全に仕事です。頭を使って一から方法を考えなくてはなりませんから。ただ、経験を重ねてやり方をマスターすれば、仕事だった「請求書の作成」が作業になってくる。

――作業に落とし込めるタスクが多いほうが楽ですし、人にお願いできそうですね。

借金玉　「分けることとは、わかることだ」。これは銀行員時代の先輩のアドバイスで、金言だと思っています。ぐちゃぐちゃに積まれた書類を前にしたとき、途方に暮れるのでなく、「まず分けろ。分けることは、ただの作業だ」と。分けてクリップで留めて、並べ直すだけで業務は進み、わかってくることがある。

――それが「分けることとは、わかること」。

借金玉　銀行員時代に教わったことで印象に残っている言葉はほかにもあって、例えば、「お金は受け取ったときには、まだお金じゃない」。受け取った記録を帳簿につけて、利益と経費を1カ月、1年の期間でまとめたときに、初めてお金になるということです。帳簿につけてみなければ、お金がいくらあるかわからない。そういう意味です。この言葉にも、人生を救われました。僕は今も、自分がお金を持っているのかいないのかを、感覚的に理解することができません。ですから、こういう「記録をつける」という指導がなかったら、今でもうまくお金を使えなかったと思います。「借金玉」という名前の通り、起業して会社を破綻させる過程で、たくさん借金をしてきましたから。

――「借金玉」というお名前は、そこから来ているのですよね。

借金玉　こういう具体的な教え方をしてくれた上司に、今でもとても感謝しています。ただ当時は、仕事ができない僕のことを相当嫌っていたと思いますが。

発達障害の僕らが社会に出ると、いろいろトラブルもありますが、成長もします。僕自身、10年前の26歳のころと、今の36歳を比べると、思考力も言語力も対応力も格段に上がりました。

――経験を積んで、いろいろなことに対処できるようになっていく。

借金玉　そうです。自分自身を振り返って、10歳から20歳の10年間の成長より、20歳から30歳の10年間、30歳から35歳の5年間の成長のほうが、大きい気がしています。

発達障害の僕らも成長する

――そういう意味では、どんどん発達障害は楽になっていく感じですか？

借金玉　はい。後天的に伸びる能力で補えるものは、大きいと思います。人間は訓練すれば伸びますし、学べます。ですから時間におびえないほうがいい。体を動かすスキルは、訓練で伸びます。僕は15歳のころより、36歳の今のほうが体がよく動くんです。15歳のころは絶望的に不器用だった手先も、今のほうがずっと動きます。ギターも弾けるようになりました。料理もします。筋トレも、筋肉について少し学んでからのほうが効果が出やすいですよね。それと同じです。少なくとも諦めなければ、自分の体は今より使いやすくなると思っていい。

「何かができるようになった」という感覚は、誰しもあると思うんです。この間までできなかったことが、できるようになる。そんなふうに、昨日より今日、今日より明日はよくなるはずです。僕らにとって、時間は味方なんです。

――借金玉さんの著書には、何度も「やっていきましょう」というフレーズが出てきますね。その言葉に、とても励まされます。

借金玉　僕は何度も、もうここで終わりにしよう、人生を投げちゃおうって思ったんです。薬をキメまくったり、お酒を飲みまくったりして。それでも目が覚めれば、まだ人生は続いている。何もない部屋で大の字に寝っ転がったままでいられるかといったら、そうではない。「お昼にはせめてちょっとおいしいものが食べたいな」とか、つい思ってしまう。そんなふうに人生は諦められないんだと知りました。だから、「明日は諦められないし、人生は諦められない」と、諦めたんです。

――「人生を諦める」ことを諦めたんですね。

借金玉　「人生に期待することをやめるほうに、努力する」という発達障害の人たちがいます。仏教みたいな考え方ですよね。

――「一切皆苦」。「この世は苦しく、人生は思い通りにはいかないものだよ」ということですね。

借金玉　欲があるから苦しむんだと。だから欲を捨てようということなんですが、「自分の人生に何も期待しない」でいること自体、難しいんですよ。だから僕は、「人生を諦めることを、諦めよう」といっています。明日は、今日よりちょっとよくなるかもしれない。実際はならないかもしれないし、多分ならないだろうけど、よくなる可能性がまったくないわけでもない。たいして期待はできないけど、どうせ諦めきれない。そうであるなら「やっていきましょう」ということなんです。

お薦め書籍

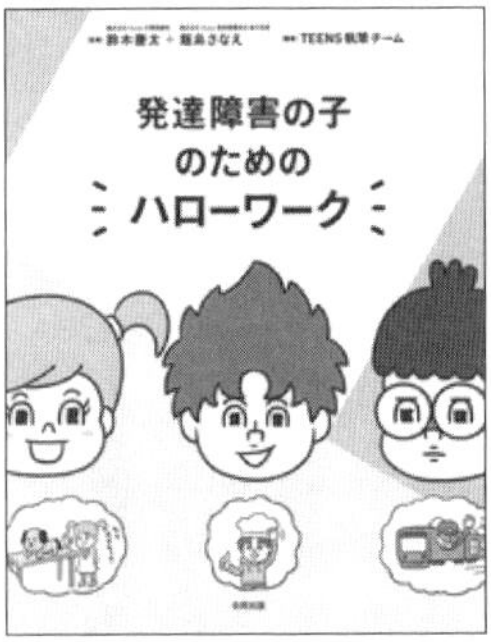

『発達障害の子のための ハローワーク』

監修：鈴木慶太・飯島さなえ／編著：TEENS執筆チーム

合同出版

発達障害の人たちの就労支援をしてきたKaienがつくった「お仕事ガイド」。例えば「本や雑誌をつくる仕事」といっても、さまざま。校正者、イラストレーター、DTPオペレーター、ライター、印刷作業員など、職種を細かく分けて説明し、それぞれが、どんな特性を持つ人に合う仕事なのかを示します。ざっくりと眺めるのではなく、虫眼鏡で仕事を覗き込むようなガイドブックです。

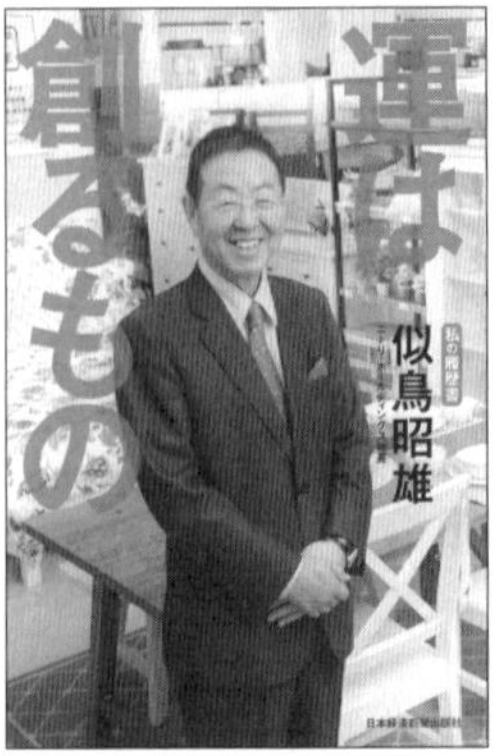

『運は創るもの』

似鳥昭雄

日本経済新聞出版

日本経済新聞の「私の履歴書」の連載時に、話題騒然となったニトリホールディングス創業者、似鳥昭雄氏の半生記。「ここまで書いていいのか」と驚かされるエピソードが満載です。本書には書かれていませんが、著者は70歳をすぎて自身が発達障害だと知り、「ほっとした」といいます（インタビュー13）。劣等生として子ども時代をすごし、失敗を重ねながらも創意工夫とチャレンジで人生を切り拓いた破天荒なストーリーに心奪われます。

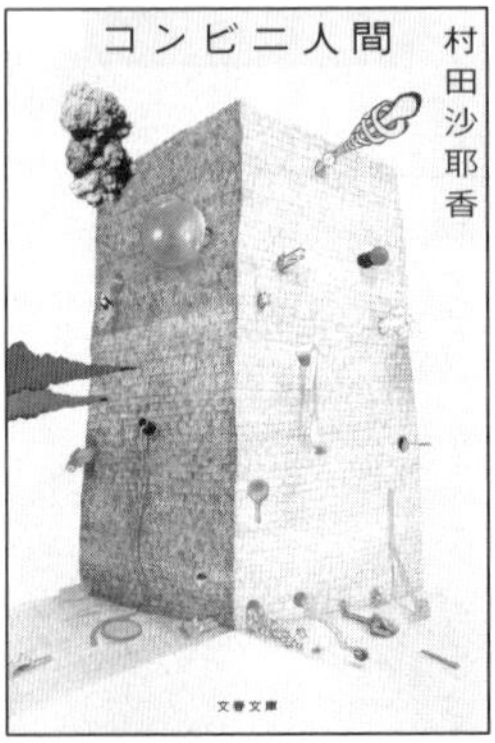

『コンビニ人間』

村田沙耶香

文春文庫

悪気はないのに、なぜか周りから変な人と思われてしまう主人公の恵子。「治らなければ」と思いながら育った恵子が見つけた居場所は、コンビニ。マニュアルを反芻しながらレジに立ち、研修で習った通りに一礼し、声を張り上げてあいさつする。そこで恵子は「初めて、世界の部品になることができた」と感じます。発達障害がテーマの小説とされているわけではありませんが、周囲が求める「当たり前」のなかで生きることの困難さが描かれています。

第 7 章

学習障害

「発達性読み書き障害」
を中心に

インタビュー
10

読み書きが苦手な発達障害の人はクラスに3人くらいいる

「発達性読み書き障害」は「知能に問題がないとしても、読み書きに著しい困難を示す」という障害です。その症状を「ディスレクシア（読字障害）」や「ディスグラフィア（書字障害）」と呼ぶこともあります。日本人の7～8％が該当し、40人のクラスならば3人程度はいるという、かなり身近な存在です。いわゆる「学習障害」の中核であり、私の息子にもこの障害があります。

　この障害について学ぶために取材したのは、宇野彰氏。筑波大学元教授で、現在はNPO法人LD・Dyslexiaセンター理事長として、発達性読み書き障害の子どもたちの支援などをされています。

　発達性読み書き障害は、なぜ生じるのでしょう？　大脳の機能の一部が弱いことが原因だといいます。では、どのような機能が、どう弱いのでしょうか。そのメカニズムを知ることは、私たちがそもそも、どのようにして言語を習得しているかを学ぶことにつながります。

［専門家・研究者］
宇《う》野《の》 彰《あきら》氏

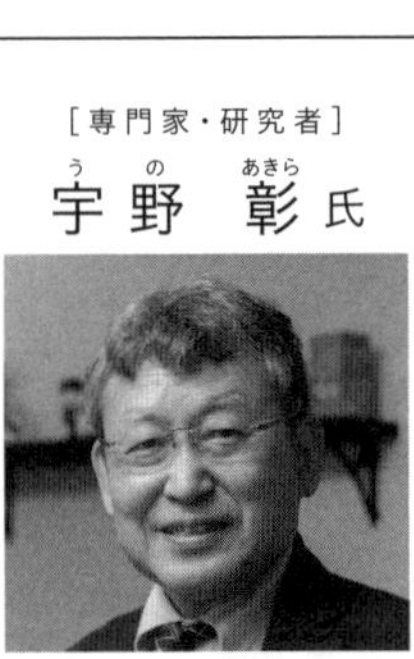

NPO法人LD・Dyslexiaセンター理事長、発達性ディスレクシア研究会理事長、筑波大学元教授。医学博士。言語聴覚士。読み書きが困難な子どもたちの指導をするかたわら、指導ができる先生を増やすために尽力。「改訂版 標準 読み書きスクリーニング検査（STRAW-R）」を開発。著書に『ことばとこころの発達と障害』（永井書店）、『「うちの子は字が書けないかも」と思ったら』（ポプラ社）などがある。（写真／的野弘路）

発達性読み書き障害の子は一生懸命に勉強していても、「真面目にやっていない」「頑張っていない」と責められて苦しむことが多く、周囲の理解と助けが必要です。どうしたら、苦手なりに文字を習得していけるのか。どうしたら、保護者や先生、周囲の人たちが、読み書きに困難のある子の存在に気づき、支援につなげられるのか。そんなお話もうかがいました。

発達性読み書き障害の子どもの多さが明らかになるにつれて、入学試験で試験時間を延長したり、試験問題の漢字にルビを振ったりすることが認められるといった動きが出てきて、学校教育の現場も少しずつ変わってきました。発達障害の子どもたちの存在は、教育の本質を問い直すきっかけになるかもしれません。

（2022年6月取材）

――「学習障害」を、宇野先生の言葉で、できるだけわかりやすくご説明いただくとすれば、どのようなものになるでしょうか？

宇野　学習障害は、知能が正常だとしても、学校の勉強に関連する能力に困難があることをいいます。医学の世界と教育の世界では定義が少し違いますが、共通する部分を取り上げると、次の4つの能力のうちのいずれか、あるいはいくつかに困難があるのが学習障害です。

（1）文字を読む

（2）文字を書く
（3）計算する
（4）推論する

このなかでも、「（1）文字を読む」ことや、「（2）文字を書く」ことに困難があるケースを、「発達性読み書き障害」と呼び、これが学習障害の中核です。

――「学習障害の中核」というのは、どういうことでしょうか？

宇野　「推論する能力」が弱いという「推論障害」は、理論的には「ある」とされていますが、実例の報告が海外でもほとんどないんです。「計算する能力」の障害（計算障害）については、定義などのコンセンサスがまだできていません。

――ということは、はっきりしたことが語れるのは、今のところ読み書きに関する学習障害だけ。そして現実に問題となることが多いのも、読み書きの障害なのですね。

宇野　そうなります。

治りはしないが、トレーニングでスキルは伸びる

――だから「学習障害の中核」であると。では、「発達性読み書き障害」の「発達性」というのは、どういう意味でしょうか？

宇野　事故や病気で大脳が損傷された「後天性」の障害と区別するために、「発達性」という言葉を使っ

ています。発達性と呼ぶことで、この障害が、おそらく生まれつきのものであり、発達期に明らかになることを示しています。病気ではないので、基本的に治りませんが、トレーニング次第で読み書きのスキルは伸ばせます。

――読むのが苦手なことを「ディスレクシア」、書くのが苦手なことを「ディスグラフィア」と呼ぶこともありますよね。

宇野　ディスレクシアやディスグラフィアという言葉はちょっと厄介で、症状の名前として使われることもあれば、診断名として使われることもあるんです。症状の名前として使うときには、「読めない」「書けない」という状態を意味するだけですが、診断名として使われるときには、「発達性読み書き障害」や「発達性書字障害」と、ほぼ同義です。いわば、「発熱」や「せき」といった症状の名前と「風邪」という診断の名前を、同じ言葉で呼んでいるようなものなので、意味があやふやになってしまうのです。

――ちょっと混乱しそうですね。

宇野　ええ。ですから、診断名として使うときには、「発達性ディスレクシア」「発達性ディスグラフィア」というように、「発達性」をつけていただくといいと思います。

――なるほど、わかりました。このインタビューでは「発達性読み書き障害」を使っていきます。ところで、「読むことだけが困難」「書くことだけが困難」ということはあるのでしょうか？

宇野　発達性読み書き障害においては、「書くことだけが困難」ということはあっても、「読むことだけが困難」ということはほとんどありません。「読むことだけが困難」という症例は、私が知るかぎりでは、1985年に報告されたイタリア語話者の子どもだけで、これは知的障害を伴うケースでした。一方、「書くことだけが困難」なケースは多くあり、「発達性書字障害」とも呼ばれます。

――「書けるけど、読めない」ことは基本的にないが、「読めるけど、書けない」ことはある、ということですね。

日本人の7~8%が、発達性読み書き障害

――発達性読み書き障害の人は、日本にどのくらいいるのでしょうか?

宇野 7~8%いると考えられます。

――ということは、13~14人に1人といった割合。40人のクラスなら3人くらいですね。結構、多い気がします。

宇野 注意していただきたいのは、この数字には「知能が低いために読み書きが苦手な人」を含まないということです。「知能に問題がないとしても」というのが、発達性読み書き障害の重要な特徴です。

また、ひらがなとカタカナ、漢字では、差が出ます。「読みの障害」がある人は、ひらがなでは0・2%、カタカナで1・4%、漢字で6・9%です。これは「正しく読めているかどうか」だけを調べた数字で、「読むスピードが遅い」という人も入れるとさらに増えます。ひらがなやカタカナで2~3%、漢字で7~8%になると推測されます。

――「ひらがなは読めるのに、カタカナは読めない」とか、「ひらがなとカタカナは読めるけど、漢字が読めない」など、さまざまなパターンがあるのですね。

「読み書きが苦手」の9パターン

	正確性		流暢性
	読み（音読）	書き（書字）	読み（音読）
ひらがな	1	4	7
カタカナ	2	5	8
漢字	3	6	△
文章	△	△	9

宇野氏への取材を基に作成

宇野　そうですね。これに「書くこと（書字）の障害」の有無も加わりますから、もっと複雑になるわけです。

——確かに……。

宇野　僕たちが検査するときは、上の図に示した9項目をチェックします。「流暢《りゅうちょう》性」というのは、先ほどの「読むスピードが遅い」というケースです。

——日本語の読み書きを理論的に分解すれば、上図のようなマス目で捉えられる、というわけですね。

宇野　はい、私が今まで出会ったお子さんのなかには、「ひらがな、カタカナ、漢字、すべての読み書き（1～9の項目すべて）が苦手」というお子さんもいれば、「ひらがなの読み（1）はできるけど、そのほか（2～9）は難しい」というお子さんもいましたし、ほかに「カタカナを書く（5）のと、漢字の読み書き（3、6）が困難」「漢字の読み書き（3、6）が困難」といったお子さんもいて、さまざまです。

今は調べ切れていませんが、「書字の流暢性」という問題もあります。一見、音読の流暢性（7、8、9）だけの問題に思えるお子さんもいるのですが、書字の流暢性まで厳密に調べたら、困難を感じている可能性があります。

――一口に発達性読み書き障害といっても、一人ひとり、違いがあるのですね。みんな同じようなものだといった思い込みがあると、困っている子どもを見つけられないかもしれません。

宇野　そうですね。そしてそれぞれに程度の違いもあります。小学1年生のときに習った漢字は書けるけれど、3年生の漢字は難しい、といった細かな違いに注目する必要があります。同じ年齢の定型発達(*)の子どもと比べて、読み書きの習得度が「どれくらい離れているか」ということがポイントなんです。

――「漢字が苦手」といっても、「どれくらい苦手」かには差がある。さらに「読むスピード」まで考慮すると、かなりのバリエーションがあって、相当複雑ですね……。それでも、ひらがなやカタカナと漢字で読めない人の割合が違うということを知るだけでも、発達性読み書き障害で困っている子どもの存在に気づきやすくなるかもしれません。

宇野　そう思います。ひらがなとカタカナ、漢字で違うように、実は使用する言語によっても出現頻度に違いがあるんです。「読みの障害」のある人の割合は、英語圏では10％以上ですが、イタリア語では2～3％です。英語圏が特に多くて、ハングルやスペイン語、フィンランド語も、イタリア語と似たような水準です。

英語圏で発達性読み書き障害が多いのは、なぜか？

――英語圏で割合が高いのはなぜですか？

宇野　理由をひとつに絞ることはできませんが、英語は言語の音の単位が細かいことと、文字と音の対応が規則的でないことが挙げられます。そうですね……「ヨット」と英語でお書きになれますか？

――ええと、最初がyで、次はaかな。yaの後は……書けないです。

宇野　yachtなんです。

――chtでしたか。

宇野　複雑ですよね。例えば、皆さんご存じのone（ワン：英語の「1」）だってそうですよ。o（オー）から始まっているのに「ワン」って読むわけですから。

――ああ、確かにそうですね。「オネ」じゃない。

宇野　そういう文字と音の対応の不規則な部分が影響を及ぼしていると考えられます。一概にはいえませんが、文字と音の規則性が高い言語のほうが、発達性読み書き障害の人は少ないようです。

――そう考えると、漢字に比べて仮名を読めない子の割合が低いのも納得できます。ひらがな、カタカナは、文字と音の対応が基本的には1対1ですよね。でも、漢字には読みがいくつもありますから、文字と音の対応はかなり複雑です。

＊定型発達：発達障害ではない多数派の人々の発達を指す言葉。

宇野　そうですね。漢字には読み方が複数あるだけでなく、同音異義語が多く、画数も多いので、難度が上がります。日本の小学生はひらがな、カタカナ、漢字の3種類を同時並行で習うわけで、なかなか大変です。

読み書きが苦手なのは「聞く脳」の問題かもしれない

——しかし、「知能に問題がないとしても、読み書きだけができない」ということが起きるのは、なぜでしょう？　私自身、発達性読み書き障害の息子を見ていて、お手本がすぐ横にあるのに、その字を書き写せないことが不思議でなりませんでした。

宇野　大脳の機能の一部に生まれつき、弱いところがあると考えられています。大脳の機能が全体に弱ければ、知能の問題で、読み書きに問題が生じることもあります。ただし、このようなケースは発達性読み書き障害とは呼びません。

——知能が正常であるとしても、問題が生じるというのが、発達性読み書き障害の重要な特徴でしたね。

宇野　ええ。発達性読み書き障害の場合、大脳の機能「全体」ではなくて、「一部」に弱いところがあるのです。

——どのようなところが弱いのでしょうか？

宇野　いくつかの原因が考えられて、ひとつに特定はできませんし、重なっている場合もあるでしょう。主なものをざっと挙げると、次の４つくらいでしょうか。

（1）視覚的に文字の形態を捉える力が弱い
（2）視覚的に捉えた文字の形態を長期間、記憶する力が弱い
（3）言語音のテンプレートがしっかりしていない
（4）記号を音声に変換するスピードが遅い

——私の息子のように、お手本の字を見ているのに書き写せないというのは……。

宇野　視覚的に文字の形態を捉えるのが苦手なのでしょう。

そして文字の形態を捉える力があったとしても、それを覚えておく力が弱いと、やはり読み書きの習得は難しいです。

——2番目に挙げられた、文字の形態を長期間、記憶する力ですね。

宇野　文字を書くときには、頭のなかで文字の形を思い出しますが、それに何秒もかかったとしたら文字列を続けて書くことは難しくなります。

——特に読み書きが苦手でなくても、複雑な漢字を思い出すのが難しいことはあると思います。そんなふうにひらがななど簡単な字が思い出せない子がいるということですか。

宇野　字の形態を捉えたり、記憶したりするのが難しいという（1）や（2）の問題は、視覚認知の問題で、比較的、理解しやすいと思います。理解するのが難しいのは、音声が関係する（3）や（4）

でしょう。

——3番目は「言語音のテンプレートがしっかりしていない」でしたね。「言語音のテンプレート」というのは、なんでしょうか？

英語のLとRが聞き分けられないように

宇野　例えば僕だったら、英語のLとRのテンプレートが弱いわけです。

——LとRの聞き分けですか。日本人は苦手ですよね。

宇野　僕も苦手で、要するに、僕の大脳はLとRを全然聞き分けていないわけです。子どものころから英語圏に住んでいたら聞き分けられたはずですけどね。同じようなことが日本語にもあるんですよ。

——日本に生まれ育っても、日本語を正しく聞き取ることができないということですか。

宇野　脳で聞き取ることができないのです。

例えば「き」と「ち」を中間で発音すると、「てぃ」という音になります。「きって」を「てぃって」といったり、「ちから」を「てぃから」といったりしている子どもがよくいて、発音の問題だと思われがちなのですが、実はそのなかには、そもそも脳のなかに「き」と「ち」のテンプレートがなくて、あるのは「てぃ」だけという子がいるのです。つまり僕のなかでLとRのテンプレートが分かれていないのと同じです。

——そういえば息子が、「ちゃ」とか「ちょ」とかほとんど同じに聞こえるといっていた気がします。

つまり、英語のＬとＲの聞き分けのような問題が、日本語のなかで起きている。

宇野　言語音のテンプレートの一つひとつがしっかりしていない子の場合、耳で聞いた言葉を自分の大脳のなかにあるテンプレートと照合するのにエネルギーがかかります。初めて聞いた単語を覚えきれないということも起きます。例えば、「チキン」を「キチン」といったり、「キッチン」が「チッキン」になったりします。こういう子は「ちゅ」「ちょ」「きゅ」「きょ」といった拗音《ようおん》の聞き分けも苦手なことが多いです。

――「ちゅ」「ちょ」「きゅ」「きょ」……。確かに音として似ているかもしれません。だから息子の耳には「ちゃ」や「ちょ」がほとんど同じに聞こえる。そもそも音として聞き分けられないのでは、文字として書き分けるのも難しそうです。

宇野　特に会話のような音声言語は、すぐに消えてしまうので覚えておくことが難しいんです。「この人が今、いったのはチキンだったかな？　キチンだったかな？　どっちだったかな……」などと考えているうちに、会話はどんどん先へ進んでしまいます。

――4番目に挙げられたのが「記号を音声に変換するスピード」でしたね。

宇野　例えば、電話番号などの数字を目にしたとき、私たちは、頭のなかで音に変換していますよね。

――いわれてみれば、確かにそうですね。例えば、数字の「０８０」を目にしたとき、無意識のうちに、頭のなかで「ぜろはちぜろ」という音に変換しています。

宇野　ええ。そのように数字や記号を音声に変換するスピードが遅いことも、発達性読み書き障害に影響するといわれています。

――確かに、記号から音声への変換が遅かったら、文字を読むのは難しそうです。

ところで、発達性読み書き障害の子どもには、鏡文字が多いといった話も聞きます。

宇野　それは誤解です。鏡文字の出現頻度は、発達性読み書き障害の子とそうでない子で、差はありません。[*1]ただ、文字を思い出すのに多大なエネルギーを使うため、書くときに全体のバランスのことまで考えられず、結果として文字が不格好になる、ということはあります。

――ほかの発達障害と重なることはありますか？

宇野　重なることもありますし、ほかの発達障害の症状と取り違えられてしまう場合もあります。

例えば、極端に不器用であったり、運動が苦手だったりする「発達性協調運動症」[*2]では、文字が枠からはみ出したり、文字の大きさがそろわないということがあります。しかしこれは、複数の運動を組み合わせる動きが苦手なのであって、読み書きが特別に苦手というわけではありません。また、ＡＤＨＤ（注意欠如多動症）[*3]の子も、字の形が整わないことがあります。語彙が不足しているために文字の読み書きが苦手な場合も、発達性読み書き障害とは診断されません。語彙不足は、言語発達や知能の問題であることが多いです。

文字の読み書きが苦手な子がいるとき、こうした原因の違いを特定することは重要です。発達性読み書き障害は、病気ではないので治りませんが、トレーニング次第で読み書きのスキルはかなり上がります。そのためには、しっかりと検査して、その子に向いた方法を見つけることが大事です。個人差はありますが、条件が整って、専門家が対応すれば、ひらがな、カタカナはほぼ１００％、習得できます。ＩＣＴ（情報通信技術）機器を使ったり、学校に合理的配慮[*4]を求めたりすることも、支援として有効です。文字の読み書きが苦手でも、外部環境を整えることで、勉強がしやすくなり、ほかの能力を伸ばせるようになる子はたくさんいます。

なぜ「小学1年生の夏」が大事なのか？

——先生のお話をうかがって、発達性読み書き障害の子どもが想像以上に多いことに驚きました。でも、その割には、発達性読み書き障害の話をあまり聞かない気がします。

宇野　客観的な調査をしていなかったからだと思います。「知能が十分高くても、文字の習得ができない子がいる」ということを前提とした基礎的な調査が、これまで日本でされてきませんでした。

——ということは、昔からあった障害なのですね。

宇野　そう思います。この研究を始めてからドラマや映画を見ていて「私、小学校も行ってないからひらがな読めないのよ」なんていうセリフに出合うと、違和感を覚えます。物心ついたときから、たくさんの文字に囲まれている現代社会で、そんなことはあり得ないんです。

＊1　井村純子、春原則子、宇野彰 他「発達性読み書き障害児と小学生の典型発達児における漢字書取の誤反応分析―小学生の読み書きスクリーニング検査（STRAW）を用いて―」『音声言語医学』（2011）52巻2号

＊2　発達性協調運動症：協調運動が苦手な障害。「不器用」「運動が苦手」といわれることが多い。DCD（Developmental Coordination Disorder）ともいう。

＊3　ADHD（注意欠如多動症）：注意・集中力の欠如と多動・衝動性が見られる障害。Attention-Deficit/Hyperactivity Disorder の略称。

＊4　合理的配慮：社会的障壁を取り除くための対応。障害者からの意思の表明に基づいて、個別に提供される。2016年に施行された「障害者差別解消法」のなかにも組み込まれている概念。

——それはつまり、小学校に行っていなくても、ひらがなは読めるようになるということですか？

宇野　多分、なります。「練習しないと字は読めない」というふうに、皆さん、思い込んでいますけど、違うんです。基礎的な研究によって、ひらがなの習得ができるかどうかは能力の問題であって、読める子は練習しなくてもできるようになることがわかっています。ですから「練習してもできない子」というのは、努力が足りないわけではないのです。

私たちは2014年に、ひらがなの練習をしていない3つの私立幼稚園で、年長児がどれだけひらがなを読めるかを調査しました。(＊1) 調査対象になったのは、男の子が125人、女の子が105人、合計230人です。使用したひらがなは、「拗音《ようおん》を抜いた71文字(＊2)」です。

読めた文字の数の平均値は、71文字中64・9文字で、子どもたちは平均して91・4％のひらがなを読むことができました。ちなみに男児の平均は63・5文字（89・4％）、女児の平均は66・7文字（93・9％）でした。

ほかにもいろいろな調査をして、わかったことがあります。子どもたちの文字の習得には、どれだけ練習したかという環境要因の影響はとても小さく、文字を習得するのに必要な認知能力のほうが大きく影響していました。むしろ、練習している時間が長い子どものほうが習得度が低いという結果も示されました。

練習しても読めない子はサポートが必要

——平均的な子どもは、特に練習をしなくても、小学校に入る前にひらがなの9割くらいは読め

るようになる、ということですね。逆にいえば、練習してもひらがなが読めないのなら、何らかのサポートが必要だ、と。そして、そのなかには発達性読み書き障害が原因という子どももいる。

子どもの発達性読み書き障害に気づくために、親にできることはありますか？

宇野　小学1年生の夏休みが大事で、発達性読み書き障害に気づくための最初のチェックポイントになります。夏休みに親子でひらがなの練習をして、小さい「つ」が入る促音《そくおん》や、小さい「や」「ゆ」「よ」が入る拗音を除いたひらがなを、ほぼすべて読み書きできるようになっていれば安心です。

――50音表の書き取りができればいいのですか？

宇野　それでは判断できません。50音表でテストすると、「表」そのものを暗記してしまう子もいて、読み書きに課題があっても見逃してしまいます。

ですから、子どもに、清音、濁音（「ば」など、濁音符がつく音）、半濁音（「ぱ」など、半濁音符がつく音）をランダムに出題して、それらを音読もしくは書き取り（聴写）できるかどうかで判断してください。大人が「か」と発音したときに、子どもが「か」と書けるか。子どもが「か」という字を見て、「か」と発音できるかということです。夏休みが終わった秋ごろに促音、拗音も練習して、冬ごろにひらがなを完璧に読み書きできるようになっていればいいですね。

その次のチェックポイントは、小学2年生の夏休みに、カタカナの読み書きができるようになっているかどうかです。ひらがなと同じように確かめてください。ひらがなが書けるなら、カタカ

＊1 太田静佳、宇野彰、猪俣朋恵「幼稚園年長児におけるひらがな読み書きの習得度」『音声言語医学』（2018）59巻1号

＊2 拗音を抜いた71文字：「拗音」は、小さい「や」「ゆ」「よ」が入る音で、これらを除いた71文字。71文字に含まれるのは、「清音」に加えて、「濁音（「ば」など、濁音符がつく音）」「半濁音（「ぱ」など、半濁音符がつく音）」。

ナは習得可能で、練習すれば大丈夫です。通常はひらがなが一番習得しやすく、次にカタカナ、そして漢字の順になります。カタカナでつまずくと、漢字に影響が出やすいですね。

――それはなぜでしょう？

なぜ語呂合わせで覚えるのか？

宇野 漢字の一部がカタカナとして読めるパーツになっていることが多いからです。例えば「名」という漢字は、カタカナの「夕」と「ロ」の組み合わせとして捉えられますよね。

――いわれてみれば、確かにそうですね。

宇野 だから、発達性読み書き障害のある子どもは、「名」という漢字を「タロ」と覚えたりします。音声を使って漢字を覚えるのですね。「花」という漢字を「花が咲いて、いひっと笑う」という、語呂合わせで覚えてもらうこともあります。ちょっとシュールですが。

――花が咲いて……。ああ、「草かんむり」は、カタカナの「サ」に似ていますよね。にんべんは、カタカナの「イ」で、それに「ヒ」を加えれば、「花」になる。

宇野 ただ、このやり方が誰にでも合うわけではなくて、発達性読み書き障害の子どものなかでも「音声言語を長期記憶する能力」が高い子に限られます。

――やはり、一人ひとりの特性の把握が大事ということですね。

宇野 いずれにせよ、小学1年生、2年生というのは本当に大切な時期です。僕らの研究で、1年生と2年生の間で、文字の読み方が大きく変わることもわかっています。簡単にいうと、この時期に脳は、省エネに舵《かじ》を切るようになるのです。1年生までは、文字を1文字ずつ読んでいますが、2年生くらいからはまとまりで読むようになります。

――まとまりで読む、ですか？

宇野 ちょっと実験してみましょうか。これから僕が、ある言葉を紙にペンで書きます。何と書いたか、できるだけ早く読んでください。さあ、行きますよ……。

ヘリプコタ―

――「ヘリコプタ―」。あれ？ 違いました。「ヘリプコタ―」だ！

宇野 それが、「まとまりで読む」ということです。最初は「ヘリコプタ―」と読みましたよね。見慣れている文字列だと、まとまりで読んで、1文字ずつは読まないんです。カタカナやひらがなだけでなく漢字でもそうです。そして1文字ずつ読むときと、見慣れている単語をまとまりで読むときでは、使う脳の場所が違います。読み方によって、脳で処理する場所が違うんです。こういう読み方の回路が切り替わるのが、小学1年生と2年生の間なんです。(*)

――省エネで読めるようになるんですね。

宇野 そうです。まとまりで読むことで、素早く読めるようになります。ただ、さっきの問題で、すぐに「あれ？ 違う」と気がついたのは、まとまりで読む回路と1文字ずつ読む回路が、並列処理されているからです。まとまりで読んだ後、1文字ずつ読む回路からフィードバックがかかって、「あ、違った」とわかるんです。並列処理といっても、まとまりで読むほうが速くて、1文字ずつ読む回路のほうが少し遅れるわけです。

――発達性読み書き障害の子も、まとまり読みができるようになるのでしょうか？

宇野　なります。したいんですよ、まとまり読みを。読むのが苦手な子だって。効率がいいですから。

「まとまり読み＝省エネ」の弊害

――まとまり読みがしたくて頑張っているうちに、その回路が、ゆっくりでもつくられていく？

宇野　そうです。それで速く読めるようになっていきます。ただ、そこに弊害もあります。読むのが苦手な子がまとまり読みをすると、1文字ずつ読む速度が遅いためにフィードバックがかからないうちに、次に進んでしまうんですね。だから、読み間違いが多くなります。

そもそも1文字ずつ読むことがちゃんとできていないんですね。それでは、まとまりで読めるようになったところで、恒常的に読み間違えてしまう、ということです。そういう意味で、1文字ずつばらばらにして正しく素早く読めるかということは非常に重要です。だから検査では、無意味な文字列を読んでもらうことが必要になってきます。

――先生は、「STRAW-R《ストロー》　改訂版　標準　読み書きスクリーニング検査」という検査を開発されていますね。これはどのような検査なのでしょうか？

宇野　読み書きのうち、何ができていて、何ができないのかを客観的に測る検査です。ひらがな、カタカナ、漢字のそれぞれについて、読み書きの正確性を測定します。読みについては、さらに流暢性も測定します。この検査を受ければ、読み書きのどこに苦手があるのかが特定できるので、どこから練習したらよいかといったこともわかります。

重要なのは、読みのスピードが測れることです。この検査で流暢性に課題があり、読みのスピードが遅いことが明らかになれば、高校受験や大学受験で試験時間の延長を求めることができます。この点については、またのちほど、ご説明したいと思いますが、受験時に試験時間延長を求めたい受験生に対応している検査は、私の知るかぎり、今のところ「STRAW-R」だけです。

発達障害の子どもたちが問う 板書を写す意味

——試験もそうですが、発達性読み書き障害がある子どもが苦労することのひとつに、板書があります。息子も、タブレットの持ち込みが許可されるまでは、板書を写すだけでエネルギーを使い切ってしまい、肝心の授業の内容がまったく頭に入ってこなかったようです。

宇野　僕は、そもそも板書って必要なのかと疑問に思っているんですよ。オンライン授業になった途端、板書しなくなった先生もたくさんいますよね。板書したものをノートに写させることにどんな意味があるのでしょうか。「手で書いたほうが覚える」という人がいますが、1回、板書を写しただ

＊ Sambai A, Uno A, Kurokawa S, Haruhara N, Kaneko M, Awaya N, Kozuka J, Goto T, Tsutamori E, Nakagawa K, Wydell Taeko N. An investigation into kana reading development in normal and dyslexic japanese children using length and lexicality effects(2012), Brain & Development

けで覚えますかと。大事なポイントを伝えるのであれば、資料を渡せばいいと思います。大事なところは文字を大きくしたり、アンダーラインを引いたりすればいい。ルビを振っておくこともできますしね。板書より工夫しやすいんじゃないでしょうか。

――確かにプリントがあれば、復習はできますね。それでも板書にこだわる先生はいます。

宇野　お子さんが発達性読み書き障害ならば、先生に説明して理解を求めることです。どうしても、その先生が「板書を写せ」という方針を変えないのであれば、板書の量を減らしてほしいと掛け合ってもいいでしょう。

とにかく保護者と本人、そして先生が話し合うことが大切です。小学校だったら担任の先生ですね。中学校になると教科ごとに先生が違って、個別に話し合うのは大変ですから、クラス担任や学年主任の先生を通して、学校全体としての対応をお願いするのがいいと思います。

公立の学校であれば、今は、障害者差別解消法に基づいて、合理的配慮を求めることができます(*1)。高校入試ではすでに、試験問題の漢字にルビを振ったり、漢字以外の問題では、ひらがなでの回答を認めたりするといった配慮がなされています。小学校や中学校の定期試験などでも、同じ対応を求めていいと思います。症状によっては問題文を読み上げてほしいと頼んでもいいでしょう。漢字テストが毎週あるなら、問題数を減らしてほしいと頼んでもいいと思います。

対策がないのに障害があるといわれても

――合理的配慮を受けるには、読み書きに障害があることを学校側に示す必要がありますよね。

そのときによく利用されるのが、先生が開発された「STRAW-R 改訂版 標準 読み書きスクリーニング検査」です。発達性読み書き障害の息子は幸い、中学校でこの検査を受けることができて、すごく助かりました。どうせなら、小学校でみんな一斉に検査すればいいのにと思います。

宇野　この検査は実際、広がり始めています。現在（インタビューは2022年）、茨城県のつくば市、笠間市、ひたちなか市の3市で、小学1年生の全員に対して実施しています。(*2) 中学校でも、いずれかの学年で全員が受けます。

――それはいいですね。

宇野　小学1年生ならば、夏休み前の6月か7月に検査をして、夏休みにひらがなの練習をしてもらい、9月にもう一度同じ検査をします。ちゃんと練習したのに9月にできていない子は、知的障害か発達性読み書き障害の可能性があると考えられます。

――全国でしてくれたらいいのに、と思います。

宇野　それはそうなのですが、検査するだけではダメなんです。対策を用意しないで、「あなたは知的障害です」「あなたは発達性読み書き障害です」といわれても、困ってしまいますよね。

――そうですね、当事者を不安にさせるだけかもしれません。境界知能と軽度知的障害についても取材したときにも、指摘がありました（インタビュー2）。

宇野　発達性読み書き障害だとわかったら、その子には専門的な対応が必要です。ですから、先ほどの3つの市では、検査の実施と同時並行で、先生たちに研修をしています。

＊1　私立学校でも、2024年4月以降、合理的配慮が義務化される。
＊2　2024年度から茨城県取手市と愛知県長久手市も実施。

宇野

――STRAW-Rの結果によって、発達性読み書き障害であるかどうかがわかるのでしょうか？

宇野　そうではありません。STRAW-Rのほか、知能検査、視覚認知検査[＊1]、音韻検査、自動化能力の検査や語彙力の検査などが必要です。

――知能検査も必要。そうですよね、一口に「読み書きが苦手」といっても、知能の問題である場合と発達性読み書き障害の場合では、対策も違うのでした。それにしても、たくさんの検査があるのですね……。

宇野　そうですね。すべての検査を受けると数時間かかります。

――専門的な機関にアクセスできないときには、どうすればいいのでしょうか。

最低限、受けるべき検査は2つ

宇野　STRAW-Rは通常学級でも行われている検査です。ですから、この検査を受けることは、それほど難しくないはずです。最低限、「読み書きの習得度」が低いことが明らかになれば、通常学級において支援を受けることができるようになります。個別に希望すれば、知能検査を受けることも可能で、「WISC-Ⅳ[＊2]」「WISC-Ⅴ」（第2章参照）は、特別支援教育に関わる先生だったらできる人は多いと思います。

先ほどお話ししたように、STRAW-Rだけでは発達性読み書き障害であると断言はできません。けれど、私の知るかぎりでは、これまでに発達性読み書き障害だとわかった人たちは、皆、この検査で問題が明らかになっています。

――では、子どもの読み書きに不安を感じたら、まずは学校にこの2つの検査をお願いしてみる、ということですね。そして、検査で障害が明らかになれば、先ほど挙げていただいたように、試験問題にルビを振るといった配慮を求めることができる。

宇野　ＩＣＴを使うという選択肢もあります。書くのが苦手な子であれば、解答をキーボードで入力して、それをプリントアウトして提出するという方法もあります。フリック入力でもいいですね。フリック入力は結構みんなできるので。

――デジタル機器を使って楽になる方法はいくつもありそうですね。

宇野　それはそうなのですが、そのとき、気をつけなくてはならないこともあります。例えば、問題文を読み上げてもらうなど、音声化する配慮には注意が必要です。

――目で読む代わりに耳で聞いてはダメですか？

宇野　音を聞けばわかるからと音声だけで勉強をしていると、文字をまったく見なくなってしまうんです。すると、読む力が育つ可能性があるのに、その能力が育たない可能性が出てきてしまう。もちろん音声化しないと学べないくらいに障害が重い子はいます。けれど例えば、ひらがなを読む力があるのなら、漢字もルビを振ってもらってちょっと頑張って読む。そうすれば、漢字が少なくとも視野には入りますから、漢字を読む力が育っていくチャンスが残せる。配慮も障害の程度によって変えなければなりません。

＊1　視覚認知検査：大脳機能由来の機能を測る検査。視覚的形態を把握する視知覚、形態を記憶する視覚記憶を測る。
＊2　ＷＩＳＣ（ウィスク）：ウェクスラー児童用知能検査（Wechsler Intelligence Scale for Children）。５歳から16歳11カ月までを対象とする児童用の知能検査。「ＷＩＳＣ－Ⅴ」は「第５版」で、最新日本版。「ＷＩＳＣ－Ⅳ」は「第４版」。

——配慮って難しいですね……。以前の取材でも「下手に配慮して必要なトレーニングをしなかったら、伸びるものも伸びない」という指摘を受けて、どきりとしました（インタビュー2）。けれど、息子に配慮が必要なことも確かなので、そのバランスが……。その子にとって「できないこと」だけでなく、「やればできるかもしれないこと」も見極めていかないといけないのですね。

ただ、一般的な問題として「問題文の漢字にルビを振ってください」といったお願いを、学校にしてもいいものなのでしょうか？　気が引けるところもあります。

宇野　しなければ、公立の学校では法律違反となります。障害者差別解消法で合理的配慮が義務づけられていますから。私立に関しても、2021年の5月の国会・参議院本会議において、全会一致で義務化が決まりました（改正障害者差別解消法）。ただし、施行までもう少しだけ時間がかかります（インタビュー後、2024年4月からの施行が決定）。

——今は過渡期なんですね。

宇野　義務化はまだでも、求めれば対処してくれる私立校も多いです。

ただ、先生たちの負担は増します。ルビなら、ワープロソフトをうまく使って負担を軽減できるかもしれませんが、試験時間を延長するとなると別室を用意することになり、試験監督の先生を配置しなければいけません。だからといって、先生の負担を理由に合理的配慮をしないというのは、法律違反を堂々と認めるのと同じで、どうかと思います。

——多様性への対応を進めるためには、先生たちの現場の負担をもっと減らす必要があるかもしれませんね。

頭が悪いのではない

――子どもが発達性読み書き障害だとわかったら、親や先生はどんなところに気をつければいいのでしょうか。

宇野　まずはその子を受け入れるということが大事です。一生懸命努力しているのに、「努力しないやつだ」という扱いを親や先生からずっと受けていると、極端なケースでは反社会的な組織に入ることもあります。つまり、自分を受け入れてくれるところに行くわけです。

「自分は頭が悪い」と思い込んでいる子もいます。それで自信を失っている子も多い。でも、発達性読み書き障害の場合、多くは知能に問題はないんです。ですから私は最初に「ＩＱ（知能指数）(＊)がいいことが検査でわかったよ」と伝えています。これはとても大切なことだと思っています。

――息子も小学2年生のとき「僕は頭が悪いんだ」と落ち込んでいた時期がありました。授業で長い文章を書くことが増えて、字を書くのが苦手なことで悔しい思いをする機会が増えたのだと思います。成績のいい同級生の名前を出して「〇〇君はいいなあ」といっていました。

宇野　そうなんですよね。そうやって落ち込んでしまう子が多いんです。ですから「頭が悪いんじゃない」「知能の問題じゃない」と伝えたうえで、「苦手があるみたいだね。まだ、ひらがなが全部書けていないみたいだけど、自分で気がついていた？」と尋ねます。そのうえで「こういう苦手

＊ ＩＱ（知能検査）：知能検査結果の表示法のひとつ。指数１００が平均値。Intelligence Quotientの略称。

があるから、こんなふうにトレーニングしたら、ひらがなが書けるようになるけどどうする?」と、トレーニングをするかどうか本人の意思を確かめるようにしています。

――「やらない」という子もいるのですか?

宇野　いますよ。失敗の経験が多すぎる子は、トライしてみる元気も出ないんです。やってみては失敗する、やってみたら怒られる。そういうことを繰り返す人生だったとしたら、新しいことにチャレンジする意欲は失われてしまいます。

――そんなふうに子どもを追い詰めないために大事なことは何でしょうか?

宇野　実は障害の重さより、親の姿勢の影響のほうが大きいのです。

うちのセンターに通っていた発達性読み書き障害の男の子で、非常に明るい子がいたんです。なぜかなと思って話していると、家では、お父さんが「勉強なんかする必要ないから」といっていたそうです。後でわかったのですが、お父さんにも同じ障害があったのです。自営業をされていて、事務系の仕事は奥さまが担当しているから大きな問題はないということでした。その子は、高校に入って1年ぐらいしたら、「センターを卒業してもいい?」と尋ねてきました。僕はもう少し読み書きのトレーニングをしたほうがいいのではないかと思ったのですが、本人が「先生、僕、自分でやれる自信がついてきた」というので卒業にしました。お父さんの仕事を継ぐつもりで、仕事にくっついて行っているそうです。「お父さんのことを尊敬している」といっていました。

そんなふうに、まずは家庭でその子を受け入れることができるか。そして読み書きに対する目標をどのように設定するか。子どもの状態を考えながら決めることが大切だと思います。

大学入試では「試験時間の延長」もある

──子どもの進路や職業について、アドバイスがあればお願いします。

宇野　まずは入試における合理的配慮について知っておくことです（入試における合理的配慮については、第5章でも詳述）。大学入学共通テストでも、発達障害の人への合理的配慮として「試験時間を1・3倍に延長すること」などが認められています。延長が認められるのは、発達性読み書き障害で「読むスピードが遅い」と診断されている生徒です。高校入試で、問題文にルビを振るなどの実例があることは、すでにお話しした通りです。

──大学入試で試験時間延長が認められているんですか。

宇野　共通テストで合理的配慮を受けるには、2つの書類を提出して認められなければなりません。ひとつは医師の「診断書」。もうひとつは、高校ですでに合理的配慮を受けているといった実績を報告する「状況報告書」です。一方、高校受験では、全国的に決められた条件はありません。都道府県によって違いがあり、例えば茨城県などでは、医師の診断書を必ずしも必要としません。

──この場合の医師というのは小児科医ですか？

宇野　もともと発達の相談などを受けている小児科医がいればその先生の診断書でいいですし、精神科ということもあるかもしれません。ほかの発達障害と同じように、発達性読み書き障害でも「精神障害者保健福祉手帳」(*)がとれますから（第6章参照）。

──発達性読み書き障害の子の進路に特徴はありますか？

宇野　そうですね。例えば、英国のある芸術系の大学院では、学生の20％以上が発達性読み書き障害だと、その学校で発達性読み書き障害のコーディネーターをしている先生から聞きました。日本から留学している学生もいて、そのうちの1人は日本語の読み書きに問題がないけれど、英語の読み書きだけに問題があるという方です。なぜ芸術系の大学院に発達性読み書き障害の子が多いのかという理由はまだわかりません。もともと芸術系の能力が高いからなのか、読み書きが苦手だからアートの方向に進んだのか。

――どちらが先かわからないわけですね。

実習が多い学校がお薦め

宇野　ほかにも、アート系の大学に進学した学生を数人、知っています。ただ、アートを仕事にするにはかなりの能力が求められますから、進学が職業に結びつくかというと、難しいところです。

アート系よりも仕事に結びつきやすく、学びやすそうな分野として、発達性読み書き障害の子たちにお薦めすることがあるのは技術系、農林漁業系です。実習が多いのがいいですよね。農業系の学校に行き、植物検疫の仕事に就いた方がいます。あと、高校から全寮制の船乗りになるための学校に入った方もいました。漁師や酪農など自然と関わる仕事は基本的に向いていると思います。あと面白いところでは、音を採譜する仕事をしている子が2人もいます。1人は音大出身で、もう1人は国際コンクールで入賞したことがある子です。

――じゃあ読み書きが苦手でも、楽譜は大丈夫なんですね？

宇野　いや、文字を読むのが難しい子には、楽譜をうまく読めない子が多いです。大脳のなかで、楽譜を読むときに使う場所と字を読むときに使う場所は非常に近いのです。ピアノの先生から「楽譜を読むのが苦手な子には、読み書きが苦手な子が多い」と聞いたこともあります。確かに、採譜の仕事に就いた子たちは、トレーニングである程度読み書きできるようになった子たちです。

――苦手でも一定のトレーニングをすることには意味がありそうですね。

宇野　とはいえ、職業選択では、苦手な方向に行かないことが大事です。報告書やリポートをたくさん書く仕事や、論文を読まなくてはいけない仕事は厳しい。手書きで書類をたくさん書かなければならない職業もありますから、そういう職種は薦めません。

――職業選択では、自分の特性と仕事の特性を、事前によく調べておくことが必要になりそうです。

宇野　社会の仕組みとして、システマチックに発達性読み書き障害が発見され、対応されていくようにすべきです。私も今、地方で仕組みづくりに力を入れています。また将来的には欧米にはあって日本にはまだない、発達性読み書き障害の子どものための学校をつくりたいと考えています。まだまだ先は長いですが、誰にとっても学びやすい社会になるように、力を尽くしていきたいと思います。

＊精神障害者保健福祉手帳：障害者手帳の1種で、精神障害があると認定されると、都道府県知事や市長などから交付され、さまざまな支援策の対象となる。発達障害を含め、精神疾患のために長期にわたり生活において制約のある人が対象。

読めるけど書けない、漢字だけ書けないさまざまなパターンがある

学習障害は、知能が正常だとしても、学習に関連する特定の能力に困難がある障害です。限局性学習症と呼んだり、英語の「Specific Learning Disorder」を略して「SLD」、ないし「LD」と呼んだりすることもあります。困難が生じる「特定の能力」には、「読む」「書く」「計算する」「推論する」といったものが考えられますが、実際に問題になるのは、「読む」と「書く」がほとんどで、「発達性読み書き障害」と呼ばれます。

読むのが苦手なことをディスレクシア、書くのが苦手なことをディスグラフィアと呼ぶこともあります。ただ、この2つの言葉は、障害の名前（診断名）を指すこともあれば、症状を指すこともあって曖昧だと、発達性読み書き障害に詳しい宇野彰氏はいいます。

発達性読み書き障害と一口にいっても、さまざまなパターンがあります。「文字を読むのは問題がないけれど、書くのは苦手」「ひらがなは書けるけれど、漢字は苦手」など。

「読み書きが苦手」の9パターン（再掲）

	正確性		流暢性
	読み（音読）	書き（書字）	読み（音読）
ひらがな	1	4	7
カタカナ	2	5	8
漢字	3	6	△
文章	△	△	9

宇野氏への取材を基に作成

例えば「ひらがな、カタカナ、漢字」のすべてについて、「読み書き」が苦手な子は、表の1~9のすべてが苦手です。「漢字」だけが「書けない」という子は、「6」が苦手です。

「書けるけど、読めない」というケースはほとんどありませんが、「読めるけど、書けない」ことは多くあります。また、「読めない」といっても、まったく読めない子ばかりではなく、「漢字が書けない」子も、漢字の画数や形の違いによって、書けたり、書けなかったりするなど、障害の程度にも差があります。一人ひとりの子が、何はできて、何を苦手とするかを確認することは、その後の対応を考えるうえで、大事なことです。

イタリア語なら障害にならない？ 英語と漢字は難しい

発達性読み書き障害の人は、どのくらいいるのでしょうか？

発達性読み書き障害では、「読めるけど、書けない」人は多くいるものの、「書けるけど、読めない」人はほとんどいません。

そこで、「読むこと」に困難のある人だけに着目すると、日本では7～8％の人が発達性読み書き障害に該当すると、宇野氏はいいます。想像するよりずっと多いと感じます。13～14人に1人といった割合。40人のクラスなら3人くらいいる計算です。

ひらがなとカタカナ、漢字に分けて、数字を詳しく見てみましょう。「正しく読めない」という意味で障害がある人の割合は、宇野氏によると、ひらがなで0・2％、カタカナで1・4％、漢字で6・9％です。

これに、「正しく読めるけれど、読むスピードが遅い」という人も加えると、ひらがな・カタカナで2~3%、漢字で7~8%になると、宇野氏は推測します。

文字と音の対応が規則的か

発達性読み書き障害の人の割合は、英語圏では日本より高く、10%以上いるといいます。一方で、イタリア語では2~3%と低く、言語によってばらつきがあります。なぜでしょうか。

さまざまな理由が考えられていますが、ひとつには、文字と音の対応が規則的かどうかという違いがあります。イタリア語の「1」はunoで「ウーノ」と読みます。日本式のローマ字と同じですね。ほかの単語や文章も、読み方の規則を覚えてしまえば、簡単に読めます。

一方、英語の「1」はoneですが、「ワン」と読みます。「オネ」ではありません。もちろん、英語でもo(オー)というアルファベットを、日本語の「オ」に近い音で読むことはあって、読み方は不規則で、複雑です。そのため、読み書きのハードルが高くなってしまいます。米国や英国に生まれたから、発達性読み書き障害だけど、もしもイタリアに生まれていたら問題なかった、という可能性も十分にあるのです。

日本語でも、ひらがなやカタカナは読み方が規則的なので、読み書きに障害を感じる人は少なく、漢字は不規則なので、障害を感じることが多くなる。そんな関係性があるようです。

小学1年生の夏休みが大事 ひらがなをチェックしよう

文字を読めなかったり、書けなかったりすることは、子どもの生活に大きな影を落とします。周りからバカにされたり、いじめにつながったりすることもあるからです。

宇野氏は、発達性読み書き障害だとわかった子に、まず「ＩＱ（知能指数）がいいことが検査でわかったよ」と伝えるそうです。

発達性読み書き障害は知的障害とは違います。発達障害と知的障害の違いを、児童精神科医の宮口幸治氏は、こう説明しています（インタビュー２）。

”

発達障害というのは発達に凸凹《でこぼこ》があるイメージですよね。いろいろな能力のなかに、ほかの能力と比べて、著しく高いものや低いものがある。それに対して知的障害は全体的に低いというイメージです。発達がゆっくりしていると考えるといいかもしれません。どこかの能力が欠けているのではなく、全体的にゆっくり成長する。

発達性読み書き障害とは「知能が正常だとしても、読み書きの能力に困難があること」です。この「知能が正常だとしても」という部分が、子どもの心を支えることもあります。

障害に気づけば、授業についていける

発達性読み書き障害だとわかると、小学校では「通級による指導」でサポートを受けるのが一般的です。文字の読み書きについては、特別なクラスでトレーニングを受けながら、大半の授業は、普通級で受けるということです。実際、サポートさえ受ければ、通常の授業にちゃんとついていける子も多くいます。発達性読み書き障害であることに早く気づき、サポートを受けることが大事になります。

小学生になって、お子さんの読み書きに不安を感じたら、まずは、ご家庭でチェックしましょう。小学1年生の夏休みがとても大事で、最初のチェックポイントになります。宇野氏が勧めるチェックのスケジュールと方法をまとめます。

●1年生の夏休みの前：基本のひらがなの書き取りをチェック

●1年生の夏休み：ひらがなの練習
【読みの練習】ひらがなを1文字ずつ見せて、子どもに発音させる。例えば、「あ」という字を見て「あ」と発音できるかをチェック。できない文字を練習する。

【書きの練習】ひらがなで示せる音を1つずつ発音し、子どもに書かせる。例えば、「あ」という音を聞いて、「あ」と書けるかをチェック。できない文字を練習する。
※50音順に出題しないで、ランダムに出題する。
※清音だけでなく、濁音（「ば」など、濁音符がつく音）、半濁音（「ぱ」など、半濁音符がつく音）も練習する。
※拗音《ようおん》（「ちゃ」「ちゅ」「ちょ」など、小さい「や」「ゆ」「よ」がつく音）や、促音《そくおん》（「あっ」など、小さい「つ」がつく音）も、夏休み中に習得することを目標とする。
●1年生の秋：できずに残ったひらがなの練習
●2年生の夏休みの前：カタカナのチェック
●2年生の夏休み：カタカナの練習

1年生の冬までに、ひらがなの読み書きが完璧になっているかが、ひとつの目安ですが、その先で、カタカナにつまずいたり、漢字でつまずいたりする子もいます。チェックするなかで不安を感じたら、担任の先生や、特別支援教育の先生などに相談してみるといいでしょう。

子どもたちはサインを出している

読み書きに困っている子どもたちはサインを出しています。親が最初に感じるサインには、さまざまなものがあります。文字に興味を示さない、音読がたどたどしい、書き取りの宿題をやりたがらない、作文にひらがなが多い、文字に関して注意をすると癇癪を起こす……など。

また、現場の先生が気づく方法として、東京大学先端科学技術研究センター(東大先端研)・シニアリサーチフェローの中邑賢龍氏は、次のような提案をします(インタビュー7)。

簡単なのは、漢字の書き取りの宿題に「何分かかったか」を書く欄をつくっておくことです。かかった時間を書いてもらうだけです。するとだいたいの平均がわかります。そのなかに、みんながだいたい10分で終わっている宿題に、30分や1時間かかっている子がいるはずです。

宿題にかかる時間は、親も注意して見ておきたいところです。発達性読み書き障害の可能性を考えるサインになるのはもちろん、何より子どもの苦手を見つけるきっかけになります。

苦手な理由は一人ひとり違う 検査でわかれば楽になる

発達性読み書き障害の子どもたちは、なぜ、読み書きが苦手なのでしょうか？

宇野氏によれば、原因はいくつか考えられ、ひとつに特定はできないし、複数の原因が重なっていることもあるそうです。主な原因として、次の4つが挙げられるといいます。

1　視覚的に文字の形態を捉える力が弱い

例えば、「ぬ」という字を習ったとき、お手本の「ぬ」を見て書き写せないなら、文字の形を捉えるのが苦手なのかもしれません。これは「視知覚」の問題です。

2　視覚的に捉えた文字の形態を長期間、記憶する力が弱い

例えば、お手本の「ぬ」を書き写すのには苦労しないのに、後で書こうとすると、「あれ、どう書くのだっけ？」と、なかなか思い出せないのなら、記憶する力が弱いのかもしれません。

これは「視覚記憶」の問題です。視知覚と視覚記憶を合わせて「視覚認知」と呼びます。

3　言語音のテンプレートがしっかりしていない

例えば、「ちゃ」と「ちょ」など、似ている「音」を聞き分けられていないので、文字として書き分けられないケースがあります。日本人の多くが、英語のLとRを聞き分けられず、書き分けでも苦労するのと似ています。

4　記号を音声に変換するスピードが遅い

例えば、電話番号の「０８０」という数字を見たとき、私たちは、頭のなかで「ぜろはちぜろ」という音に変換しています。この変換のスピードが遅いことも、発達性読み書き障害に影響するといわれています。

発達性読み書き障害の息子を見てきて、思い当たることがいろいろとあります。例えば、目の前に漢字のお手本があっても、その通りに書き写すことができませんでした。視覚的に形を捉えるのが苦手なのでしょう。次ページに示したように、色という字のなかにある縦棒を2本にしたり、横棒にしたりしていました。同じ向きに線が並ぶ文字も苦手で、「拝」や「棒」といった漢字は、なかなか書けるようになりませんでした。また、4年生になったばかりの作文では、「なった」を「なた」としたり、「準備」を「じょんび」としたりする間違いが多くあり、促音、拗音が苦手ということがわかります。言語音のテンプレートの弱さが見てとれます。

読み書きが苦手な子どもの字

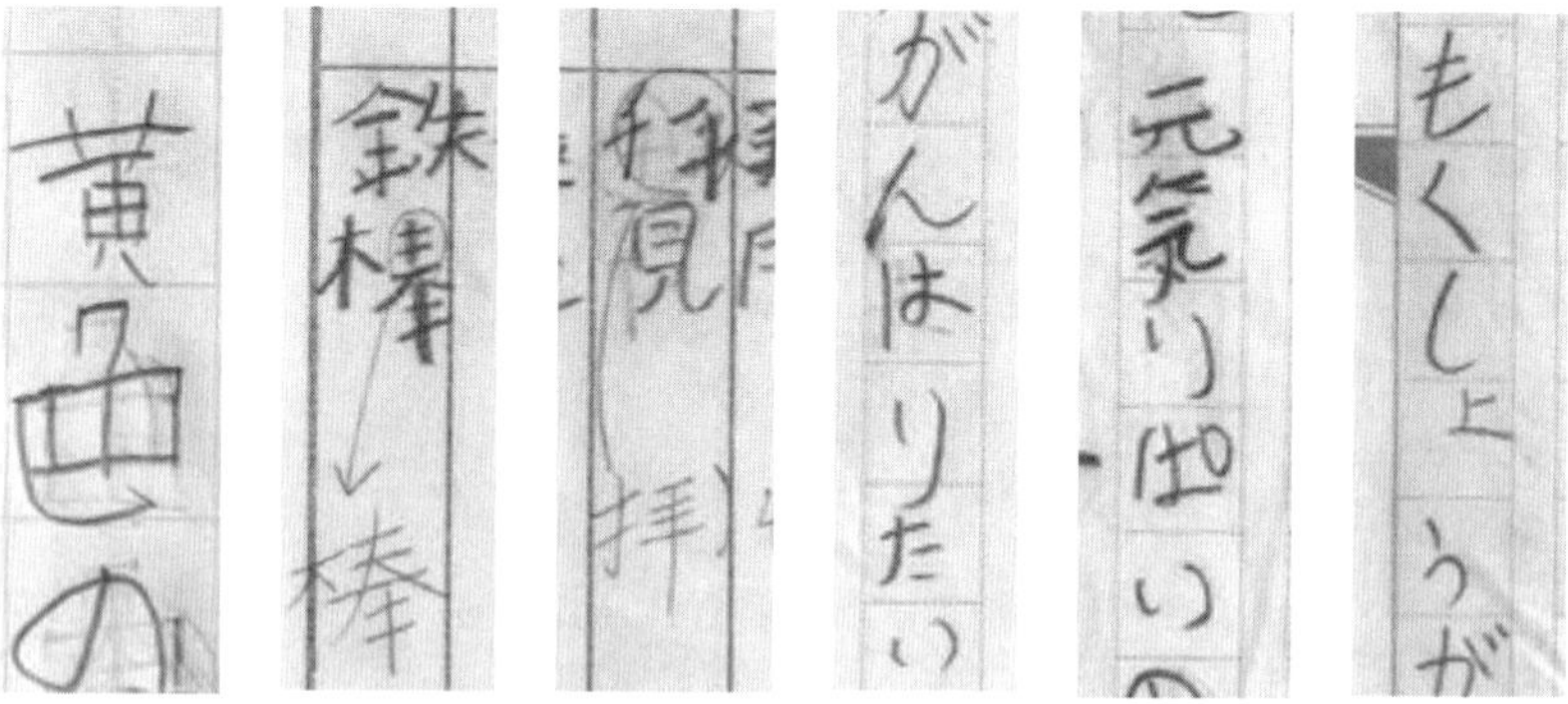

左から、縦棒が2本ある「色」（小学2年生）。「棒」「拝」など、同じ向きに線が並ぶ文字（小学6年生）や、「がんばる」の「ば」、「いっぱい」の「っ」、「もくひょう」の「ひょ」など、濁音、促音、拗音を苦手とする様子（小学4年生）

発達性読み書き障害の診断を受けるときには、さまざまな検査をします。

宇野氏によれば、確定診断を受けるには、インタビューでご紹介した「STRAW-R」のほか、知能検査、視覚認知検査、音韻検査、自動化能力の検査や語彙力の検査などが必要です。ただ、検査を受けることができる機関は、現状限られています。

ちなみに、息子が小学生のときに受けた検査は、目の検査、視覚認知検査、知能検査の3つです。

担任の先生から、発達性読み書き障害の可能性があるのではないかと指摘を受け、眼科を紹介されました。そこでまず目の検査を受け、「弱視や遠視といった、視力の問題のせいで、文字の読み書きができないわけではない」ことを確認しました。その後、視覚認知検査を受け、視力とは異なる視覚認知の能力にいくつか問題があることがわかりました。さらに知能検査（WISC－Ⅳ）を受けることで、「知能に問題があって読み書きができないわけではない」ことも明らかになりました。

この段階で、「どうやら発達性読み書き障害のようだ」という認識を学校と共有でき、「通級による指導」（第5章参照）をはじめ、さまざまなサポートを受けられるようになりました。「STRAW－R」を受けたのは、中学生になってからです。この検査では、文字が正確に読めているかだけでなく、流暢に読めているかもわかります。結果次第で、高校受験や大学受験で、試験時間の延長といった合理的配慮を受けることが可能になります。

子どもが発達性読み書き障害ではないかと思ったら、まずは、学校の先生や地域の児童発達支援センターに相談し、目の検査と視覚認知検査、「WISC」「STRAW－R」だけでも受けられるといいと思います。これらの検査からは、「何が苦手か」が、具体的にわかります。

これは発達性読み書き障害とは別の問題なのですが、息子の場合、「視線を上下に動かすことが苦手」だと、わかりました。そこで、教室で座る席をいつも端にしてもらっていました。真ん中の席に座ると、黒板に書かれた文字を読むとき視線を上下に動かさなければならないからです。「通級による指導」では、先生が動かすペン先を追うなど、視線を動かすトレーニングを受けました。

タブレット端末やスマホを活用して「文章をつくる」練習をしよう

タブレット端末やパソコン、スマホなどＩＣＴ機器の使用は、発達性読み書き障害の子どものストレスを大きく減らすことになります。

日本の学校でも、タブレットは「1人1台」が当たり前になりつつあります。息子が小学生のときには、タブレットを使ってノートをとるのを認めてもらうのに、校長先生、副校長先生との面談が必要でした。そのハードルは、ずいぶんと低くなっているはずです。

発達性読み書き障害の子が、ＩＣＴ機器を文房具として使うメリットは、授業の本来の目的に、頭のリソースをさけるようになることです。

読み書きが苦手な子の多くは、授業中、先生が黒板に書いた文字を書き写すことに全神経を集中させています。ですから、授業の内容を頭に入れる余裕がありません。同じ文章を「消しては書く」ことを繰り返している子もいます。

板書の内容をキーボード入力したり、フリック入力したり、あるいは写真に撮ったりすることで、やっと授業そのものを聞くことができる子が多くいます。

文字を書くことと、文章をつくることは違う

東大先端研の中邑氏は、「読み書きが苦手な子を小学校の低学年のうちに見つけなくてはならないのは、アウトプットをする練習を積むため」だといいます。その練習は「スマホを渡して、親御さんとテキストメッセージのやりとりをするだけでもいい」そうです（インタビュー7）。

頭のなかにあるモヤモヤしたものを、テキストとしてアウトプットすることは、話すこととは違うスキルなので、別の練習が必要なんです。…（中略）…小学生のころから、文章をアウトプットする経験を積んでおかないと、文章化のスキルは伸びません。注意しなければいけないのは、鉛筆で書けないために、文章を書くことそのものが面倒になって、文章を組み立てるトレーニングが不十分になってしまうことです。

私自身、「書けないこと」と「文章をつくれないこと」を混同していました。息子の作文はいつも短かったので、文章をつくる能力はないものだと思い込んでいました。けれど、パソコ

ンを使って初めて書いた夏休みの日記には、当たり前のように長い文章が並んでいて、頭にあったものをアウトプットできなかっただけだったのだと、初めて気がつきました。

中邑氏を取材した際に、家庭での普段の会話や、本の読み聞かせの重要性についても話が出ました。「文章をつくれる」ようになるには、インプットも大切です。

文字を読むのが苦手な子は、どうしても本から離れがちです。発達性読み書き障害の子どもには、小学校で文字を習ってからも、1日10分でも、2、3日に1回でもいいので、読み聞かせができるといいと思います。小学生の間は読み聞かせを続けるくらいの気持ちでいていいのではないでしょうか。

ICT機器の普及で、障害が障害でなくなるかも

電子書籍などの読み上げ機能も向上しています。

私自身、デジタル版の新聞は、スマホの読み上げ機能を使って聞いています。忙しい朝の時間、座っていなくても情報を得ることができて便利です。息子と一緒に「新聞を聞く」ことで、ニュースに触れる習慣ができるといいな、という思いもあります。こうした新しい技術は、いろいろと試してみるのがよさそうです。

大人になると、学習障害が問題になる場面は減るという話も聞きます。確かに私も仕事のう

えでは、文字を手書きしたり、暗算や筆算をしたりする機会はほとんどありません。ＩＣＴ機器を使うのが、当たり前になっています。

学校の風景も、どんどん変わっています。先日、高等専門学校の3年生の授業を見せてもらったのですが、ほとんどの生徒がタブレットをノート代わりに使っていました。小学校や中学校も、そうなっていくのかもしれません。

これまでＩＣＴ機器は、発達性読み書き障害の子どもたちが使う文房具でした。そして今は、読み書き障害の子に限らず、すべての子どもたちが使う「普通の文房具」になりつつあります。もちろん手書きには手書きのよさがあります。手書きの学習で得られるメリットもあります。しかし、そのメリットが享受できない子がいるなら、もっと自由にその子に合った学習方法、その子に合った文房具を選べるようになるといいなと思います。そしてそのような時代は、もう、すぐそこまで来ているようです。

発達障害は脳の個性であり、その個性が「障害」になるかどうかは、社会との関係のなかで決まります。ですから、社会が変われば、それまでは障害だった個性が、障害でなくなることもあります。学習障害とＩＣＴ機器の関係は、その最たる例かもしれません。

コラム

フォントで読みやすさが変わる

読み書きが苦手な子を育てていて、ふと気づいたのは、フォントによって文字の形が違い、読みやすさが変わるということです。

例えば、ひらがなの「ふ」。明朝体の「ふ」は、まるで一筆書きのようですが、ゴシック体の「ふ」は4画にしっかり分かれています。アルファベットの「ɑ」と「a」も形が違います。また、画数が多い漢字になると、フォントによっては細部が判別しにくくなります。

現在、教育現場などで広がっているのが、「ユニバーサルデザインフォント（UDフォント）」です。障害の有無にかかわらず、誰にとっても読みやすいようにデザインされたフォントです。

ただし、「UDフォントにこだわりすぎないほうがいい」と、宇野彰氏はいいます。宇野氏らが、UDフォントとそうでないフォントで、子どもたちの読むスピードや正確性を調査したところ、有意な差は出ませんでした*（調査対象の半数が発達性読み書き障害）。

一方で、宇野氏らの調査では、障害の有無にかかわらず、主観的には、UDフォントを「読みやすい」と感じるという結果が得られました。読むスピードや正確性は上がらないとしても、読むストレスを減らすために「好みのフォントに変える」のはひとつの選択肢かもしれません。今ならパソコンの操作で簡単に変えられます。

本書はUDフォントを使っています。

＊ 後藤多可志、宇野彰 他「ユニバーサルデザインデジタル教科書体が発達性読み書き障害児群の音読の正確性、流暢性および読解力に与える影響」（2023）『音声言語医学』64巻2号

お薦め書籍

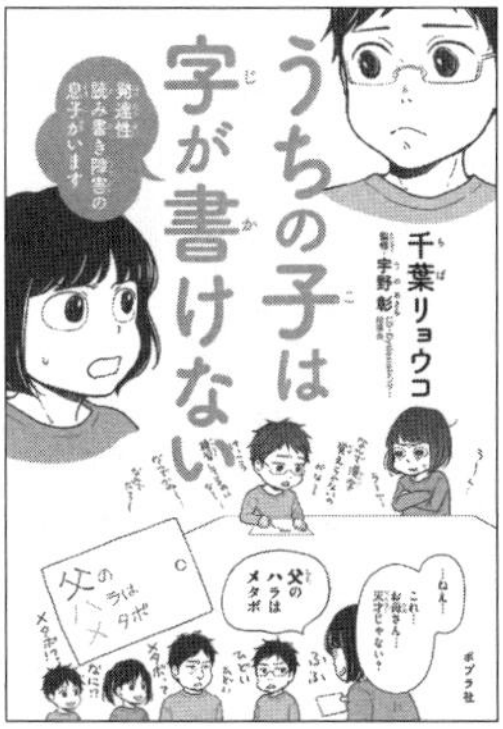

『うちの子は字が書けない 発達性読み書き障害の息子がいます』

千葉リョウコ／監修：宇野彰

ポプラ社

漫画家の著者が、息子さんが「字がなかなか書けない」ことに気がついてからの日々を綴ったコミックエッセイ。漫画にも登場する監修の宇野彰氏との対談も収録。「発達性読み書き障害って、何？」と思ったときに、最初に手にとりたい本です。「なんで自分は字が書けないのだろう」と悩んでいる子どものために、ぜひ学校の図書室に入れてもらいたいと思います。続編も出ています。

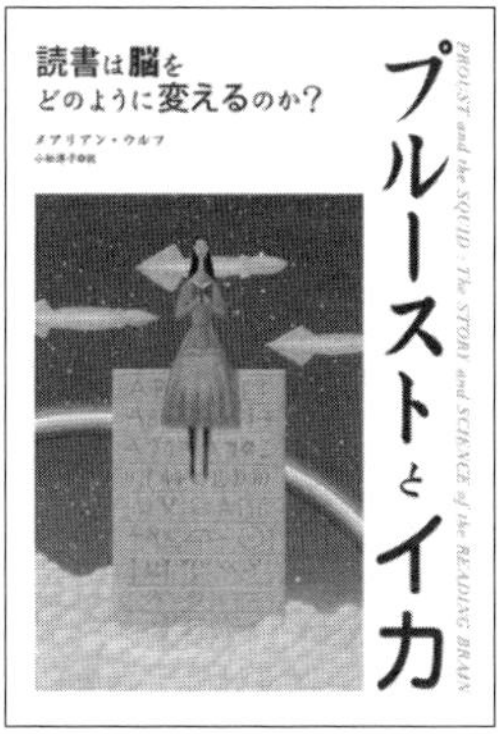

『プルーストとイカ 読書は脳をどのように変えるのか？』

メアリアン・ウルフ／訳：小松淳子

インターシフト

言語認知発達の専門家である慶應義塾大学の今井むつみ教授が薦めてくださった本書は、そもそも「読む」とはどういうことか、それが脳にどう作用するのかを教えてくれます。学習障害の息子の脳に何が起こっているのかを知りたい一心で、一気に読みました。著者も、学習障害の息子を持つ親で、神経科学者。ディスレクシアの研究で、国際的な賞を多く受賞しています。

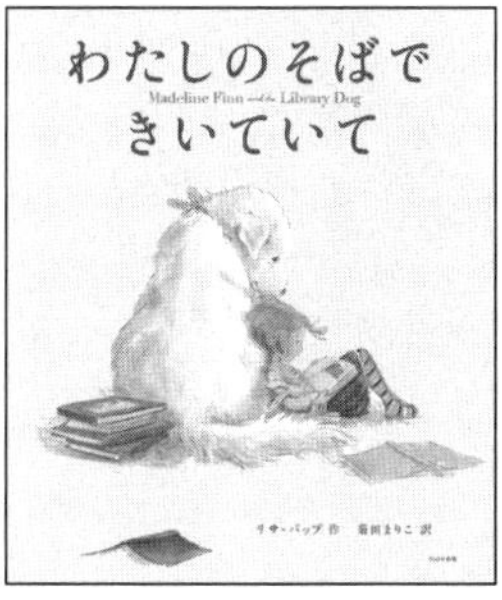

『わたしのそばできいていて』

リサ・パップ／訳：菊田まりこ

WAVE出版

字を読むのが苦手なマディが、何より嫌なのは、国語の時間。みんなの前で音読をしなければならないからです。そんなマディが、図書館で、大きな白い犬と出会います。本を音読する子どもたちが、どんなに読み間違えても、優しく寄り添い、聞き役になってくれるライブラリー・ドッグ（読書介助犬）のお話です。米国で始まった活動ですが、自分が通う図書館にもライブラリー・ドッグがいてくれたらと思ってしまいます。

第8章

発達障害と多様性

インタビュー

11

発達障害を生きるのは、エヴァンゲリオンの操縦と似ている

「発達障害とは脳の個性である」。精神科医の岩波明氏に教わって、序章にこう書きました。さらに一歩進んで、発達障害とは「脳の少数派」であり、そもそも私たちは、一人ひとりの脳が異なる個性を持つ「脳の多様性＝ニューロダイバーシティー」を生きているという考え方が、広がりつつあります。

こんな刺激的な考え方を教えてくれたのは、京都府立大学文学部准教授の横道誠氏です。専門はドイツ文学やヨーロッパ思想などの研究ですが、40歳のときにASD（自閉スペクトラム症）[*1]、ADHD（注意欠如多動症）[*2]の診断を受けた後、発達障害者などの「当事者研究」をスタート。「自助グループ」の運営にも力を入れ、発達障害に関する著作を多く発表されています。

本書のベースとなったウェブ連載では、医師や研究者などの専門家に取材する「外側の視点」と、発達障害の診断を受けた当事者に取材する「内側の視点」という2つの視点を設定していましたが、横道氏は、両方の視点を持ちます。

［専門家・当事者］

横《よこ》道《みち》 誠《まこと》 氏

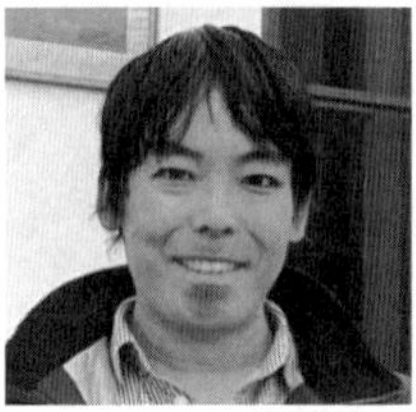

京都府立大学文学部准教授。1979年生まれ。大阪市出身。京都大学大学院人間・環境学研究科研究指導認定退学。文学博士（京都大学）。ドイツ文学、ヨーロッパ思想、比較文化を研究。40歳でASD、ADHDと診断される。その後「当事者研究」をスタートし、「発達仲間」や「宗教2世」の自助グループを主宰。著書に『みんな水の中　「発達障害」自助グループの文学研究者はどんな世界に棲んでいるか』（医学書院）など。

発達障害の特性とともに生きるのは「エヴァンゲリオンの操縦」と似ているという、発達障害者としての横道氏の指摘には、やはり当事者である沖田×華《ばっか》氏（インタビュー4）と重なるところがあります。そんな生きづらさを解消するために、同じ課題に苦しむ当事者同士が集まり、語り合うのが「自助グループ」です。課題は、発達障害だけではありません。LGBTQ+（性的少数者）に宗教2世、アルコール依存など、人それぞれに、さまざまな課題を持つ私たちが、幸せに生きていくためのヒントにあふれるインタビューでした。

（2022年8月取材）

——横道先生は、発達障害の当事者であると同時に、研究者でもあり、その両方の視点から、お話をうかがいたいと考えています。まず、発達障害者としての横道先生に、ご自身の内面についてうかがいます。ご著書のなかで印象的だったのが、記憶の時間軸がバラバラで、自分の歴史が点で記憶されているという記述です。つまり、記憶が「線」ではなく「点」である。それは、どのような感じなのでしょう？

＊1 ＡＳＤ（自閉スペクトラム症）：対人関係・コミュニケーションの困難とこだわりの強さが見られる障害。Autism Spectrum Disorderの略称。

＊2 ＡＤＨＤ（注意欠如多動症）：注意・集中力の欠如と多動・衝動性が見られる障害。Attention-Deficit/Hyperactivity Disorderの略称。

横道　そうですね、今の自分がどうやってこうなっているのかが、あまりよくわからないという感覚ですね。いつも「水の中」にいるって感じるのには、そういう理由もあるのでしょう。

――『みんな水の中』（医学書院）。横道先生が発達障害と診断されてから著した本のタイトルですね。

横道　自分の意識が、あっちに行ったりこっちに行ったりするからというのもありますし、空間感覚も普通とは違うと思うので……。そうですね。ASDらしい感覚として典型的なのは、例えば、台所で料理をつくっているときに突然、宇宙のことを考え始めたりするわけです。「ビッグバンってホントにあったのかな?」という考えが浮かんできて、そこから思考があっちへ行ったり、こっちへ行ったりするわけですよ。

――えっ、それで料理ができますか?

横道　もちろん難しいですね。いろいろと困ったことが起きます。

――そうですよね。

「地獄行きのタイムマシン」とは?

横道　発達障害の私たちは、定型発達[*1]の人ほど現実と思考が、しっかりと結びついていないんだと思います。だからすぐに思考がどこかに行っちゃう。現実が常に夢に侵されているような感覚があるんですよね。

――「常に」ですか?

横道　ええ、常にです。いつも何もかもが「水の中」です。もともとASDの人には、「解離」しやすい傾向があるとされています。

──「解離」というのは一般に、本来はひとつにまとまっているはずの意識や記憶、知覚などがバラバラになることを指します。一時的に記憶を失って、気づいたら全然、知らない場所にいた、など。「多重人格」も解離のひとつでしたね。

横道　多重人格までいかなくても、今いるところが現実なのかどうかわからない、ふわふわした感覚というのはすごくありますね。

解離しやすいというのは、要するに「夢と現実がちゃんぽんになりやすい」ということなんだと思います。ASDの人は、ずっと昔に体験したことを突然思い出して、あたかもついさっき起きたことのように感じることがよくあるんです。杉山登志郎さんという医学者が「タイムスリップ現象」と名づけています。私の場合、幼少期に宗教2世としてのトラウマ的な体験があるので、それがよくフラッシュバックします。

──ご著書では、「地獄行きのタイムマシン」と呼んでいました。

横道　それは幼少期の記憶がトラウマ的だから「地獄行き」となるのであって、皆がそうというわけではありません。ASDに特有のタイムスリップ現象というのは、もっとどうでもいいことをぱかぱか思い出すことのほうが多いみたいです。ASDの人の話すことがすっ飛んでいるように感じられるとしたら、そのせいかもしれません。

──そういえば、ASDの診断も受けている漫画家の沖田×華さん[*2]は、頭のなかで「たくさんの

＊1　定型発達：発達障害ではない多数派の人々の発達を指す言葉。
＊2　沖田氏が診断を受けた「アスペルガー症候群」は現在、ASDに含まれた概念となっている。

DVDを同時に再生しているような感じ」がするとおっしゃっていました（インタビュー4）。

横道　私もいつも脳内BGMや脳内上映会が発生するなかで思考を動かしていますね。おそらくASDよりはADHDの特性だとは思うのですが。

思い通りにならないのは、頭のなかの思考だけじゃないんですよ。体もそうです。例えるなら、常に「エヴァ」を操縦している感じです。

——庵野秀明監督のアニメ「新世紀エヴァンゲリオン」ですか。

発達障害と「エヴァ」の操縦は似ている

横道　そうです。「新世紀エヴァンゲリオン」にはすごく共感しましたね。例えば、エヴァンゲリオン（エヴァ）の操縦席って、エントリープラグといって、羊水みたいな液体で満たされているんです。

——まさに「水の中」ですね。

横道　あれって私たちの、ふわふわした運動感覚とすごく似ていると思うんです。羊水に浮遊するという感覚。それにエヴァって、勝手に暴走するじゃないですか。そこもすごく共感するポイントです。「なぜ今、スイッチが入ったんだろう?」みたいなところが。主人公のシンジ君が最初に操縦したときは、エヴァの動きが本当におぼつかなくて、それを「シンクロ率」で表現するのも、すごく納得感がある。心と体がシンクロしないんです。「シンクロ率0％です!」みたいな感じは、私にもあります。そんなときは心のなかで、エヴァにならってアナウンスします。「ダメです。初号機、沈黙。動きません!」って。

——そういえば、先ほどの沖田さんも、頭と体がうまくつながらない感覚を、『マジンガーZ』みたいなコックピットがあって、そこに小さな私がいて、なんとか体を操縦しようと焦りまくっているイメージ」と表現されていました。

横道　思考も体も思い通りに動かない私たちは、普通の人に「擬態」して生きているんですよ。

——擬態?

横道　「擬態」というのは、もともと発達障害研究の専門用語にもある「カモフラージュ」からきていると思うのですが、発達界隈（発達障害の人たちのコミュニティーやその周辺）の流行語にもなっていて、みんながよく使う言葉です。定型発達の人たちのやっていることを見よう見まねで再現するといったニュアンスです。理由はよくわからないけれど、こうするものらしいから「こうやっておこう」的な振る舞いを、僕らはいつもしているわけです。

一般的に、親や友だちのしていることを見よう見まねで学ぶことは誰にでもあると思います。でも発達障害があると、そうしなければならない場面が大人になってからもすごく多い。自然にしていると、何かトラブルが起きてしまうから。

——自然に振る舞うと怒られてしまうということですね。

横道　そうです。自分の自然を犠牲にしながら生きているわけです。

日本語がすでに「第１外国語」

——「怒られない誰か」を真似して生活している。それを擬態と呼んでいる。

横道　そうそう。それでも結局失敗して怒られる、ということを繰り返しています。これだけ努力してもできないなんて、もう泣きたい気持ちですよ。発達障害の人がイライラしやすいと感じるとしたら、そのせいもあると思います。

――定型発達の人たちよりずっと、頑張っているんですもんね。

横道　そうですね。多数派の皆さんに合わせるために頑張っているんです。話し方が独特なのも、そのせいがあると思います。僕自身、日本語がすでに「第1外国語」だと感じます。母語なのに、どうしてもぎこちなくなってしまう。もっと自然な感じでしゃべりたいと思うのですが、人を怒らせないようにしゃべろうと頑張ると、どこか不自然になってしまうわけです。

――いつも人が怒らないように気をつけて、話をしているのですか？

横道　自然にしゃべっては、人を怒らせてきた経験がたくさんありますから。手探りしながらしゃべっている感じです。

――手探りしながらしゃべるというのは、確かにちょっと外国語っぽいですね。

横道　そういうことです。だからね、ちょっとでも誰かと会話をするとすごく疲れちゃうんですよ。定型発達の人にとっては当たり前のグラデーションのようなものが、私たちにはわからないんです。非言語的なコミュニケーションっていうんですかね。

――その場の雰囲気とか、空気とか。

横道　空気というのは、言葉と言葉の間にあるものじゃないですか。さっきまでこうしゃべっていたから、次はこうしゃべるのが普通だろう、とかね。そういうことがよくわからないんですよ。だから頑張って擬態するわけですが、どれだけ頑張っても、皆と同じにできるようになるわけではないですし、相変わらず怒られることも多い。たまにうまくいっても、ほめられないですしね。

――確かに、普通のやりとりができたからといって、ほめられはしないですね。

横道　擬態しないで済むなら、そのほうがいいと思うんです。発達障害のお子さんには、保護者から「擬態しないでいいんだよ」ということを、伝えてあげられたらいいなと思います。自然に振る舞えば、もちろん、多数派の人たちにとって不快な行動をとってしまって、トラブルも起きます。そこをサポーターの助けを得て対話をするといった方法で乗り切って、誰もが自然に生きていける社会になっていくといいですよね。

定型発達というのは、要するに多数派であるということで、発達障害者とは、脳の少数派です。今の社会はあくまでも、多数派の人たちが「これがやりやすい」と設計したものです。でも、それが当てはまらない少数派の人たちがいる。例えば、目が見える人にとっては歩きやすいけれど、目が見えない人は、これだと歩けないとか。そういう少数派の人たちのために、バリアフリー化はどんどん進んできたわけです。ただ今のところ、脳の少数派である発達障害者のことは、社会においてあまり考慮されていない。

――脳のバリアフリー。目で見るだけではわからないから、見すごされてしまうんですよね。

横道　はい。だから生きるのが、すごく難しいです。

発達障害は「天才」なのか？

――発達障害の人は「天才肌」と思われることがあります。それに対しては、どう感じていますか？

横道　私たちは、得意なことと苦手なことの落差が大きいんです。すると、得意なところに全力を注ごうとする人もいます。いわゆる「全振り」というやつです。私もそうでした。中学校のとき、得意科目は学年トップレベルだったんですけど、不得意科目となると0点に近かったりする。そうなると苦手な科目はもう完全に捨てて、得意な科目に「全振りしよう」となる。そういう事情もあって、得意分野が伸びやすいという側面もあるでしょうね。

私たちは「発達凸凹（でこぼこ）」という言い方をします。能力がすごく凸凹しているということですね。凸（でこ）の部分が、平均以上なら、まだ救われると思います。けれど、そこの部分が、つまり長所の部分が、偏差値50を超えない人というのも大勢いるわけです。自分の一番得意なところをもってしても、平均には届かない人が現実問題として、かなりの人数としているんですね。「発達障害天才論」がまずいのは、そうであるにもかかわらず「自分は天才かもしれない」という可能性にすがりつこうとする人を生んでしまうことです。発達障害者支援センターで「発達障害といわれてショックだったけど、自分にはどこかすごいところがあるんですよね？」と聞いてくる人がいるそうです。そういう人に対して、「いや、そういう人はそんなにたくさんいるわけじゃない」と伝えるのが苦しいという話も聞きます。それに、どんなに発達に凸凹があっても、天才と呼ばれるくらいの人なら、そもそも発達障害と診断されていないことが多いと思うんです。

――そうですね。日常生活に困難がなければ、発達障害とは診断されませんから。

横道　例えばプロ野球選手でも、野球がプロスポーツとして人気がある時代の日本や米国に生まれたからよかったけど、そうじゃなかったら相当まずいことになっていた、という人はいると思うんです。

――もし野球というスポーツがなかったら、あるいはスポーツとして存在しても人気がなかったら、「なぜかいつも棒を振り回している人」ということにもなりかねない。

横道　そうですよ。20世紀の日本に生まれたからよかった、という人はプロ野球の世界に限らず、結構いるはずだと思うんです。つまり障害者になるかどうかは環境次第で、発達障害の特性を持っている「健常者」はもっと多くいるはずなんです。

大人になるとＡＤＨＤは弱まる

――横道先生はＡＤＨＤとＡＳＤ、両方の診断を受けています。この2つの併発は多いといわれますが、ご自身のなかでどちらかが優勢であるとか、人生のなかで優勢度が変わったといったことはありますか？

横道　ＡＳＤの人の割合は人口の1％に満たないともいわれていて、その比率は子どもと大人で変わったりしません。一方、ＡＤＨＤの人の割合は大人になると顕著に減ることがわかっているんです。

――岩波明先生もそうおっしゃっていました（インタビュー1）。その理由は、「大人になれば多動の症状を抑制したり、不注意症状の対策をとれたりするようになるから」ということでした。

横道　ええ。子どものころって何かと動きたくなって、じっとしていられないじゃないですか。そういった意味で、多くの子どもはＡＤＨＤっぽいんですよね。ＡＤＨＤに起因する失敗はいまだにたくさんありますけど、若いころのほうが悩まされました。子どものころは椅子に座っていられない子の典型でしたし、思春期も、家のなかでじっとしていられなくて、四六時中、街を放浪してしまうとか。そうしていないと気が済まないんです。動いていなかったら、イライラするんですね。
今でも、学会などで座りっぱなしだとつらくて、話は聞いてはいても、ずっとパソコンやスマホをいじっています。それでも座ってはいられるわけで、ADHDの傾向はすごく弱まっていると思います。その分、ASDの傾向が相対的に目立つようになっているかもしれません。昔はADHDっぽかったけれど、今はASDっぽい人になっているのかなという気がします。

発達障害の診断は「伏線回収」

——人生を通じて、横道先生の生きやすさはどう変化していますか?

横道　全体としては、だんだん楽になってきています。診断を受けたのは3年ほど前、40歳のときなのですが、そこから圧倒的に変わりました。すごく生きやすくなりました。

——それまでの生きづらさの理由がわかったからですか?

横道　そうです。診断って、発達界隈では「伏線回収」といわれているんですよ。私も、自分の人生のいろいろなことの意味が、ようやくわかったと思って。「ああ、だからだったのか」と。

——当時理解できなかった過去のさまざまな出来事が「伏線」として理解できるようになる、と。その意味では、皆さん「伏線回収ができてよかった」という感じなのでしょうか?

横道　まあ人によりますね。例えば差別意識って人それぞれ濃淡があると思いますけれど、ASDには固定観念が強くなる傾向があって、場合によってはそれが差別的な方向に向かってしまう人がいるんです。もちろん一部の人ですよ。そういった人が、自分がASDだとわかったときに、「もう人生終わった」という感じで絶望してしまったりします。

――ああ、差別していた自分が、実はその差別の対象だったと。

横道　はい、心が折れたって感じになります。それで「自助グループ」に相談に来たりします。娘さんや息子さんが相談に来ることもありますね。お父さんがASDの診断を受けて引きこもりになってしまったとか。ASDには得意分野で力を発揮する人も多くて、職場で尊敬されていたりするわけです。そういう人は得てして職人気質でプライドも高い。だから、診断を受けて心が折れてしまうんです。伏線回収も、いいことばかりではありません。

――最近では横道先生のように、発達障害の方がいろいろと発信されるようになってきました。定型発達の人に向けて、「発達障害の人はこう考えている」ということを伝える情報は増えたと感じています。一方で、発達障害の人に向けて「定型発達の人はこう考えているのですよ」と解説する、逆向きの情報発信は少なくて、不足しているのではないかと感じます。

横道　そうですね。発達障害の人と定型発達の人の違いは、脳の少数派か多数派かという違いです。私たちはよく、「KY（空気が読めない）」といわれますが、自助グループでは逆の現象が起きます。自助グループの集まりでは、発達障害者が多数派です。そこに支援者など定型発達の人が混ざると、定型発達者こそがKYなんです。発達障害者たちが「わかるわかる。そういう経験あるよね！」と盛り上がっているなかで、定型発達者はきょとんとしていたり、とんちんかんなことをいったりしている。「なんでわからないのかな。空気、読めよ」と思ったりします。それって、我々が普段、定型発達者にいわれていることなんですよね。

だから結局、人数が多いか少ないかだけの問題なんです。グレーゾーンも含めて発達障害者がざっくり1割だとすると、数が少ないから「ダメだ」といわれる。逆に私たちが9割だったら、定型発達者はきっと「ダメ」ですよね。「なんで、そんなざっくりした説明しかできないんだ。もっときっちり細かくいわなかったら伝わらないだろう」と注意されると思いますよ。

定型発達者の言葉がざっくりしているのはなぜかというと、多数派同士でわかりあえるからです。でもそういう多数派の日本人同士のざっくりした話を、外国の人たちはわからないわけですよね。私たちも同じようなものです。これは人数が多い少ないだけでなく、どちらが支配的かという問題も含んでいます。

——どちらが支配的か。

少数派であることは「欠落」ではない

横道　例えば、男性と女性は、ほぼ同数ですが、男性のほうが支配的ですよね。男性社会で女性的な話し方がダメとされたり、逆に女性が男性みたいな話し方をするのもダメとされたりしてきましたよね。

手話学者の市田泰弘さんと、手話講師の木村晴美さんが、1995年に「ろう文化宣言」という文章を発表しています。ここで、「ろう者とは、日本手話という、日本語とは異なる言語を話す、言語的少数者である」と、定義しているのですね。ろうとは、耳が聞こえないという欠落ではない。独自の文化を生きているのだという宣言です。

「欠落ではない」ということですよ。この視点は、発達障害でも大事だと思いますし、LGBTQ+

（性的少数者）でもそうです。

――横道先生は、LGBTQ＋の自助グループも運営されていますね。

横道　LGBTQ＋の人というのは人口の1割弱ほどいるとされます。やや多めに見積もれば、10人に1人くらい。左利きの人と同じくらいいるんです。カミングアウトをしてないだけで、どこにでもいるわけです。発達障害者もそうですよね。グレーゾーンを入れると1割弱ですから。日本人だけで1000万人くらいいるんですよ。

――その多さをもうちょっと認識したほうがいい気がします。すごく少ないと思われている気がするので。

横道　私は京都に住んでいるのですが、京都はお年寄りが多いからなのか、バリアフリーのレベルが東京よりずっと上だと感じます。ですから東京に出張へ行くと、すごく運動になって、疲れます。京都みたいな街では、お年寄りだけでなく、いろんな人が楽になっているわけです。

――荷物の重い旅行客だとか。

横道　そう、観光客にとっても歩きやすい。お年寄りのために住みやすい街をつくれば、みんなにとってすごしやすい街になる。それと同じで、発達障害者にとって生きやすい社会をつくっていくことによって、定型発達者も生きやすくなるという道があると思うんです。そんな社会をつくっていけたらいいなと思っています。

発達障害の私たちは猫に似ているが愛されない

――横道先生は、発達障害の診断を受けてから、「自助グループ」を多く運営されるようになりました。自助グループとは、何でしょうか。

横道　同じ課題に苦しむ当事者が集まり、体験談を語り合うことで、課題の解決や克服を目指すものです。始まりは、アルコホーリクス・アノニマス（AA）というアルコール依存症からの回復を目指す自助グループです。現在では、薬物依存症、ギャンブル依存症など、さまざまな課題に対応するものがあり、発達障害の人たちの自助グループもあります。

対面で直接集まるだけでなく、オンラインで集まったり、SNS（交流サイト）を使ったりと、形態もさまざまです。当事者だけでなく、家族や心理士などの支援者が参加することもあります。

生きづらさを緩和する「自助グループ」

――ご著書の『唯が行く！』（金剛出版）には、自助グループの場でのメンバーのやりとりが、小説仕立てで再現されていて、具体的なイメージがつかめます。

例えば、主人公の唯が「自分のことを好きになるのが難しいときがある」と打ち明けたとき、発達障害のあるほかのメンバーが「自分の場合、発達特性を『悪魔の球根』などと名づけるようにしているんだ」といって、こう説明します。「自分は、この『悪魔の球根』をイヤでも飼育しなければならない状況に置かれていて、『悪魔の球根』のせいで、ほとほと困らされてしまっている」と考えるのだと。自分の特性を人格と分けて考えれば、自分を嫌いにならないで済む、といった趣旨だと思うのですが。

横道　ＡＡなど自助グループはもともと「言いっぱなし聞きっぱなし」と呼ばれる形式をとっていました。誰かの発言に対してほかの人たちがいっさい応答しないということですね。けれど、現在では活発に対話する自助グループもあって、私もそのタイプのものをいくつも主宰しています。そういう自助グループの活動を伝えたのが『唯が行く！』です。

――「悪魔の球根」の話をはじめ、読んでいてユーモアがただよう雰囲気が伝わってきました。そこに皆さん、救われるのではないでしょうか。

横道　ええ、私の会では、よく笑いがこぼれます。発達障害だけでなく、ＬＧＢＴＱ＋など、ほかの自助グループでもそうです。

自助グループとは、どれも当事者が自主的に立ち上げた、まさに「自助」の取り組みです。本当なら、こういった少数派の苦労を解消する活動を、もっと「公助」で支えてくれればいいのにと思います。しばらく前の総理大臣が、「自助・共助・公助」というスローガンを掲げていましたが、実際のところ今の日本ではさまざまな分野で自助が求められ、公助は後回しです。生きのびるには、公助の充実を待っているわけにはいかないので、困っている人たちの自主的な活動が活発になっているのです。

――さまざまな生きづらさを抱える人たちに、公助が届いていないということですか？

横道　そう思います。それでも発達障害はいいほうかもしれません。「発達障害者支援法(*)」が2005年に施行され、全国各地には「発達障害者支援センター」があります。さらに精神科医や心理士の方たちは、この15年ぐらいで相当多くのことを勉強しています。

なぜ精神科の診療は3分なのか？

――ずいぶんと広がった感じはありますね。

横道　はい。でもまだまだなんです。話す場がないんですよ。精神科でも、初診のときは、お医者さんが1時間以上かけて対応してくれることもあります。けれど、検査が終わって診断がついた後は3分とか、1分くらいの場合すらあります。

――そんなに短いんですか？

横道　それくらいのことが多いんです。お医者さんに「最近の気分や体調はどう？」と聞かれて、一言、二言ほど答えたら、薬を決めて、はい終わり。そういう状況があるから、発達障害の自助グループが増えるんですね。

――そうか。自分のつらい状況について誰かに話して発散する場所がないということですね。自助グループが求められるのも、わかる気がします。

横道　話す場所もないし、薬も限定的な力しかないし、発達障害は脳の特性ですから一生治らない。だから自助グループに助けてもらわなければ本当に困る、という人がかなりいます。

――それにしても、どうしてそんなに診療時間が短いのでしょう。

横道　これは精神科医療全般に共通する仕組みの問題です。今の保険制度では、精神科の診療は初診を除けば、5分を超えて30分未満までは診療報酬の点数が同じですし、30分以上はどれだけ長い時間を使ったとしても、点数は変わりません。ですから患者がたくさんいたら、1人にかける時間はどうしても短くなります。流れ作業にならざるを得ない。

――そもそも制度として、お医者さんにじっくり相談できないものになっている。

横道　ええ。それにお医者さんが足りていないと思うんです。発達障害の診断ができる病院も、限定的です。どこの病院の精神科でも診断してくれるわけではないんですね。発達障害に関わる専門的な知識があり、訓練をしているお医者さんがもっと増えればいいのですが。

――診断を受けることができる病院が、そもそも限られているのですね。

横道　日本に発達障害の法律ができてまだ17年ほどです。お医者さんにとっても、新しい存在なのです。「なんか最近、はやっているな」くらいの認識だったり、「勘違いじゃないの?」といった反応を見せたりするお医者さんも結構いるんです。忙しいのはわかりますが。

そうはいっても、発達障害は「公助」があるだけまだいいほうです。宗教2世には公助がまったくありません。

――宗教2世の自助グループの運営もされているのでしたね。

＊　発達障害者支援法：発達障害の早期発見や発達支援について定めた法律。発達障害者支援センターの設置についても規定する。2005年4月施行。2016年に改正され、「発達障害者の支援は、社会的障壁の除去に資することを旨として行われなければならない」などの基本理念が追加された。

横道　はい。最近、受ける取材は宗教2世関連ばかりです。宗教2世は、自助しかないという絶望的な状況です。でも、自助グループのミーティングに出れば、自助だけでなく、共助にもなります。

横道　**――自助グループを運営されるとき、どのようなことに配慮されていますか？**

そうですね。やり方にはいくつか選択肢があって、例えば、リアルで直接会うのがいいか、オンラインがいいか、あとは時間帯も考えます。例えば、宗教2世の場合にはトラウマがつきまといますから、話しているうちにフラッシュバックが起きたりするのですね。ですから、夜に話すのはつらくて、だいたいは午前中に開催しています。午前中、まだ元気がいいうちにつらい体験を思い出して、午後はゆっくり休んでもらう。逆にLGBTQ＋の集まりは夜しかできません。セックスの問題が絡んでくるので、明るい時間帯には話しにくいです。

――グループの属性によって、時間帯を変えるのですね。

横道　どのくらい人が集まるかにもよります。発達障害に関しては、リアルとオンラインの両方で開催しています。

――同じ人が繰り返し来るのですか。それとも毎回、メンバーが入れ替わる感じでしょうか？

横道　かぶるのは、一部だけですね。特にオンラインで開催する場合は、参加者が全国に広がりますから、毎回、顔触れは違ってきます。

犯罪を告白されたとき、通報すべきか？

**――自助グループの運営に関して、「『正しさ』や『客観的事実』のことはいったん忘れる」のが

特徴だとご著書にありました。

横道　ここは、精神科医や心理士にとって難しいところだろうと思います。客観的であることが重視される仕事ですから。

――本来は正しさや客観的事実から離れたらまずい、ということですね。

横道　ええ。ただ当事者には、当事者なりの論理や経験、信念があるんです。そこを大事にできなかったら、支援者としては足りないと私は思うんです。

――一般的に見て「それはおかしい」「間違っている」ということも、その人が信じているのなら、自助グループのなかでは受け入れる。

横道　そうです。先にもいいましたが、もともと自助グループはアルコール依存症者のために始まりました。アルコールが絡むので、そこで語られる内容は相当なものなんですよ。殺人すれすれのことをしたとか、ハラスメントの常習者だったとか。そういった話を「そういうこともまあ、あるよね」という態度で受け入れていかなければ、会そのものが成り立たないんです。

――「そんなことをしたらダメじゃないか」と、否定したら、進まない。

横道　例えば薬物依存の自助グループで、誰かが、「今日、やっぱり覚せい剤を使っちゃって」と話したときに、メンバーが警察に通報したらどうなるか、という話です。

――通報することが、客観的には正しいけれど。

横道　でも、グループは崩壊します。その人にとってどういう世界観が広がっているのかに耳を傾け、その人が生きているありのままの姿を直視しないと、何も始まらないんです。

自分のことを思う存分語ってもらって、その世界観に耳を傾ける。そのうえで、自分として相手にとってよかれと思うことをたくさん話す。ただ、一方的で押しつけがましいアドバイスはしないように気をつける。そこは注意してもらいます。

――そういう意味でも、「正しさ」を求めないのですね。参加している皆さんには、どんな変化が見られますか。

横道　心が清められていく感じがするんです。援助者セラピー原則というんですが、自助グループで癒やされているのは、話を聞いてもらう「当事者」だけではない。むしろ、話を聞いてあげる「援助者」のほうが、助けられている、という理論です。

――当事者でなく、援助者が、ですか？

誰かを援助することで、自分が癒やされる

横道　実は一番セラピー効果があるのは、援助者になることなんです。一般に「支援者」といえば医療関係者や心理職・福祉職の人たちですが、自助グループならば、お互いに話を聞いてあげるので、当事者が「援助者」になれます。そして援助者になることで、自分自身の助け方もレベルアップします。学校の勉強も、同級生を教えてあげる側に回ったら、成績が飛躍的に上がるものです。それに、援助者になることで、自尊心も高められますよね。メンタルヘルスに問題があると、自尊心がぐちゃぐちゃになるのが普通ですから、それが改善されるのは大きい。ボランティアをして気持ちがよくなるのと、同じような感覚です。私のように、自助グループを積極的に主宰していればなおさら、セラピー効果は高まります。

——人を助けていることを実感することで、自尊心が高まるんですね。

横道　だから、基本的には自助グループの運営というのは義務感でするものではなくて、気持ちがいいから続けられるんですよ。私も「今日も主宰してよかったな」と感じることが多いです。

——自助グループは、誰でもスタートできるものなのですか？　専門家がいなくても大丈夫でしょうか？

横道　専門家がいなくても始められますし、必要なのは場所くらいです。公民館とかで、参加費は1人数百円で開催していることが多いです。オンラインでもＯＫです。場所さえつくれば、誰でもできると思います。

——ご著書の『唯が行く！』のなかで、どのように会を運営していくかを詳しくご説明されていました。先ほどうかがった「アドバイスをしない」など、いくつかのルールがありますよね？

横道　そうですね。会によってルールは異なりますが、何らかのハウスルールは必要です。ただ、トラブルは案外起きないものです。ＡＳＤの人たちに関していえば、ルールを重視する傾向がありますし。

——ＡＳＤならばＡＳＤ同士など、同じ障害がある人たちで集まったほうがいいのでしょうか？

横道　開催する側の判断でいいと思います。私などは誰でも大歓迎です。もちろんそれではやりにくい、という人もいます。なぜかわかりませんが、関東ではＡＳＤの人たちとＡＤＨＤの人たちのグループが分裂している傾向があるように感じます。関西ではまとまっているのですが。

関西に「さかいハッタツ友の会」という発達障害者の自助グループがあります。傘下のグループが30以上あって（＊1）、日本で一番大きなグループなんじゃないかと思います。近畿を越えて、四国や中部、関東、甲信越、東北にもグループがあります。(*2) さかいハッタツ友の会には、20人を超えたらグループを分割するという決まりがあって、少人数のグループを多数つくっていくというやり方で増えているんですね。

――話せる場が増えるのは、いいことですね。

横道 発達障害の人って、本人が普通に話しているつもりでも、いつのまにか嫌われてしまうことがよくあるんですよね。だから、安心して話せる場は大切です。ASDなんかは猫とそっくりだと私は思うんですけどね……。

――自分の思う通りに振る舞っていても、猫ならば「媚《こ》びないところがいい」と愛されます。

横道 そうなんですよ。猫って自由気ままで協調性がないし、賢そうに見えて、なんかバカっぽいこともするじゃないですか。いたずらもよくするし。それはもうASDそのものなのに、猫なら愛されて、ASDだと迷惑。なんでこんなに世間の反応が違うのかと。自分たちももっとずっと小さくて見た目がかわいかったら、世間からの扱いが変わるのかな。そんなとりとめのないことを考えてしまうんですよね。

生きづらさは消えないが、小さくはなる

――横道先生は発達障害について説明するとき、「脳の多様性」や「ニューロダイバーシティー」

という言葉を使われます。この言葉について教えてください。

横道　「ニューロダイバーシティー」というのは、脳の特性に基づく発達障害の診断を、病気や障害とみなすのでなく、脳の少数派（ニューロマイノリティー）として捉える考え方です。英語圏で始まった「自閉症権利運動」から、1990年代後半に生まれた概念で、今、発達障害の関係者たちの間へと広がっています。

この立場に立つと、発達障害と定型発達の違いは、「脳の多様性」で説明できます。発達障害者がニューロマイノリティーであるなら、定型発達者がニューロマジョリティー（脳の多数派）ということになります。誰もが皆、一人ひとり、脳の多様性のなかを生きているということです。

かつて同性愛は、精神疾患だった

――横道先生は、発達障害の診断に使われている「DSM－5」(*3)（序章のコラム参照）について、ご著書『みんな水の中』で、次のように評価されています。

「異質なものを冷徹に観察する『健常者』（あるいは定型発達者）による独断的な視点に貫かれている」

辛辣にも思えますが、これは「DSM－5」にはニューロダイバーシティーの視点が欠けている、

＊1　取材時（2022年8月）の数字。2023年11月現在、41グループが活動中。

＊2　取材時（2022年8月）。2023年11月現在、山陰や九州にも広がっている。

＊3　DSM－5：米国精神医学会が作成する公式の精神疾患診断・統計マニュアルの第5版。精神障害診断のガイドラインとして用いられる診断的分類表。DSMはDiagnostic and Statistical Manual of Mental Disordersの略称。その後、DSM－5－TRが出ている。TRはText Revisionの略。

ということでしょうか？

横道　そうですね。私がこの本を書いたのは、40歳で発達障害の診断を受けてから1、2年がたったころのことでした。当時、私は強い当事者意識を持って執筆していました。つまり、自分は発達障害の「当事者」であって、お医者さんや心理士さんといった「支援者」とは逆の立場にいるという気持ちが強かったのです。そのために、医療側の「DSM－5」に対し、ちょっと言い方がきつくなっています。

ただ科学にはいいところもあって、第5版であるところの「DSM－5」は、以前の版に比べると、相当進歩しているんですよ。そして未来はさらによくなっていくことが、おおむね想定できます。例えば「DSM－2」の時代までは、同性愛は精神疾患として扱われていたんですね。ですから、「DSM－8」や「DSM－9」の時代になれば、もしかすると発達障害ももう障害ではなくなっているという可能性だってあります。そう考えると、「DSM－5」は過渡的なものかもしれません。とはいえ、一方的に診断を下すという権威主義的な面は維持されているとは思います。

──横道先生が実践している「当事者研究」とは、どのような研究なのでしょうか。

横道　研究という名前がついていますが、アカデミックな学術研究とは違います。精神疾患や障害の当事者が「自分の苦労の仕組み」を仲間と協力して研究し、「どうしたら自分が生きやすくなるか」ということを模索していく活動です。どちらかといえば精神療法や心理療法に近いですね。

──当事者研究では、仲間と一緒に「自分の苦労」と向き合うのですね。横道先生が活発に運営している「自助グループ」も、そのような当事者研究を実践する場のひとつと捉えていいのですか。

横道　そう理解していただいていいと思います。少なくとも私は自助グループで積極的に当事者研究をやっています。

——そのような活動をしている立場から「発達障害」を定義するなら、どのような定義になるでしょうか。

横道　当事者研究というのは、「苦労の仕組みは一人ひとり違う」ということを前提にしています。この立場に立つと、「発達障害はこういうものだ」と決めてしまうことはできません。そういうことをすると、個々人でそれぞれに異なる苦労に対し、役に立たない研究になってしまいます。

——なるほど、当事者研究や脳の多様性という視点に立てば、一口に発達障害といっても人それぞれで、一義的に定義できないのですね。

横道　当事者研究は、認知行動療法(*)の流れを一部くんでいるので、「リフレーミング」を大切にします。リフレーミングというのは、「認知の枠組みを変える」ということです。人間誰しも、自分自身が持ったフレームで、ものを見ています。それぞれの経験、考え方、信念、感受性などですね。

認知の枠組みを変えれば、生きやすくなる

——自分の認知の枠組みを、新たにつくり直すのですか？

横道　つらい体験を重ねると、独特の認知の枠組みが形成され、そのために苦しいことを体験しやす

＊ 認知行動療法：心理的問題を生ずる行動や認知の適応的変化を促す心理療法。認知の枠組みを修正することで、症状を消失させるというアプローチをとる。

くなるものです。そのような認知の「フレーム」をつくり直す、つまり「リフレーミング」することによって、新しい世界の見え方を手に入れるのが認知行動療法の発想です。「ある事柄を別の方法で見ること」といえます。

――例えば、過去の経験から「自分は嫌われている」と思い込んでしまう人がいるとします。友人のそっけない態度に接すると、すぐに「嫌われた」と思ってしまう。しかしそれは「認知のゆがみ」であって、この事柄を「別の方法で見る」こともできる、ということでしょうか。例えば、そのような態度は「ただ友人が忙しかったからで、自分のことが嫌いだからではない」と。リフレーミングというのは、そのような別の可能性に目を向けることである、と。

横道　はい、そういったことを、仲間の力を借りながらしていくのが、当事者研究であり、私が主宰している自助グループです。

ただし、「認知のゆがみ」という言葉は、私は使いません。人間というのは誰でも、どこかしら認知がゆがんでいるのが当たり前で、ゆがんでいなかったら、それはもう全知全能の神でしょう。

――ああ！　いわれてみれば「認知のゆがみ」というのもずいぶん独断的なものいいですね……。

横道　認知行動療法ではよく使われる言葉ですし、メンタルヘルスに問題のある当事者であっても、素行に問題があると判断した仲間に対して「認知のゆがみ」という言葉を使うことがあります。けれど、私は非常に抵抗を感じます。そもそも、当事者の認知を外部から変えさせて解決するというのは暴力的なことだと思います。基本は、そのような苦しい状況をもたらしている環境を変える、当事者の生活と歯車が噛みあうように環境を調整していく。そういう働きかけが不可欠だと考えています。

その意味で当事者研究は、認知行動療法よりずっと当事者の体験世界を尊重すると自負しています。

そこにニューロダイバーシティーの発想を取り入れることによって、発達障害の問題に新しい視点から取り組めるようになります。まず発達障害を「脳の障害」と捉えずに、「脳の多様性」と捉える。そのように認知の枠組みを変え、かつ支援者、家族、できれば職場の人たちなどにも、その理解を共有してもらう。そのコラボレーションによって、ようやく私たちは定型発達者並みに生きやすくなるのです。もちろん、そんなに簡単にできることではないのですが。

「研究する」という態度が、問題を小さくする

――当事者研究には、ほかに、どのような特徴があるのでしょうか。

横道　ひとつには「生きづらさを、自分の〝大切な苦労〟として捉える」ことです。私自身、以前は自分の苦労を自分で背負いたくないと考えていました。代わりの誰かに背負ってほしいと。しかし、そうすると、かえってしんどくなるんですよ。自分の苦労から逃げてしまうと、かえってつらくなるんです。

――自分を「研究」することで、変わりますか？

横道　はい。真正面から自分の障害に向き合うことになりますから。それは言い方を変えれば、自分の苦労を自分で引き受けるということです。覚悟を決めて苦労を背負うことで、むしろ世界がぱっと開ける。世界がはっきり見えてきて、生きやすくなるということがよく起きるんです。当事者

研究では、そういうことをやっています。

――当事者研究では「研究をするという態度で向きあいなおすことで、問題が扱いやすくなり、サイズダウンを起こす」と、ご著書『唯が行く！』にありました。

横道　はい、そうです。

――研究をするだけで、問題が小さくなるのですね。

横道　苦しいとき、人間はだいたい混乱状態にあると思うんですよ。例えば、ある日突然、「あなたは余命1年です」といわれたら、混乱しますよね。やりたいことがたくさんあるとか、でも何もできないとか。でも、そうやって混乱のなかで浮かんできた思いの一つひとつを、じっと見つめ直して、自分が何にどう困っているのかを考えてみる。やりたいことがたくさんあるような気がしたけど、そもそも、そんなにたくさんやりたいことがあったのか、本当にやりたかったのか、今の状況ならやれることを絞るしかないけれど、どう絞っていくか、というところに考えを向けていくと、心が澄んでくるんです。

――落ち着いてくる、ということですね。

横道　研究をすることで、自分の問題を相対化するんです。それで問題から解放されはしませんが、それなりに付き合っていけるようになっていくんです。これ、すごく楽になります。そこに独特な気持ちよさもあります。

――問題から距離をおいて研究するという態度をとることで、問題そのものは変わらなくても自分にとっての大きさをサイズダウンすることができると。お笑いの芸人さんなどが、「何か嫌なことがあっても『これはネタにできる』と思えばいい」と話しているのを聞くことがあります。そ

れに少し似ているのかなと感じました。問題を別の形に転換するというところが。

横道　基本的に、まったく同じです。ですから、当事者研究で人が集まる空間では、だいたい笑いが起こります。

――ああ、そうなんですね。確かに、先ほどの「悪魔の球根」のエピソードなどには、笑いがこぼれ、ユーモアがただよう雰囲気を感じました。

横道　はい、笑いながら、みんなで問題を小さくしていくんです。

――横道先生は具体的に、どのように「苦労を背負う体験」をされたのでしょうか？

診断されて気づいた、自分の差別意識

横道　発達障害の診断を受けたときに、かなり本格的に発達障害について調べました。本業が研究者なので、中途半端にネットで調べたりするのは嫌だと思って。それで精神科医や発達障害者支援センターの心理士さんに話を聞いたりしました。そんなふうにして知識を得るなかで、自分が発達障害の問題から逃げたがっていた面があることに気がついたんです。

それまで、発達障害によって生じていた問題を、人生に大きく関わってこないものとして「やりすごしながら生きていきたい」と思っていたんですね。けれど、あるときから、そんなふうに目を背けるのをやめて、発達障害の問題と真正面から向き合うことにしたのです。そうすることで、楽になった。どんどん生きやすくなっていきました。

――ということは診断を受けてすぐに受け入れられたわけではなく、時間がかかったということ

でしょうか。

横道　そうですね。発達障害の診断を受けてまず、薬をもらうようになりましたが、その効果は限定的でした。だから、精神科医に「どうにかしてほしい」と訴えていました。そうしたら「発達障害者支援センター」という場所を紹介されました。それが転機になりました。

全国各地にある発達障害者支援センターにはニックネーム的なものがついていることがあるのですが、京都市では「かがやき」、京都府では「はばたき」という名前なんですね。その名前を見て、「特別支援学級」のようだと感じたんです。

――「特別支援学級」とは、障害のある子どもが少人数で、障害の特性に応じた指導を受けるクラスですね（インタビュー6参照）。

横道　失礼を承知で打ち明ければ、私がそのときイメージしたのは、知的障害の子どもたちが集まるクラスでした。そして、この「特別支援学級」のような「かがやき」「はばたき」という施設は、「かがやけない人」「はばたけない人」たちのための施設であり、自分はその一員なんだと。本当に失礼な話ですが、ふとそんなことを感じてしまって、ショックを受けたんです。それと同時に、自分がそういう差別意識を持っているということに気づかされて、さらに大きなショックを受けました。大学の教員というのは大概リベラルな人で、自分もそうだと思っていましたから。

――自分の差別意識に気がついてしまったと。

横道　そのセンターには、知的障害がある人も当然来るわけです。知的障害の人とどう向き合っていくかというのは、発達障害の診断を受けた私のなかで最初、しばらく課題でした。けれど、自助グループなどで実際に付き合ってみると、なんてことはない。まあちょっと変なところがあっても、それが魅力的だったりするんです。それに、私自身のほうが知的障害のある人より、よほど「変な人」に見える場面もありますしね。知的障害を診断されていて魅力的な人にどんどん出会えました。そうやって、自分のなかから知的障害に対する偏見がなくなっていくという経験をして、すごく生きやすくなりました。

発達障害者のなかには知的障害者もいて、知的障害のない発達障害者には、そこにショックを受ける人もいます。一緒にされたくない、と。でも、そういうことを割り切れたほうが、ずっと生きやすくなります。

――なんとなくわかります。私も子どもに発達障害があることを人に伝えるのに、ハードルを感じていた時期がありました。でも、子どもの課題と向き合うなかで、誰かに伝えることへのためらいはなくなっていきましたし、自分のなかで抱えている問題の大きさはずいぶん、小さくなったと感じています。もちろん、障害そのものがなくなったわけではないのですが。

横道　そういうことです。課題にちゃんと向き合うと、問題は小さくなるんですよ。

少数派のコミュニティーがあれば生きやすい

脳の少数派には、近年、追い風が吹いているようです。

「発達障害者支援法」が2005年4月に施行され、2016年に施行された「障害者差別解消法」には、合理的配慮の概念が組み込まれました。今では、大学入試の試験時間を延長するなど、発達障害を理由として、さまざまな配慮を求めることができます。

それでも社会は多数派が生きやすいようにつくられています。

そんななかで力になるのが、同じ少数派の仲間の存在です。横道誠氏は、少数派の当事者たちが集まり、体験談を語り合う自助グループを主宰しています（インタビュー11）。

”

私たちはよく、「KY（空気が読めない）」といわれますが、自助グループでは逆の現象が起きます。自助グループの集まりでは、発達障害者が多数派です。そこに支援者など定型発達の人が混ざると、定型発達者こそがＫＹなんです。発達障害者たちが「わかるわかる。そういう経験あるよね！」と盛り上がっているなかで、定型発達者はきょとんとしていたり、とんちんかんなことをいったりしている。

少数派の人たちがときに多数派となり、仲間と会話を楽しめる場があるだけで、かなり生きやすくなるようです。息子が小学生のころを思い出すと、普通学級から抜けて、少数派の子ども同士で集まる「通級による指導(*)」が、くつろげる居場所になっていたように感じます。

中学生になった息子は、英語学習という新たな壁にぶつかりました。そこで出合ったのが、学習障害の子に特化した英語塾でした。そこでは「フォニックス」という「綴りと発音の関係」を使って英語を学びます。講師の多くがこの塾を卒業した学習障害の学生で、見学に行った日、息子は「あの先生、大学に行っているんだって」とうれしそうに話していました。

同じ障害の先輩と仲間がいる場所を見つけたこと。英語よりも何よりも、それが一番よかったと感じています。

多数派のなかで生きながら、少数派のコミュニティーに属する。そういった場所をどれだけ用意できるかが、少数派の生きやすさに関わってくるのかもしれません。

＊ 通級による指導：障害に応じた特別な指導を、通常学級に在籍しながら受けること。障害に応じた指導を受ける場を「通級指導教室」と呼ぶこともある。

多数派だって生きづらいことがある

ニューロダイバーシティーという刺激的な考え方を教えてくれたのは、京都府立大学文学部准教授で、発達障害の当事者でもある横道氏でした（インタビュー11）。

「ニューロダイバーシティー」というのは、脳の特性に基づく発達障害の診断を、病気や障害とみなすのでなく、脳の少数派（ニューロマイノリティー）として捉える考え方です。英語圏で始まった「自閉症権利運動」から、1990年代後半に生まれた概念で、今、発達障害の関係者たちの間へと広がっています。この立場に立つと、発達障害と定型発達の違いは、「脳の多様性」で説明できます。発達障害者がニューロマイノリティーであるなら、定型発達者がニューロマジョリティー（脳の多数派）ということになります。誰もが皆、一人ひとり、脳の多様性のなかを生きているということです。

本書では発達障害について、専門家の知見を伝えると同時に、当事者の内側にある声を大事にしてきました。少数派の声を知りたいと思って、取材してきました。

そのなかで、周囲にいる多数派の人たちの苦労も知ることになりました。

本人も大変だけど、周りも大変。発達障害の人と接すると、自分の意図がうまく伝わらず、誤解を受けたり、不満をぶつけられたり、ストレスを感じる場面が多くあります。その相手が、上司や同僚、家族など、近い関係の人であれば、なおさらストレスがたまるでしょう。

発達障害の人に特化した就労支援を手掛ける鈴木慶太氏はこう話します（インタビュー8）。

“この仕事をしていると、発達障害の人から「あなたのこと、すごく嫌い」と言い募られることがあるんです。そんなときに「まあ、嫌いになることはあるよね」とパッと流せるかどうか。それができるようになってからは、かなり楽になりました。何らかの生きづらさを相手が抱えていることを理解するのが、まずは出発点になるのだと思います。”

発達障害の人たちに悪気はない——。そうわかったとしても、理不尽な言葉を毎日のようにぶつけられれば、傷つきますし、参ってしまいます。それでもやっぱり、「そういう人もいる」と「知る」ことから共生が始まり、それが自分の心を守ることにもつながると思うのです。

脳が持つ可能性に期待する

脳には「可塑性《かそせい》」という性質があることが知られています。可塑性とは、一般に「外から力を加えて変形させたら、力を取り去っても、元に戻らない性質」を指します。ただ、脳について可塑性の話をするときは、脳の「バックアップ機能」が強調されます。

例えば、脳卒中で脳のある部分が損傷し、それに対応する機能が失われたとします。それでもリハビリをすると、脳のほかの部分が、損傷した部分の機能を代替するようになります。これが「脳の可塑性」で、医療現場では、よく観察されることです。

発達障害の取材をしていて、脳の可塑性を思い出しました。

ＡＤＨＤの診断を受けている借金玉氏は、ダンスを「目で見て真似る」ことができなかったので、「言語化して覚えた」といいます。「この歌詞が流れてきたタイミングで、右足を上げる」といった具合に、ダンスの動きを言葉に変換するという作業を1曲通してやるというのです。かなりの手間ですが、「それしか方法がなかった」と、振り返ります（インタビュー9）。

> 一度すべてを言語化し、体系化して整理しないと何も理解ができない。おそらく人の5倍、10倍、理解するのに時間がかかります。ただ、その代わり「堅い」のです。一回理解できたら、必ず再現できる。再現性が高いのが強みです。何かが欠けていると、ほかの部分が異常な伸び方をする。そういうことはあると思います。

それは、「おそらく普通の人にはない回路ができる」ということです。「脚を失った人が最新鋭の義足をつけたら、健常者より足が速くなった、みたいなこと」でもあり、このような能力の伸びに対して「大いに期待していい」と、借金玉氏はいいます。

発達障害は、大人になるにつれて楽になるという話を、多くの人から聞きました。ADHDの子は成長するにつれて、多動性や衝動性をコントロールできるようになっていくものです。学習障害で文字を書くのが苦手でも、パソコンで文書を作成するなら、あまり問題になりません。

脳には「汎化《はんか》」という性質もあります。ある能力が伸びると、そのほかの能力も連鎖して一緒に伸びていく、という性質です。好きなこと、得意なこと、熱中できることを見つけられれば、ほかの能力も自然に伸びていくのではないでしょうか。

多数派の私たちは今のままでいいのか？

結局、発達障害とは何なのだろう――。ここまで読んでくださった皆さんのなかには、こんな感想を持った方もいるかもしれません。実は、私も同じです。取材すればするほど、調べれば調べるほど、わからなくなるのが発達障害なのかもしれません。

それには、いくつか理由がありそうです。

発達障害の概念が、時代とともに変わっていること。障害の種類が複数あること。同じ障害でも、濃淡があること。いくつかの障害が重なっている場合があること。知能が高い場合もあれば、低い場合もあること。大人と子どもで違いがあること。同じ特性を持っていても、置かれた環境によって、障害になったりならなかったりすること。発達障害から派生したうつ病などが前面に出ると、発達障害の存在が見えにくくなること、などなど。

ただひとつ、確かなことがあるとすれば、人がそれぞれ違うように、発達障害も人それぞれに違うこと。そんなふうに感じます。

発達障害の目立ち方は、多数派の色による

序章で私は、発達障害を色にたとえました。その色は、濃い場合もあるし、薄い場合もある。ほかの色と重なることで、違う色に見えることもあります。

そして、その色が目立つかどうかは、周囲の色による。この部分も、発達障害の特徴を表しているように思えます。緑色の自分が、青い世界で生きていれば、自分の輪郭を維持しつつも、それほど目立つことはないでしょう。しかし、赤い世界で生きていれば、どうでしょう。とてつもなく目立ってしまいます。もし、自分と同じ緑色をした世界であれば、自分というものが見分けられなくなるくらい、周りの世界に溶け込んでしまうでしょう。

ここまで、少数派である発達障害の人たちに注目してきました。けれど、もしかすると注目すべきは、周りの色、つまり世の中の多数派の人たちのほうなのかもしれません。

みんなが、自分と同じ色であることに安心しきっていないか。多数派の自分が今と同じ色のままでいいのかと、考えたことがあるのか。多数派であることが正しさだと思い込んでいないか。周りに同化するうちに自分の輪郭を失っていないか。

次にご紹介する松本敏治氏のインタビューから、そのようなことを深く考えさせられました。

インタビュー
12

発達障害の謎を解く 『自閉症は津軽弁を話さない』 著者に聞く

松本敏治氏は、2017年に刊行された『自閉症は津軽弁を話さない』（福村出版、角川ソフィア文庫）で注目を集める研究者です。2020年に刊行された続編『自閉症は津軽弁を話さない リターンズ』（福村出版、角川ソフィア文庫）も、話題となりました。

現在では、自閉スペクトラム症（ASD：Autism Spectrum Disorder）と呼ばれる「自閉症」の子どもたち。その子たちが、なぜか方言を話さない。そんな不思議な発見から始まった研究が、やがてASDの中核症状に関わることが明らかになっていきます。松本氏の「謎解き」のプロセスには、ASDの本質に迫る発見や推論に満ちています。例えば……

・ASDの人は「音声の絶対音感者」かもしれない。
・ASDの子どもにとって、親も含めた周囲の人とのコミュニケーションから言語を習得するのは難しい。

［専門家・研究者］
松《まつ》本《もと》敏《とし》治《はる》氏

1957年生まれ。博士（教育学）。公認心理師、特別支援教育士スーパーバイザー、臨床発達心理士。1987年、北海道大学大学院教育学研究科博士後期課程単位取得退学。室蘭工業大学助教授などをへて、2000年弘前大学助教授、2003年同教授。同大学教育学部附属の特別支援学校長、特別支援教育センター長を歴任。現在、教育心理支援教室・研究所「ガジュマルつがる」代表。

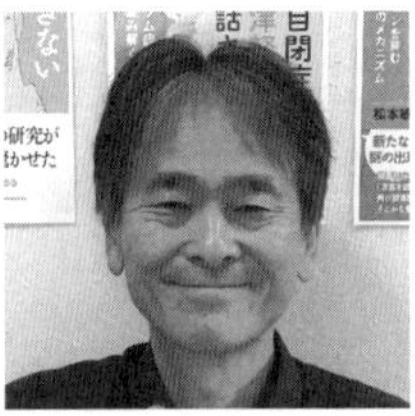

・ＡＳＤの子どもは、テレビアニメなどのメディアから言語を学んでいるのかもしれない。

……など。ＡＳＤを研究することは、「定型発達とは何か？」という疑問に答えることでもあり、「普通」とは何かを考えることだと、松本氏はいいます。定型発達の人たちは、「発達障害の人たちは、自分とどう違うのか」に関心を持つ。けれど、「定型発達である自分たちが、発達障害の人とどう違うのか」を、理解しようとしているだろうか？　その指摘に、思わずハッとさせられました。自分も知らず知らずのうちに、多数派の傲慢なものの見方に陥っていないだろうか、と。

「脳の多様性」に目を見開かされたという意味で、印象深いインタビューでした。

（２０２２年１月取材）

――松本先生は「ＡＳＤの人たちは方言を話さない」という大変ユニークな研究を続けていらっしゃいます。この研究に携わるようになったきっかけを教えてください。

松本　きっかけは夫婦げんかなんですよ。

――夫婦げんかがきっかけ？

松本　ある日、妻が「自閉症の子どもって津軽弁しゃべんねっきゃ」といったんですね。

――「ＡＳＤの子どもは、津軽弁を話さないよね」と。

松本　そうです。私はとっさに「その発言は、まずいんじゃないか」と思いました。妻は臨床発達心理士で、青森県の津軽地域で乳幼児健診にも携わっています。乳幼児健診で発達相談を受ける仕事をしているんです。その妻が3歳半児健診から帰ってくるなり、ASDの子どもは津軽弁を話さないと言い出したのです。それは、どうかと。

――松本先生は障害児心理学がご専門で、当時は弘前大学で特別支援教育について教えていらっしゃいました。専門家だからこそ、奥様の発言に危うさを感じた、ということですか。

怪しい「俗説」ではないか？

松本　先にお断りしておけば、私は妻の見立てをかなり信頼しているんです。子どもの状態をリアルに見ていますし、彼女が書いた報告書などを読んでも「すごいな」と感じます。その妻の発言だから、余計に「まずい」と。

なぜならASDには、ちゃんとした診断基準があって、それをもって診断すべきものです。それなのに、「この子は方言を話していないからASDだ」という話が、根拠もなく臨床発達心理士である妻から広がっていったら大変です。ですから私は、すぐに妻の説を否定しました。

――怪しい「俗説」を広めてはダメだよ、と。

松本　しかし、妻は「いや、常識だし。みんなそう思ってるし」と譲らないんですよ。ですから私も「あなたがそういう噂をまいているんじゃないの！」と言い返したんです。

――リアルな夫婦げんかだったんですね。

松本　その後、何度も話し合ったのですが、妻の主張は変わらない。「じゃあ、調べてやる」と始めたのがこの研究です。

――先生はどのようなお考えから、奥様の説を否定していたのですか？

松本　ＡＳＤの人の話し方というのは、独特です。棒読みのように平たんだったり、逆に突然、調子が上がったり下がったりする。それが、聞き手に「方言らしくない」という印象を与えているというのが私の考えでした。簡単にいえば「アクセントやイントネーションの問題」ですね。先行研究にも、そういった記載はたくさんあるんです。ですからある意味、私は学術的観点から妥当と思われる解釈をしていたんです。

ただ、私には、自分自身の「体験」から、妻のいっていることは違うと反論することができませんでした。なぜなら、私は津軽弁が話せないからです。

――奥様は津軽のご出身で、先生は福岡ですね。

松本　はい。津軽で九州の方言は通じませんから、私は共通語を使います。すると津軽の人も共通語に寄せて話してくれます。つまり、私の前に立つ人はＡＳＤであるかどうかにかかわらず、みんな津軽弁を話さない。ですから、私にとって「ＡＳＤの人たちは津軽弁そのものをしゃべらない。しゃべり方の問題ではない」という妻の説を否定するのは、簡単ではありませんでした。

まず、地元で試験的な調査をしてみました。すると、多くの人が妻と同じ印象を持っていることがわかりました。つまり「ＡＳＤの人たちは津軽弁を話さない」という説が広がっている。これはますますもってまずいぞ、と。そこから本格的に調査を始めて……。

――奥様を論破しようとされた。

松本　結果的には大敗北を喫したんですが。

――つまり、奥様のほうが正しくて、「ASDの子どもは津軽弁を話さない」「方言を話さない」のは俗説ではなく、事実であった。その「敗北」を認めるまで、何年ぐらいかかりましたか？

松本　完全敗北までには数年かかったのですが、途中途中で「ああ、これは負けたかもしれない」「負けたかな」という瞬間があって、劣勢のなかで調査を続けました。負けを認めざるを得ないデータが次々出てきてしまったのです。

――専門家として、俗説が広まらないようにと始めた調査が、逆にその説を証明する形になってしまった、ということですね。そこに、この研究の強さがあると感じます。先生が奥様の説を必死に「否定しよう」と頑張っているのに、否定できない証拠がどんどんあがってきてしまって、「ASDの子どもは方言を話さない」という事実が証明された。負けを認めざるを得ないデータというのは、どのようなものだったのでしょうか？

統計処理が要らないくらいに、きれいなデータ

松本　最初に秋田、青森で本格的な調査をしたのですが、このときのデータが、それまで見たこともないぐらいにきれいに出たんですよ。ASDの人たちは、地域の一般の子どもと比べても、知的障害（ID）の人たちと比べても、明らかに方言を使わないという印象を持たれていることが読み取れる。こちら（左）が、そのグラフです。

方言を「よく話す／使う」「まあ話す／使う」とされる割合が「地域の子ども」では76％、知的

「秋田県北」で、方言を話す子どもの割合

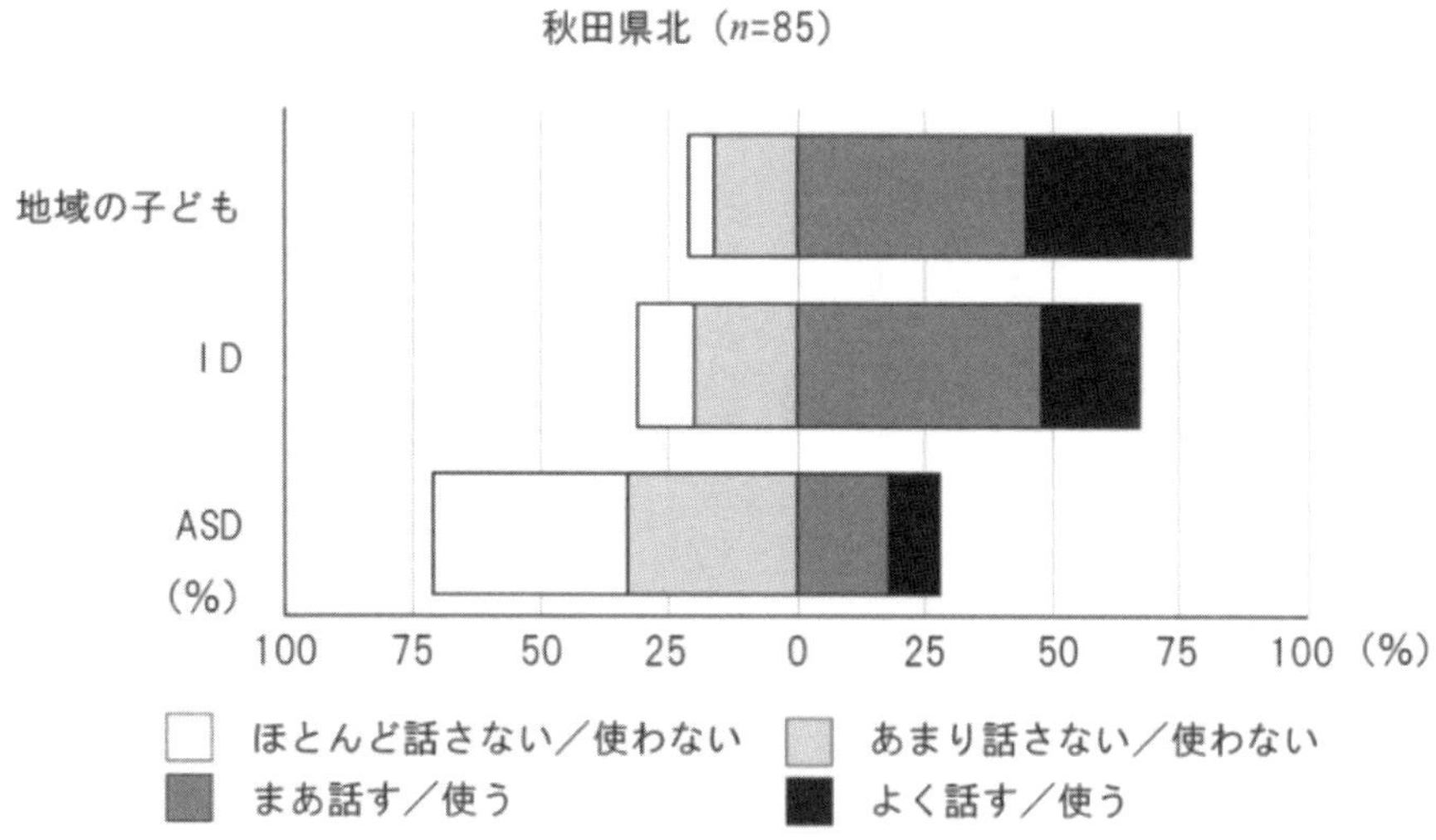

『自閉症は津軽弁を話さない』（松本敏治著／福村出版）から引用。「ID」とは知的障害のこと

障害（ID）の人たちが68％だったのに対して、ASDの人たちは28％にとどまりました。学術的な研究というのは普通、統計処理をして「差があるのがわずかに見える」という世界なんです。でも、このときは統計処理なんか要りませんでした。

――このグラフなら、素人の私が見ても違いがわかります。

松本　青森でも、これと同じくらいきれいなデータが出て、すごく驚いたんです。しかし、この時点ではまだ、負けを認めていませんでした。

――やはり「アクセントやイントネーションの問題」ではないか、と？

松本　ええ。ASDに特有の話し方のために、方言を話していても「方言に聞こえない」だけではないかと。

そこで、「方言語彙の使用不使用」

について調べることにしました。例えば、津軽弁には独特の語彙がかなりあります。共通語の「くすぐったい」は「もちょこちぇ」、「ひっかく」は「かっちゃぐ」といった具合です。このような、方言特有の語彙を使っているかどうかを見れば、方言自体の使用不使用がわかると考えたのです。

——「方言に聞こえない」のか、「方言を使っていない」のかを、語彙の調査で明らかにしようとした、ということですね。

松本 すると、共通語の語彙の使用については差がないのに、方言の語彙に関しては、自閉傾向のあるお子さんは「あまり使っていない」という結果が出たんですね。それで私が主張していた「アクセントやイントネーションの問題」では、説明できなくなってしまったんです。

——奥様の勝利ですね。

松本 とはいえ、これは北東北だけの調査です。つまり、「北東北の方言が聞き取りにくいからじゃないか」と。こういう意見が実際にあったんです。方言のなかでも、津軽弁は特に難しいと思うんですよね。僕も最初はまったく聞き取れなくて、移り住んでから20年以上たった今でも、おじいちゃん、おばあちゃんが話す津軽弁は、５割理解できるかどうかです。ですから「ＡＳＤのお子さんのなかに、聴覚的処理が苦手な子がいるとしたら、その子にとって津軽弁の習得は難しいだろう」と考えたんです。

——もし、聴覚処理が苦手な子がＡＳＤに高い割合でいるとしたら、難解な方言とされる津軽弁が聞き取れない、ということはあるかもしれない、と。

松本 それを証明するには、津軽弁以外の方言についても調べなければならない。全国で調べなければならない。舞鶴、京都、高知、北九州、大分、鹿児島……と調査をすることになりました。その結果、全国で同じような結果が出たことで、妻への完全敗北を認めた、というわけです。

——全国調査を終えて、「ＡＳＤの人たちは方言を話さない」という結果が出たんですね。

松本　そうなると、今度は「なぜ？」となります。ここで壁にぶち当たりました。

——結果は出た。でも、理由がわからないということですか。じゃあそこから、理由を探る研究が始まった、と。

松本　はい。いくつかの説が出てきて、ひとつずつ検証し、潰していくことになりました。

発達障害の不思議
ＡＳＤの子どもはアニメから日本語を学ぶ？

——「なぜＡＳＤの子は方言を話さないのか」という疑問に対して、現時点でのお答えはどうなりますか？

松本　３つの仮説があります。

（１）方言には「社会的機能」があるから
（２）ＡＳＤの人は「共同注意と意図理解が苦手」だから
（３）ＡＳＤの人は「音声の絶対音感者である」から

（1）は、「方言の社会的機能説」とも呼べます。当時、私が在籍していた弘前大学で方言研究をされていた佐藤和之先生のご指摘により、たどり着いた説です。佐藤先生によれば、「方言には社会的機能がある」と。

――社会的機能とは、どういったものでしょうか？

松本 方言は、相手によって使い分けられます。例えば、津軽の人たちは、福岡出身の私には共通語で話しかけますが、地元出身の妻には津軽弁で話します。

方言が主流の社会では、相手との「心理的距離」によって方言と共通語が使い分けられているのです。そう考えると、心理的距離を測ることが苦手なASDの人が、方言をうまく使えないというのは自然なことに思えます。

――例えば、敬語が使えないというのと、似ている気がします。

松本 ええ、この発見はひとつの大きな転機でした。なぜかというと、心理的な距離を測るという「社会的機能」の弱さは、ASDの中核症状と関連しています。私が最初に考えていたように、「ASDの人が方言を話さない」ことの理由を、発声の特徴という「音声の側面」に求めるなら、ASDの本質とはあまり関係ありません。しかし、心理的距離という「社会的な側面」で捉えた途端、一気にASDの本質に迫る問題に変わるのです。

――ASDの人に見られる社会性の課題と方言をしゃべらないという事象が、ここでつながった、ということですね。

松本 ええ。だからある意味、「これで一段落」とそのときは思ったんですね。「社会的機能説」で謎は解けたと。そう思ったんですけど、でもことの発端は3歳児の健診なんですよ。

松本　――ああ、そうでした。

松本　3歳というのは、心理的距離によって言葉を使い分ける時期ではない。

松本　――確かに、3歳児は方言と共通語の使い分けはしませんね。

松本　だとすると、ＡＳＤの3歳児が方言を話さないことを、「方言の社会的機能」だけで説明するのは難しい、ということになります。

「共同注意」と「意図理解」

――話が振り出しに戻ってしまった。そこで、（2）（3）の仮説が出てくるのですね。（2）に挙げられた、ＡＳＤの人は「共同注意と意図理解が苦手」とは、どういうことでしょうか。

松本　「共同注意」というのは、複数の人が同じ対象に注目することです。例えば、お母さんが「ほら、犬がいるよ」といって指差したほうに注意を向けるというのが共同注意で、これができれば、「あれが犬というものだ」といった形で言語を習得していくことができます。もうひとつの「意図理解」は、ざっくりいえば、相手が何を考えているかを察することです。

これらのことが苦手であれば、家族を含めた周囲の人たちとのコミュニケーションを通して言語を習得することは難しいでしょう。そのために、ＡＳＤの人たちは地域の共通言語である方言を習得できないというのが、（2）の仮説です。

松本　――では、（3）の「音声の絶対音感者」とは、どういうことでしょうか？

松本　ＡＳＤが「音声の絶対音感者」であるというのは、東京大学の音響音声学の峯松信明先生の説で、簡単に説明すると、ASDの人は絶対音感の持ち主のように、音声を絶対的特徴で聞くために、普通の人より言葉を細かく区別して聞いてしまうというものです。

例えば、普通の人であれば、お母さんがいう「おはよう」も、お父さんがいう「おはよう」も、朝のあいさつであり、同じ「おはよう」として聞き取ります。しかし、音の絶対的特徴に着目すれば、この2つの「おはよう」は、違うものです。

――男女の声の違いや、音の高低、速さ、イントネーションなど、いろいろな「おはよう」が考えられますね。

松本　でも僕らは、どんな音であっても、「おはよう」といわれれば、「おはよう」と認識できる。これは、異なる音を同じカテゴリーに分類して聞くことができるからです。音の高低など絶対的特徴が異なる音をすべて「違う音だ」と脳が認識したら、言語習得は非常に難しくなります。

ただ、ASDの人たちが「音声の絶対音感者」であるとしても、「生まれながらにそうなのか」、あるいは「結果としてそうなったのか」に関しては、判断が難しいところなんです。

――「結果として」とは、どういうことですか？

なぜ日本人はLとRを聞き分けられないか？

松本　小さい子どもというのは、あらゆる国の言語を聞き分けられます。日本人の赤ちゃんでも、英語が母語である家庭で育てられれば、LとRの違いも自然に聞き分けるようになります。けれど、生まれてからずっと日本語ばかりを聞いていると、生後1年ぐらいたつうちに、日本語で使い分けられる音は識別できるけど、そうでない音――例えば、LとR――は聞き分けられなくなる。

これを「母語耳になる」という方もいます。子どもは、母語をずっと聞き続けることによって、母語に適した耳の聞き取りシステムを確立します。

――脳が「無駄を省く」ということですよね。自分が暮らす環境のなかで使われない音を認識しなくなるのは、ある種の効率化という気がします。

松本　そうです。しかし、ASDのお子さんは、周囲にいる人の表情はもちろん、声に対する注目度も低いために、「母語耳」が形成されず、生まれたばかりの赤ちゃんのような、絶対音感的な耳が残っているのかもしれません。

――そのため、母語としての方言の習得に困難を感じる、ということですか。

松本　そして効率化されないために、すべての音の違いがそのまま、きれいに聞こえているということかもしれません。大人が持っている「耳の聞こえ方」を、子どもはある意味、学習し、受け継ぐわけです。もしかすると、この「受け継ぎ」がうまくいってないのかもしれない。それが3番目の「音声の絶対音感者」説と、それについての現時点での僕の考えです。

しかし、そうなるともうひとつ、深い謎が残るんですよ。それはASDの子どもがどうやって言語を学んでいるのか。どうやって共通語を身につけているのか、ということです。

――方言は話さないけれど、共通語は話す。なぜ、共通語だと習得できるのか、と。

松本　これに関して僕は「もしかして」という仮説を持っていました。それは「メディアから言語を習得している」というものです。

ＡＳＤの子どもが方言を話さない理由について、僕自身は「共同注意と意図理解が苦手だから」ではないかと考えています。

――先ほどご説明いただいた、2番目の仮説ですね。

松本　はい。この説に立つと、「メディアから言語を習得している」と考えるのは自然な流れです。

――共同注意・意図理解が苦手な人にとって、家族などとのコミュニケーションを通して言語を習得することは難しい、ということでしたね。しかし、メディアから学ぶのであれば問題はない、と。

メディアから学べば、共通語になる

松本　ええ。そしてメディアから流れてくる言葉は共通語がほとんどですから、ＡＳＤの子どもたちが共通語だけを話すことの説明がつきます。

一方、峯松先生がおっしゃるような「音声の絶対音感者」説に立った場合も、ＡＳＤの子どもたちはメディアから言語を習得していると考えることは可能です。なぜなら「音声の絶対音感者」にとって使いやすい教材となり得るのは、テレビなどメディアから流れてくる音声です。まったく同じトーンの音やセリフの繰り返しが多いですから。

つまり、「共同注意・意図理解困難」説にしろ「音声の絶対音感者」説にしろ、ＡＳＤはメディアから言語を習得しているのではないかと考えています。ただこの説は、学会では受け入れられないだろうなと。

――学会で受け入れられない。なぜですか？

松本　言語の専門家であればあるほど、「子どもがメディアから言語習得することはあり得ない」というスタンスなんです。「家で英語のビデオを流していたら、子どもは英語をしゃべるようになりますか？」ということなんですね。

――ああ、そういうことですか。英語のビデオを流すだけでは、残念ながら英語が話せるようにはなりませんね。

松本　そうなんです。ＡＳＤの子がメディアから言語を習得しているなんていうことが本当にあるのか。そう悩んでいたところに、救い主が現れたんです。

関西にお住まいの特別支援学校の先生が「うちの息子がそうです。中学3年生になる息子のかずはＡＳＤで、ビデオやテレビから日本語を学習してきました」というメールをくださったんです。「家族全員が関西弁をしゃべるのに、かずは標準語しか話しません」というお話でした。それで妻と一緒に、かず君のご自宅にお邪魔してお話をうかがったんです。お母さんが特別支援学校の先生だったこともあり、詳細な育児記録が残っていました。

――いつ、どんなことができるようになったか、どんな言葉を話すようになったか、という記録があったんですね。

松本　お母さんがいうには、お姉ちゃんの学習用に買った幼児向けのＤＶＤ教材を繰り返し見て、言葉を覚えたと。成長するにつれてアニメの登場人物のセリフを「エコラリア的」にしゃべるようになった、ということでした。

――エコラリア的とは、どういう意味ですか？

松本　アニメのキャラクターやコマーシャルのセリフ、電車のアナウンスなどを、オウム返しのように繰り返すことで、ASDの症状として昔から多く報告されているものです。

ASDの子どもにとって、家族とのコミュニケーションを通して言語を習得することは難しいという話を先ほどしました。つまり、ASDの子どもは家族の話し方を真似しない。一方で、アニメのキャラクターのセリフなど、メディアから流れる音声を真似する傾向があるのです。

――かず君もそんなふうに、アニメなどの真似をするようになった。

松本　けんかをしている子に向かって、「けんかはやめて！」といったと、記録にあります。これがどうやら「ドラえもん」のしずかちゃんのセリフを真似たようなのです。

――セリフを覚えて、そのまま使うようになる。

松本　さらにその後、現実の場面に合わせてアレンジするようになっていくんです。例えば、「お母さん、お弁当まだ？」という発言は、ジブリ映画「となりのトトロ」に出てくるサツキの「お父さん、お弁当まだ？」を応用したというんです。ディズニー映画のセリフを活用した発言もありました。

――私たちが英語を学ぶような感じですね。シンプルなフレーズを暗記し、単語を入れ替える。

松本　もちろんこれは1事例でしかありません。ただ少なくともこういう学習の仕方をする子がいる、ということはわかってきました。

もしも発達障害が多数派ならば、「普通の人」とはどんな人？

——「ASDの子どもは方言を話さない」というお話をうかがってきました。成長するに従って、方言を話すようになるASDのお子さんもいるのでしょうか？

松本　共通語しか話さなかったASDの子どもが、方言を話すようになったケースはあります。ただ、「成長するに従って」といえるかというと、微妙です。なぜかというと、事例を集めてみたところ、話し出した時期が小学生から社会人まで、ばらばらだったからです。

調査して見えてきたことはあります。それは、「方言を話すようになった時期に、同世代の人に対する興味・関心が芽生えている」ということ。そして、「方言を使い出したことによって、同世代との関係性が変わっている」ということです。例えば、同世代の集団に入ろうとするとか、同世代の人と一緒に何かをしようとしたタイミングで、方言を話すようになっている。そして方言を話すようになるのと同時に、人と関わるための社会的スキルも伸びています。

——やはり方言というのは、人との距離を縮めるための強力な社会的ツールなんですね。

松本　面白いのは、方言を使うようになったきっかけとして、家族は出てこないことです。

——なぜだろう……。ああ！　家族であれば「距離を縮める」のに努力する必要がないから？

松本　ええ。家族は、自分が方言を話すかどうかで、近づいたり、離れたりしないですよね。でも他人は、社会的スキルが上がれば近づいてきてくれる。同世代というのは、特に、相手との距離の変化がはっきり見えやすい対象です。

——方言を話すきっかけは同世代に限定されるんですか？　先生や先輩、後輩との関係ではなく。

松本　熊本大学の菊池哲平先生が、興味深い研究をされています。知的発達に遅れのないASDの子どもたちと、定型発達の子どもたちに、同じイラストを見せます。さまざまな人たちが、さまざまな場面設定で話しかけてくるというイラストです。それに対して、子どもたちが、方言で答えるか、丁寧な言葉遣いで答えるか、あるいは一般的な言葉遣いで答えるかを調査し、比較しました。それによると、ＡＳＤと定型発達で差が出るのは「同年齢の友だち」から話しかけられたときだけ。「先生」や「家族」では、差が出ませんでした。

――先生や家族に対する言葉遣いは、変わらない。けれど、同級生と話すときには違いが出てくる。

松本　それは同級生の場合、「相手との関係が不明瞭」だからです。

――相手との関係が不明瞭なとき、ＡＳＤと定型発達の違いが顕著に出る、ということですか？

松本　例えば、部下と上司という関係なら、どういう言葉遣いをするのがいいかは割合、明確に決まります。お客さんと店員という関係でも、そうです。

――はい。

松本　でも、同僚となると、明確には決まりません。一口に同僚といっても、言葉遣いは、相手との心理的距離で変わります。

――ああ、確かにそうですね。

松本　ここでＡＳＤと定型発達の違いが出てくるんです。「お客様には、この言葉を使ってください」「上司にはこういう言葉遣いをしなさい」ということであれば、ＡＳＤの人も、定型発達の人と同じようにできる。でも、相手との心の距離で決めなければいけないとなると、難しいんですね。

社会的ルールについても同じです。

マニュアルに明確に定められたルールを守ることについては、ＡＳＤの人に問題はない。けれども、言葉で示されない暗黙のルールは、ＡＳＤの人には理解しにくいんです。ですから僕ら特別支援に関わる者は、ＡＳＤの人に話をするとき、暗黙のルールを明示的なルールに変えます。

――例えば、どういったことですか？

松本　「人は君の表情を見て、君の気持ちを判断します。ですから表情は、相手とのコミュニケーションをするうえでとても重要です」ということなどですね。

――そういうことを言葉にして、あらかじめ示しておくということですね。

視覚的な情報が多すぎると、伝わらない

松本　もちろん、それで全部できるようになるかというと、残念ながらそんなことはありません。例えば「お客様の表情を見て、お客様が納得されたようだったらこれをして」といっても、「納得された表情」がわからない。

「僕らにはフィルターがある」と表現するＡＳＤの人もいます。彼の視点に立てば、相手の表情や視線は見えず、声だけが聞こえてくる。その声も、イントネーションなどで表現される感情的意味が排除された形で聞こえてくる。

――それでは相手の本来の意図を理解したり「適切な返答」をしたりするのは難しいですね。

松本　ＡＳＤの子どもとオンラインで話すときには、僕は「ジャガイモ君」になるんです。こんな感じです（次ページ写真）。

――これは……、目と口だけ？　なぜ、こんなことを？

松本　ＡＳＤの子に何かを教えたり、伝えたりしようとするときに苦労するのは、こちらを注視して

「ジャガイモ君」なら、会話しやすい

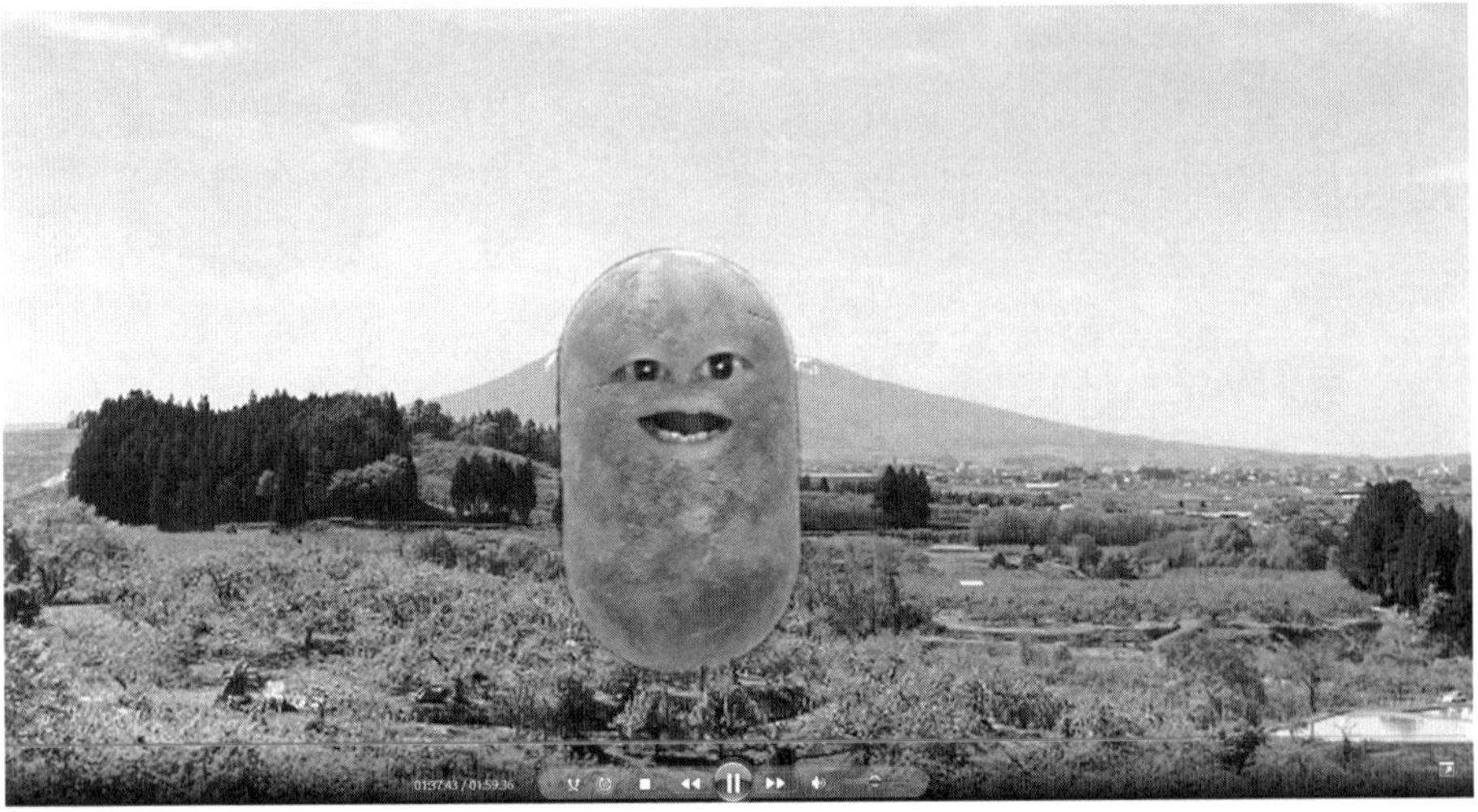

オンラインでASDの子どもと話すとき、
松本氏は「ジャガイモ君」に変身して、視覚的な情報を減らす
ジャガイモの画像：Snapchat

くれないことです。誰かいると思ってちらっと見ても、次の瞬間にはふいっと、どこか違うところを見ている。でも、このジャガイモ君の姿だと、僕のことを結構、長い時間、よく見てくれるんですよ。

――情報が絞られているから、集中しやすい、ということでしょうか。

松本　視覚的な情報量がごっそり減ることで、必要な情報だけが届くようになるんですね。これが普通の状態の私だと、洋服の襟やら髪の毛やら、情報が多すぎるんです。耳も鼻も余計な情報です。

――「ASDの子どもは方言を話さない」からスタートされた研究ですが、これから先、この研究を、どのように役立てていきたいと思われていますか？

松本　真剣に考えれば考えるほど、「わかりません」というしかありません。これまでの研究は、少なくともＡＳＤの人の言語習得や運用、コミュニケーションのあり方の一端を明らかにすることにつながったと思います。ただ、まだまだ謎がある。もっと深めないと、「役に立つ」というところまでは行き着かないと思います。例えば、かず君のケースも。

――アニメのビデオやＤＶＤから言語を習得したかず君ですね。

松本　かず君のことを知って、「じゃあうちの子にも、アニメのＤＶＤをどんどん見せればいいんですね」といわれると、「ちょっと待って」といいたくなります。その前に、かず君がなぜ、アニメのセリフを人との関わりのなかで使えるようになったのかをちゃんと考えなきゃいけないからです。ですから、役に立つ効率的な方法を探そうとすると、副作用というか、何か問題が生じるかもしれません。「役に立つ」といったときに、それは親にとってなのか、先生にとってなのか、子どもにとってなのか。この研究が、今すぐ何かの役に立つかといわれると、まだまだ危うい部分もたくさんあるんです。

ただ、新たな広がりを感じることはあります。私の本を読んだＡＳＤの方が、面白い感想を寄せてくれたんです。「この本を読んだら、定型発達の人たちがこんなふうに考えている、というのがわかった」と。だから僕は最近、発達障害の人向けに「定型発達の人はこういうふうに考えてしまうんですよ」というマニュアル本があったらいいな、と思っているんです。

――いわゆる「普通の人」たちって、実は、こう考えているんだと。

松本　今は、発達障害の人たちが、自分の情報を発信するじゃないですか。発達障害の人が書いた本もたくさん出ていますよね。それを読んだ定型発達の人たちは、「発達障害の人って、こう考えているんだ」と思う。

でもそのとき、定型発達の人は「自分たちがどう考えているか」を、どこまで理解しているでしょうか。「ＡＳＤの人って、定型発達の私たちと違うよね」、そこまではいい。じゃあ、「定型発達の自分が、ＡＳＤの人とどう違うか」を正確に理解していますか、ということです。


――多数派からの……、傲慢な見方をしている部分が、きっと自分にもあります。それは本当にそうですね。

もしも、ＡＳＤが多数派の社会だったら？

松本　だから僕は、定型発達の人たちが、発達障害の人にわかってもらおうとする努力があっていいんじゃないかと思うんです。

僕は「ガジュマル」という発達障害当事者会を運営しています。そこではＡＳＤの人たちが多数派で、定型発達の人はいたとしても少数派です。そういう環境でＡＳＤの人たちが語り合うと、お互い「わかる、わかる」っていうんです。僕もＡＤＨＤの傾向が色濃くありますが、ＡＳＤのみんなが「わかる」と盛り上がっていることのなかに、さっぱりわからないことがある。それで質問すると、逆に、「なんでそう思うの？」と聞かれるんです。

そんなふうにＡＳＤの人が多数派で、定型発達の人が少数派の世界になったら、定型発達の人たちのほうが「何かおかしい」ということになるでしょう。「なんで、表情を読もうとするの？」「発言で判断したほうが、合理的でしょ」などと。

――**発言で判断したほうが合理的。なるほど。**

松本　例えば、小学校に行って、授業を参観しているとよくわかります。定型発達の子は、同じタイミングで先生を見て、手を挙げます。そして、だいたいみんな似たような意見をいう。ところが、ＡＳＤの子は手の挙げ方もマイペースだし、意見もなかなかオリジナリティーにあふれている。

普通の教室では、定型発達の子どもが多数派ですが、もしも人数が逆転して、例えば、ＡＳＤの子が25人、定型発達の子が５人しかいないクラスだったらどうでしょう。きっと「あの５人はおかしい」となるはずです。人数が逆転するだけで、定型発達の均質性が際立ち、異彩を放つと思うんです。なんでこの人たち、みんな同じなの？　同じような考え方をするの？　社会的振る舞いも驚くほど似てるよね、と。

――**みんなが同じであることのほうが、おかしく映る。**

松本　そうです。ＡＳＤの研究をすることは、「定型発達って何？」という疑問に答えることでもあるんです。

――**「普通」とは、何か。**

松本　定型発達の人たちは、なぜ多数派のなかに入っていけるの？　なぜ、みんなが同じようなものの見方、考え方、社会的振る舞いを獲得できるの？　ＡＳＤの子どもたちを研究しながら、そんなことを考えています。

お薦め書籍

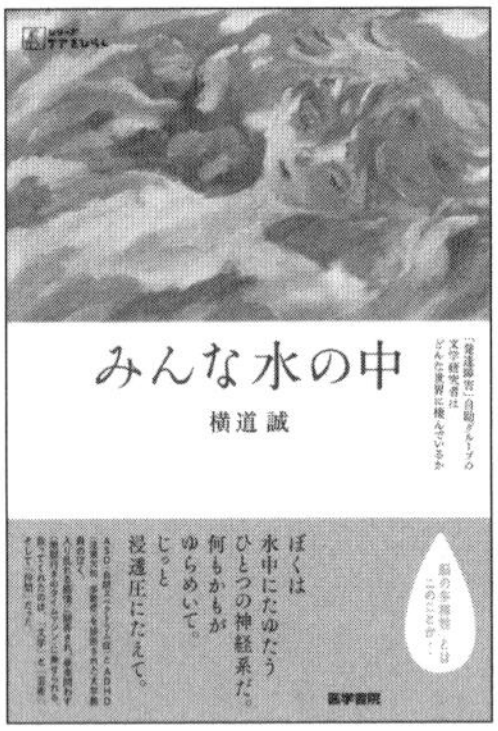

『みんな水の中 「発達障害」自助グループの文学研究者はどんな世界に棲んでいるか』

横道誠

医学書院

著者は、ドイツ文学やヨーロッパ思想を専門とする研究者。ASDとADHDの診断を受けてからは、生きづらさを抱える当事者が集まり、語り合う「自助グループ」も主宰しています。そんな著者の文章には、発達障害の当事者という「内側の視点」と、研究者ならではの「外側の視点」が混ざり合い、独特の雰囲気があります。自作の詩や小説を掲載すると同時に、参考文献もびっしり。

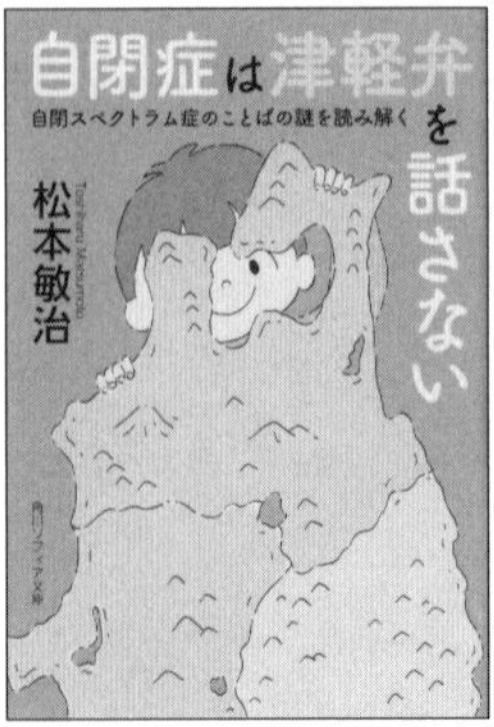

『自閉症は津軽弁を話さない 自閉スペクトラム症のことばの謎を読み解く』

松本敏治

角川ソフィア文庫

「とにかく読んでみて」といいたくなるこの本。ちょっとした夫婦げんかから始まった「自閉症とは何か」を探る研究です。「自閉症は津軽弁を話さない」という妻の説を否定しようと調査を続けるも、かえってそれは妻の説を強化することに。さまざまな調査から明らかになる事実に喜んだのも束の間、また新たな謎が……。自閉症のみならず「人間とは何か」を深く考えさせられます。

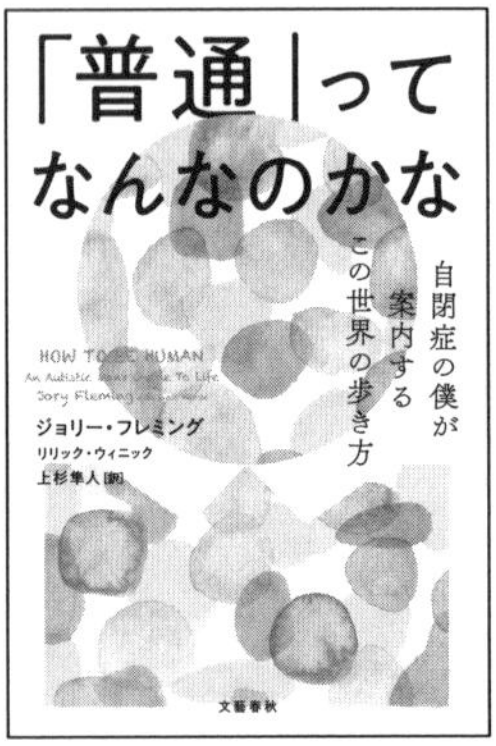

『「普通」ってなんなのかな 自閉症の僕が案内するこの世界の歩き方』

ジョリー・フレミング、リリック・ウィニック／訳：上杉隼人

文藝春秋

自閉症など複数の障害のある著者のジョリー・フレミング氏。ローズ奨学金を得てオックスフォード大学の大学院に入学し、現在はサウスカロライナ大学で教鞭をとっています。共著者のリリック・ウィニック氏がインタビューをする形で、その思考を探っていきます。自分の「普通」がもしかしたら普通ではないのかもと思えてくる1冊。読み終わった後、じんわりと優しい気持ちに。

終　章

発達障害の希望

インタビュー

13

勉強ができない口下手な少年がロマンとビジョンで人生を切り拓くまで

発達障害の人のなかには、学問や芸術、経営などの分野で、大きな成果を残している人たちもいます。シリコンバレーの起業家には発達障害の人が多いなどといわれることもありますし、国内外を問わず、成功した起業家のなかには、自ら発達障害であると自認したり、発達障害ではないかと言及されたりする人たちがいます。

発達障害の取材を始めるとき、2つの視点を設定しました。ひとつは医師や研究者など専門家に取材する「外側の視点」。もうひとつは、発達障害の診断を受けた当事者に取材する「内側の視点」です。最後にご紹介するインタビューは、内側の視点。70歳をすぎて、自分が発達障害であることを知った、ニトリホールディングス創業者で会長の似鳥昭雄氏です。発達障害の診断を受けている経営者として、これほどの成功を収めている人は、日本でほかに思いつかず、発達障害の希望ともいえる存在です。

似鳥氏の人生には、ほかの発達障害の当事者と同じように、多くの困難がありました。小学校に入ってから、勉強ができずにいじめられ、家にも居場所がなくて、漫画

［当事者・経営者］

似《に》鳥《とり》昭《あき》雄《お》氏

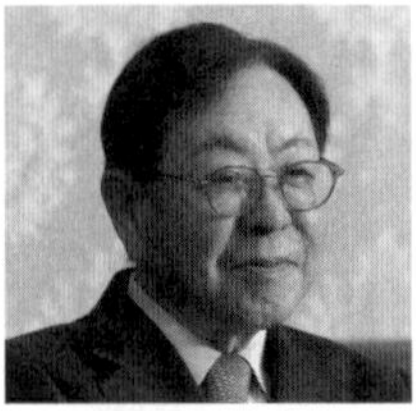

ニトリホールディングス会長。1944年、樺太生まれ。66年、北海学園大学経済学部卒業。67年、似鳥家具店を札幌で創業。72年、米国視察ツアーに参加。同年、似鳥家具卸センター株式会社（現ニトリホールディングス）を設立。2002年、東京証券取引所一部（当時）に株式を上場。03年、売上高1000億円、100店舗達成。10年、持ち株会社体制へ移行。2023年3月期決算で、上場後33期連続増収増益を達成（経常利益）。（写真：的野弘路）

を読むことと寝ることのほか、楽しいことはなかった。大学卒業後、広告会社に就職したものの、営業で契約がとれずに挫折し、死にたいと思ったとおっしゃいます。そんなどん底から、力強く人生を切り拓いていけたのは、なぜなのでしょうか？

似鳥氏は、つらいこともたくさんあった人生を、ユーモアを交えて、愉快痛快に語ってくださいました。そのなかには、発達障害とともに前向きに生きるヒントがたくさんあると思います。

（2023年3月取材）

――会長は70歳をすぎてから、ご自身が発達障害であることに気づいたとうかがいました。きっかけを教えてください。

似鳥　テレビで発達障害の特集をしていたんです。それを見ていたら、どうも自分とすごく似ていると思って、専門病院で診てもらったのです。

――診断が出たとき、どんなお気持ちになりましたか。

似鳥　何というのか、ほっとしたというのかな。ずっと自分自身がわからなかったんです。人のできることができなくて、人がやらないことをやる。だから「変わっている」といわれてきました。家内もいうし、社員もそういう。その理由がわかって、なるほどと思って、ほっとしました。

――幼少期はどうでしたか。

似鳥　つらかったですね。

——どのようなことがつらかったのでしょうか。

似鳥　一番はやっぱり、勉強ができないことですね。自分の名前を漢字で書けるようになったのは、小学6年生のころでした。同じクラスに60人以上の子がいましたが、自分の名前が書けなかったのは私1人でした。ですから、よくバカにされましたし、いじめられました。忘れ物もすごかったんです。整理整頓もできないし、落ち着きもない。とにかく問題だらけなんです。

——その当時はADHD（注意欠如多動症）(＊1)の知識など、誰も持っていないわけですよね。

似鳥　ありません。ですから、単純に自分は人よりも劣っていると思っていました。会話も苦手で下手だから、あまり加わらない。というか、成績の悪い2～3人の子以外、誰も私と付き合ってくれないんですよね。特別支援学級(＊2)みたいなものもありませんから。

あればそういった学級に入ったほうがよかったと思います。普通の生徒と一緒のクラスだから、勉強で非常に遅れてしまって。「勉強ができないんなら、仕事をしろ」といわれてね。小学1年生ぐらいから、米の配達をするようになりました。闇米でね。毎日配達があるんです。夏はリヤカー、冬はそりで、1キロぐらい離れたところまで通いました。

通知表は1と2ばっかりでした。親には、「学校の通知表は1が一番よくて、5が一番悪いんだ」と嘘をついていましたが。それが3年生のときにばれてしまって、ひどく怒られました。

——小学生のころから、商売の手伝いをしていたのですね。

楽しみは漫画と寝ることくらいだった

似鳥　ええ。４年生になると中古の自転車で行くようになったりと、成長に合わせて配達手段を変えました。米を配達すると、５円とか10円とか、働いた分だけ、お金がもらえて、それで文房具を買いました。貯金をして、机、蛍光灯、野球のグローブも買いました。貧しかったので、母親がそういうしつけをしたんですね。

お金になるならなんでもやろうということで、漫画も売りました。授業中、先生の話を聞いてもわからないので、漫画を描いていたんです。それが評判になり、欲しいという子が「10円払うから」と値段をつけてくれました。

――どういう漫画を描いていたのですか。

似鳥　「武者絵」ですね。馬に乗って戦っている武士の絵です。当時は、そういう絵がはやっていて、それなら、ささっとわりとバランスよく描けたんです。漫画には興味があって、時間があれば、漫画ばかり読んでいました。ごみ箱をあさって漫画本を見つけて、それを読んでいるときが一番楽しかったですね。

――漫画を読むほかに、楽しい時間はありましたか。

似鳥　ないですよ。小学生のときには、将来のことなんて考えていませんでしたし、小学校でも中学校でも、いじめられていました。授業が終わるたびにトイレに連れて行かれて、４～５人がかりでたたかれました。それで学校に行きたくなくてさぼると、今度は親にたたかれました。行き場

＊1　ＡＤＨＤ（注意欠如多動症）：注意・集中力の欠如と多動・衝動性が見られる障害。「注意欠如多動症」ともいうAttention-Deficit/Hyperactivity Disorderの略称。
＊2　特別支援学級：小中学校等に設置された軽度の障害がある児童のための少人数の学級。

も同然でした。

所がありませんでした。家に帰ったらすぐ仕事です。つらいことばかりで楽しいことなんてない

「楽しいことは何？」と聞かれたら、「寝ること」と答えていました。寝ているときだけは何も考えなくて済みますから。いい夢を見ることもたまにありますし。

——学校にも家にも居場所がなくて、寝るときだけはほっとできたのですね。

似鳥　だって起きたらつらいことばかりですから。それが延々と続くわけです。闇米の配達は毎日ありますし、土日や夏休みの間も、仕事がびっしり詰め込まれていました。父親が土木の仕事をしていて、それを手伝わされていたのです。冬は「雪投げ」もありましたね。

——雪投げとは？

似鳥　屋根に積もった雪を降ろす仕事です。それをトラックにどんどん投げ入れて、札幌市内の豊平というところに運んで、今度は投げ捨てるんです。とにかく年がら年中、仕事をやらされました。地獄とまではいかないけれど、本当にいい思い出なんてひとつもありません。

——ご自身の人生が少しずつよくなっていった、ちょっと好転してきたと感じた時期や、きっかけみたいな出来事はありますか。

似鳥　中学時代はないですね。高校受験は全部落ちましたし。ただ闇米を配達していたお得意さんがある工業高校の校長先生を紹介してくれて、米1俵を夜中に届けたら、そのおかげかはわかりませんが、補欠合格したんです。

ただ、入ったのはいいのですが、珠算3級と簿記3級をとらないと卒業できないんです。そろばんは得意で、大会で優勝するくらいの腕前があったのですが、簿記は苦手でした。先生に「こ

のままでは卒業できない」といわれ、母親に泣かれて困りました。それで必死になって、周囲の友人の力を借りながら、なんとか卒業できました。

実は、中学と高校はカンニングばかりしていました。高校生のときは、さまざまなカンニング方法を自分で開発しました。科目別のカンニングペーパーを蛇腹に折っていろいろ細工して、手のひらに隠し持つとか。この方法は誰にも教えませんでした。教えると広まって先生に見つかるから、これだけは絶対教えなかった。それで無事、卒業です。

お金を稼ぐと、人生が少し楽になる

——高校卒業後はいかがでしたか。

似鳥　札幌短期大学をへて、北海学園大学に編入しました。どうやって合格したかは秘密です。

父親は進学に反対しました。息子を土木の仕事に早く使いたいといって。母親が、せっかく受かったのにかわいそうだからといって、進学を認めてもらったものの、入学金や授業料、生活費も自分持ちでした。実家に「下宿代」も払わされました。

自分で大学の学費を出すなんて無理だから、諦めるだろうと父親は思ったんです。でも、私は諦めなかった。そういうところが発達障害なのかとも思うんですが、諦めません。手段を選ばず、とまではいわないけど、やるとなったら相当無茶な手段でも実行に移す。

いろんなアルバイトをしましたし、そのころには、住宅の基礎工事くらいは全部できるようになっていたので、父親の会社を通じて1軒いくらで現場を請け負いました。なにせ小学生のころからやっていますからね。大学の仲間を誘って、私は現場監督で事業主です。

仕事を工夫して、普通なら2日かかるものを1日半で終わりにして差額を稼いでいました。ですから当時のサラリーマンの1・5倍くらいはもらっていたと思います。少しでも早く終わらせるにはどうしたらいいかを考えていました。とにかく稼働計画。マネジメント、時間管理、残業をしないで業務をきちんと終わらせること。これはそのまま、今の店舗運営や経営に役立っています。

――現場監督の経験が事業に生かされたのですね。

似鳥　稼げるようになったことで、少し生きがいというか、ゆとりが出てきました。友だちとおいしいものを食べに行ったり、ガールフレンドと遊んだり。やっと人生が上向いてきたと思ったのですが、そううまくはいきませんでした。

対人恐怖症の若者の放浪と青春

似鳥　1966年に大学を出て、父親の経営する似鳥コンクリート工業に入社しました。ただその年の7月、盲腸で入院したんです。手術が遅れて癒着を起こしたため、退院してもなかなか回復しません。痛みに耐えかねて布団で寝ていたら、親に枕ごと蹴っとばされて「仕事に出ろ」といわれました。このままでは死ぬのではないかと思いました。命は一度失ったら返ってきません。死んでからでは遅いと思って、貯金5万円を持って実家から逃げました。

友だちの家の屋根裏に泊まりながら、住み込みの仕事を探しました。やっと1社、東京に本社がある広告会社の札幌営業所に営業として採用してもらいました。東京から出張してくる社員などが泊まるアパートが、営業所に併設されていたんです。ところが、営業ですから広告をとってこなくてはなりません。ノルマもあります。

――子どものころから会話が苦手だったとおっしゃっていました。

似鳥 あのころは軽い対人恐怖症で、営業に行っても赤面したり、言葉に詰まってしまったりして、1件も契約がとれません。結局、喫茶店やパチンコ店で時間を潰して、「今日もダメでした」と毎日所長に報告しては、怒られていました。ノイローゼみたいになりました。それでも生きていかなきゃなんないから、つらかったですね。

結局、半年でクビになりました。6カ月契約の採用だったんです。それから履歴書を持って、6社か7社くらい回ったけれど、ダメでした。行くところがなくて1カ月ほど北海道中を放浪した末、クビになった広告会社に頼み込んで、雑用係として再度、雇ってもらいましたが、半年後にまたお払い箱になりました。

広告会社で働いた1年は、大変でしたが、思い出も多いんです。先輩にかわいがられて、スナックに連れて行ってもらったり、恋人ができて別れたり、いろんなことがありました。

――青春時代というのでしょうか。その後はどうされたのですか？

似鳥 やっぱり行くところがなく、実家の似鳥コンクリート工業に戻りました。専務だった叔父に誘われて札幌を離れ、旭川で水道工事現場の監督助手になり、その後、滝川市で現場監督になりました。寝る間を惜しんで働き、稼いだ給料でみんなを飲みに連れて行き、チームが団結して、抜群の利益率を上げました。ところが、ある日、作業員宿舎が火の不始末で全焼してしまった。私は現場監督として責任をとり、会社を辞めました。
サラリーマンもダメだったし、土木の仕事もダメだった。どうしていいかわからなくて、もう死にたいなと思いました。友だちにそう打ち明けると、「おまえ、商売をやってみたらどうだ」といわれて、そうすることにしたんです。何をしようかと考え、住んでいた一帯で、誰もやっていない業種を探したら、家具屋がなかったんです。

——それがニトリの始まりなのですね。

パートナーを得て、苦手なことを放棄する

似鳥　家具屋がないなら家具屋をやろうと。単純でね。まだ23歳でしたから。親と知人からかき集めた100万円を元手にしました。ただ家具問屋が相手にしてくれない。取引を断られ続けました。最後に小さな問屋が「協力するよ」といってくれたおかげで1967年12月、「似鳥家具卸センター北支店」をスタートさせることができたのです。「支店」としたのは、ほかに本店があると思わせるためでした。
ところが売り上げが全然伸びません。会話が苦手だからです。接客ができない。頭のなかには接客のセリフがあるのに、口からうまく出てこない。

——そんな状況をどうやって打開したのですか？

似鳥　私の窮状を見ていた母親が、結婚して奥さんに商売を手伝ってもらえばいいと提案してきたんです。実際、家内と結婚した2年目から、商売がうまく回り始めました。

家内は愛想がよくて、お客さんに好かれ、度胸もあって商売上手。家内と結婚して販売を任せた途端、年間売上高が前年比2倍の1000万円になりました。

家内に販売を任せたおかげで、私は苦手な接客をしなくてよくなり、配達と仕入れに専念できるようになりました。この役割分担が、ニトリ成長の最初の原動力でした。苦手なことを放棄したのがよかったんです。

――奥さんとは、どういうご縁だったのですか？

似鳥　見合い結婚だったのですが、７人に断られた後の8人目でした。姑と住まなければならないし、労働時間は長い。休みは週に1回あるかどうかの自営業です。結婚相手には「サラリーマン」が人気だった時代ですから、敬遠されました。実はうちの家内にも、最初は断られたんです。見合いしたときは、まだ19歳だったかな。それを母親と当時家内が住んでいたアパートの大家さんが2人がかりで説得してくれました。話を聞くうちに、自分で商売するのも面白いかな、という気持ちになってくれたようです。

私はちゃんとした服を持っていなかったし、汚い靴しかなかった。うちの家内は見合いのとき、私が着ていたセーターに穴が空いているのに気づいたそうです。それを「失礼な人だと思ったけど、正直でいい」とプラスにとってくれました。そんな家内がいたから、今のニトリがあるんです。

――長所に目を向け、苦手をカバーしてくれるパートナーがいた。だから、事業も成功した。ニトリでは、発達障害の社員が働きやすくなるような制度はありますか。

似鳥　制度はないですが、「短所あるを喜び、長所なきを悲しめ」――社員には常々、この言葉を伝えています。

――それは……短所があるのは、そもそもいいことなんだ。その短所を長所に変えて、生かせばいい、ということでしょうか？

短所が99個あっても

似鳥　「短所が99個あっても、1つ長所があればいい」と思います。

――そもそも失敗が許される文化があるということですね。

似鳥　失敗したら、「倍返し」してくれたらいいんです。人間は皆、平等です。新入社員も女性も男性もみんな平等。ですから、全員「さんづけ」で呼び合います。白井（俊之）社長のことも、みんな「白井さん」と呼んでいます。「長」という肩書が示すのは責任の重さであって、人間の優劣ではありません。ですから、いばるような言葉遣いの人には注意しますし、降格となることもあります。

――いばることをよしとしない社風があるのですね。

似鳥　あとは社員に夢を与えることですね。「会社のためではなく、自分のためにニトリを利用して自己成長してください」と伝えています。自分のために頑張るのでなければ、人は伸びません。ロマン（志）とビジョンが必要です。

私のなかに明確なロマンが芽生えたのは、多店舗化を始めた1972年、米国視察ツアーに参加したときです。27歳でした。米国西海岸の百貨店や家具のチェーン店を見て、米国の豊かな暮らしに、日本が追いつくのに何年かかるだろうかと考えました。「米国が今の暮らしを手に入れるのにかかったのが120年。真似をするだけなら、60年でできるはずだ。60年で追いつけ、追い越せ」――そんなビジョンを描いて、事業に邁進してきたのです。1979年には、72年に遡って「2002年までに100店舗で売上高1000億円」という「30年計画」を立てました。当時はまだ7店舗しかなく売上高30億円にも満たなかったので、社員たちは「社長がおかしくなった」といいました。辞めていった人も多かった。辞めてもらってある意味、よかったんです。同じ目標を一緒に目指せる人とでないとやれません。「100店舗で売上高1000億円」の目標は、1年遅れの2003年に達成しています。

――もしも自分で事業を始めず、会社員になっていたら、どんな人生だったと思いますか？

似鳥　今ごろ、どうなっていたのかわかりません。食べていけなかったと思います。何度も失敗しては追い込まれて、追い込まれた結果、いろいろ考え、いろんなことにチャレンジして、ここまで来ました。私は一度、興味を持ったら、とことん追求します。「なぜ？」が出てきて、「なぜ？」がわかったら、また次の「なぜ？」を追求する。普通の人はこれを1回か数回ぐらいしかやりませんが、私は何度でもやります。いつまでも、何回でも「なぜ？」と問い続ける。それはある意味、異常なことです。広大な砂漠から石油を掘り当てるような執念です。

ニトリには優秀な社員が大勢います。けれど、優秀な社員を見ていて思うのは、どんなに優秀でも、自分の長所がわからずにいる人が多い、ということです。

――自分の長所を知り、夢に没頭できる子どもを育てるには、どうしたらいいのでしょうか？

似鳥　自分の「好き」を早く見つけられるように、たくさんの経験をさせてあげるといいと思います。特に、発達障害の子は、すぐに飽きてしまうところもあります。だからこそ、興味がないことでも一度、経験してみる。チャレンジできるプログラムがあれば参加してみる。そういう活動を、親も一緒になってできるといいと思います。

――似鳥会長は、東京大学先端科学技術研究センター・シニアリサーチフェローの中邑賢龍氏（インタビュー7）と一緒に、「LEARN with NITORI（ラーン・ウィズ・ニトリ）」という教育プログラムを全国で展開されています。「教科書を離れて学びの楽しさに気づく」ことを目指したプログラムです。

似鳥　私もできるだけ参加しています。北海道の小樽でガラス製作を体験したり、余市のニトリ観光果樹園で、一番甘いサクランボを探したり。静岡県の熱海で「竹の子の変身を追え！」というプログラムもしました。タケノコって1日だけでも結構、背が伸びるんです。それを計測して掘って、みんなでタケノコを料理して食べる。ニトリの店舗で「働くを体験してみよう」というプログラム（「アルバイトって何？」）もあります。とにかく動いてみる、活動することが大事です。

――発達障害の特性のプラス面を教えてください。

似鳥　こうと思ったら、やってみるところです。頭がいい人ほど、何か思いついてもためらってしまって、やらないんです。でも、発達障害の私は、それをやっちゃう。取り組んじゃう。そういう勇気があるんです。いい考えがあっても、取り組まなければ失敗です。そういう、やらない失敗が多いんです。だから、発達障害の特性は持ったままでいい、失わないほうがいいと思う。

ほかの人が「まさか！」と思うようなことばかりを、私はしてきました。失敗したときのことを考えなかったから、思い切ったことができました。頭がよすぎる人は、後のことまで考えすぎて、前に進めなくなってしまいます。失敗を恐れないで前進してきたから、波瀾万丈の人生になりました。まだまだ、話せない秘密がいっぱいありますからね。

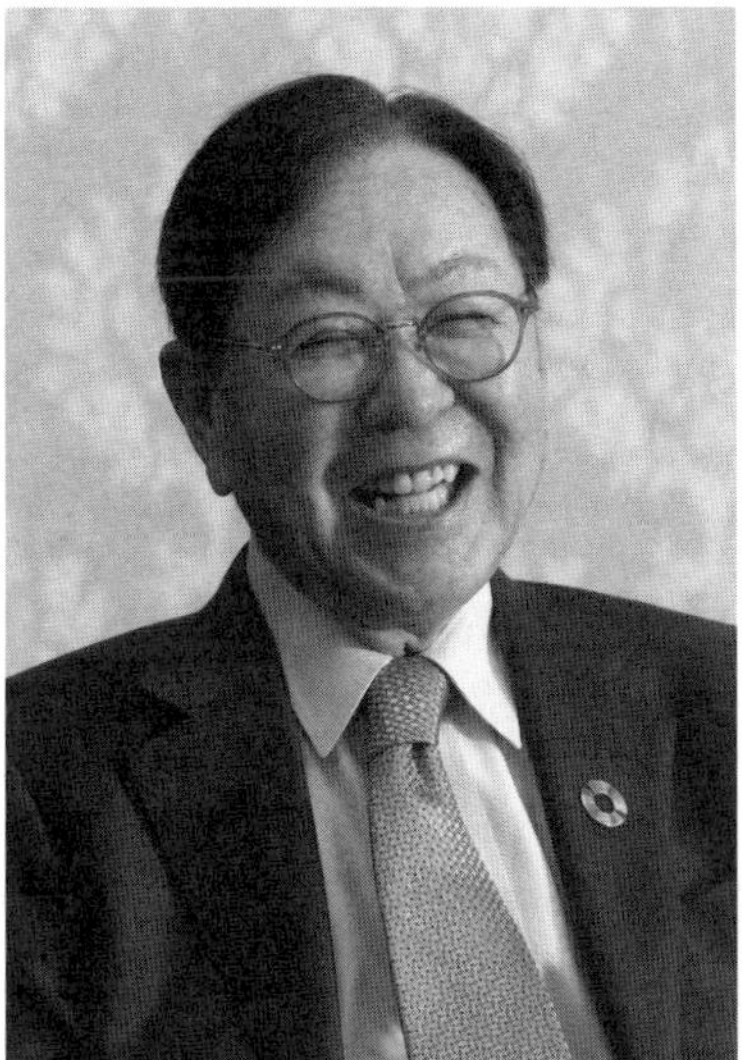

（写真：的野弘路）

おわりに

発達障害の取材を始めて、最初に衝撃を受けた指摘がありました。

発達障害とは、当事者の問題であると同時に、社会の問題でもある。

この言葉は、取材を終えて最後に抱いた感慨でもあります。

誤解を恐れずにいえば、発達障害とは、今の日本社会で『普通』に生きていくのは難しい」ということです。ただ、今のこの社会を「普通」に生きていくことに、まったく困難を感じていない人、余裕で生きている人というのは、ほぼいないはずです。

発達障害を理解することは、あらゆる人に関係する、現代社会の生きづらさに迫ることでもあり、誰にとっても、新しい発見のある体験だと思います。

それはまた、社会という外側の問題に迫るだけでなく、人間の内側、特に脳について、深く考えることでもあります。脳というのは、本当に不思議な臓器です。多様であり、奥深い。文章を書く仕事をしている私ですが、息子の「文字が読めない、書けない」という困難を通じ、初めて「読むこと・書くこと」がどれだけ奇跡的なことであるかを知ることができました。そういった面白さも、もしかすると感じていただけたかもしれません。

発達障害という言葉が広く知られるようになり、学校の先生などに一から説明しなくてよいことも増えてきました。認知が広がったことはよいことですが、単純に喜べない面もあります。周囲が「あの人は発達障害だ」と決めてかかったり、学校が子どもに投薬を迫ったりということが出てきたからです。

診断は簡単にできるものではありませんし、そもそも「本人がどう感じるか」という部分が抜け落ちたままでは、その診断自体が成り立ちません。また子どもへの診断は、その子の特性を理解するためにするのであって、「治そう」としたり、ましてや学校側が教室で静かにさせたりすることを目的として強いるものではありません。そのことは、しっかりと覚えておかねばならないことです。

この書籍のもとになった日経ビジネス電子版の「もっと教えて！『発達障害のリアル』」の連載の話が出たときは、ずいぶんと悩んだものです。公の媒体で、「発達障害の息子の親」として実名で執筆することは、息子が発達障害であることを公言することになるからです。

一方で、書いてみたいという気持ちもありました。それは、広くこの障害を知ってもらうことで、息子を含め今悩んでいる子どもたちが社会に出たときの苦労が、少しでも減ってほしいと思ったからです。

連載を始めることを許可してくれた息子に感謝し、またこの本が、少しでも社会の理解を広げることになればと思います。

本書は、連載のインタビューを快く引き受けてくださった皆さんの協力なしには成り立たないものでした。

インタビューした日付順でお名前を記載させていただけば、岩波明先生、高橋孝雄先生、沖田×華さん、松本敏治先生、借金玉さん、鈴木慶太さん、宮口幸治先生、宇野彰先生、東野裕治先生、横道誠先生、中邑賢龍先生、そして本田秀夫先生に、長時間のインタビューに応じていただきました。また本書の出版にあたっては、改めて原稿に目を通していただきました。

皆様の知識とご経験、そして書籍化にあたってのご協力がなければ、本書が完成することはありませんでした。これまでの研究、そして人生の場面における気づきをお話しくださったことに対し、最大限の敬意を表し、御礼を申し上げます。本当にありがとうございました。

インタビューの時間は、インタビュアーとしても当事者家族としても、非常にありがたく貴重なものとなりました。

また、養老孟司先生には、「養老孟司と『死にたがる脳』」の連載のなかで発達障害についての質問に答えていただきました。両連載は、響き合う内容も多いものとなりました。

そして書籍化にあたっては、ニトリホールディングスの似鳥昭雄会長にご登場いただくことも叶いました。たくさんの苦難と苦労を乗り越えてきた似鳥会長の肉声は、明るくも力強い言葉にあふれていました。お忙しいなか、お時間をいただき、本当にありがとうございました。

そして何より、本書の連載を提案してくださった日経ＢＰの山崎良兵さん。思い切って連載をスタートすることができたのは、山崎さんのおかげです。また、構想から約2年半という時間を伴走してくださった編集者の小野田鶴さん。小野さんがついていてくれることが、どれだけ私の不安を減らしてくれたことか。お二人なくして、ここまで辿り着くことはできませんでした。本当にありがとうございました。

本書が書店の本棚に並ぶことで、さらに社会における発達障害への理解が進むことを願っています。理解が進めば、発達障害は障害ではなくなる可能性もあります。脳の少数派の人々がその違いをプラスに捉え、脳の多数派の人々と当たり前に暮らせるようになれば、きっとそれは、誰にとってもずいぶんと生きやすい社会であるはずです。

ここまで読んでくださった皆さんに、少しでもこの本がお役に立つことを心から願っております。長時間お付き合いくださり、本当にありがとうございました。

用語・索引

【ABC】

ADHD（注意欠如多動症）：注意・集中力の欠如と多動・衝動性が見られる障害。Attention-Deficit/Hyperactivity Disorderの略称。── 004, 026, 028, 031, 045（第1章）, 145, 188, 230, 256, 273, 407, 422, 464, 502, 568

ASD（自閉スペクトラム症）：対人関係・コミュニケーションの困難とこだわりの強さが見られる障害。Autism Spectrum Disorderの略称。── 004, 028, 031, 039, 049, 144, 225（第4章）, 273, 407, 502, 542

DCD→「発達性協調運動症」の項を参照

DSM-5：米国精神医学会が作成する公式の精神疾患診断・統計マニュアルの第5版。精神障害診断のガイドラインとして用いられる診断的分類表。DSMはDiagnostic and Statistical Manual of Mental Disordersの略称。本書の取材を始めた時点（2021年）では、DSM-5が最新版だったが、その後、DSM-5-TRが出ている。TRはText Revisionの略称。── 039, 051, 087, 144, 428, 525

ICD：WHO作成の国際統計分類。傷病、障害、死因などの国際的な比較を目的とし、精神疾患も分類している。International Statistical Classification of Diseases and Related Health Problems の略称。── 039, 144

IQ（知能指数）：知能検査結果の表示法のひとつ。指数100が平均値。Intelligence Quotientの略称。 ── 050, 095（第2章）, 145, 304, 357, 376, 412, 477

LD→「学習障害」の項を参照

PDD→「広汎性発達障害」の項を参照

WAIS（ウェイス）：ウェクスラー成人知能検査（Wechsler Adult Intelligence Scale）。16歳以上を対象とする知能検査。「WAIS-IV」が最新版。── 056, 120

WISC（ウィスク）：ウェクスラー児童用知能検査（Wechsler Intelligence Scale for Children）。5歳から16歳11カ月までを対象とする児童用の知能検査。「WISC-V」は［第5版］で、最新日本版。「WISC-IV」は［第4版］。── 120, 474, 493

【あ】

アスペルガー症候群：知的発達や言語発達に遅れがないタイプのASD（自閉スペクトラム症、Autism Spectrum Disorder）。現在は、共通の特徴を持つひとつのスペクトラムとして、ASDという概念にまとめられている。── 039, 050, 077, 188, 211, 236, 255

一般雇用：一般的な雇用形態を指す言葉。制度として存在するわけではなく、「障害者雇用」との対比で使われる。—— 070, 375, 379, 389, 393, 406, 408, 415

【か】

学習障害：「読む」「書く」「計算する」など、学習に関連する特定の能力に困難がある障害。限局性学習症／限局性学習障害、LD、SLD（Specific Learning Disorder）ともいう。—— 028, 031, 050, 107, 132, 160, 170, 174, 180, 188, 272, 309, 319, 341, 451（第7章）, 535, 539

ギフテッド：突出した才能を持って生まれた子どもを指す言葉。—— 138, 341, 357

高機能自閉症：幼児期に言語発達の遅れを示すが、知的障害のない自閉症を指す。—— 051, 236, 255

広汎性発達障害（PDD）：DSM-4で使われていた「自閉性障害」などを含む概念。PDDは、Pervasive Developmental Disorderの略称。—— 144

合理的配慮：社会的障壁を取り除くための対応。障害者からの意思の表明に基づいて、個別に提供される。2016年に施行された「障害者差別解消法」のなかにも組み込まれている概念。—— 112, 132, 134, 335, 339, 381, 415, 464, 472, 479, 534

【さ】

視覚認知検査：大脳機能由来の機能を測る検査。視覚的形態を把握する視知覚、形態を記憶する視覚記憶を測る。—— 474, 492

自助グループ：同じ課題に苦しむ当事者が集まり、体験談を語り合うことで、課題の解決や克服を目指す集まり。アルコール依存症や薬物依存症、発達障害など、対応する課題はさまざま。—— 043, 502, 513, 516, 534

障害者雇用：自分が障害者であることを明かす雇用関係。採用する企業側には、障害者雇用促進法で定められた法定雇用率の充足につながるメリットがある。採用される側には障害者手帳が必要。—— 037, 281, 300, 375, 379, 389, 406, 413, 414

障害者雇用促進法：身体障害者、知的障害者、精神障害者を一定割合以上雇用することを義務づけた法律。障害者の雇用目標割合が「法定雇用率」として定められ、民間企業（従業員43.5人以上）の法定雇用率は2021年3月から2.3%以上。段階的に引き上げられており、2024年度からは2.5%、2026年度には2.7%になる予定。—— 291, 375, 382, 406, 414

障害者差別解消法：障害を理由とする差別の解消を推進する法律。障害者への合理的配慮の提供を行政機関や企業に求めている。—— 132, 381, 415, 472, 476, 534

障害者手帳：身体障害者手帳、療育手帳、精神障害者保健福祉手帳の3種の手帳の総称。障害や疾患があると認定されると、都道府県知事や市長などから交付される。いずれの手帳の取得者も、障害者総合支援法の対象となり、さまざまな支援策の対象となる。認定基準や運用方法は、自治体によって違いがある。
—— 098, 270, 318, 372, 374, 406, 412, 414

精神障害者保健福祉手帳：障害者手帳の1種で、精神障害があると認定されると、都道府県知事や市長などから交付され、さまざまな支援策の対象となる。発達障害を含め、精神疾患のために長期にわたり生活において制約のある人が対象。
—— 376, 412, 479

セルフアドボカシー（自己権利擁護）：障害や困難のある本人が、利益や欲求、意思、権利を自ら主張すること。—— 383

【た】

タイムスリップ現象：ASDの児童や成人が、昔のことを突然に思い出し、つい先ほどのことのように捉える現象。トラウマにおけるフラッシュバックと違い、楽しい記憶に対しても起こる。杉山登志郎氏が提唱した。—— 249, 264, 505

通級による指導：障害に応じた特別な指導を、通常学級に在籍しながら受けること。障害に応じた指導を受ける場を「通級指導教室」と呼ぶこともある。
—— 109, 169, 268, 271, 292, 314, 316, 318, 330, 435, 487, 535

定型発達：発達障害ではない多数派の人々の発達を指す言葉。—— 027, 043, 324, 458, 504, 513, 525, 536, 543, 557

ディスレクシア：発達性読み書き障害とほぼ同義で使われる言葉。発達性読み書き障害は診断名だが、ディスレクシアの場合、「読むことに困難がある」という症状を指すのに使われることもある。—— 356, 452, 455, 482

特別支援学級：小中学校等に設置された軽度の障害がある児童のための少人数の学級。—— 110, 169, 179, 268, 271, 314, 316, 318, 326, 346, 367, 435, 532

特別支援学校：障害のある子どもための学校。小中学校等に準ずる教育のほか、「自立活動」が行われるのが特徴。—— 169, 268, 292, 313, 316, 322, 326, 366, 435

【な】

二次障害：最初の障害から派生して、別の障害が生じること。発達障害の二次障害としては、うつ病や不安障害が多い。── 065, 086, 160, 175, 176, 199

認知行動療法：心理的問題を生ずる行動や認知の適応的変化を促す心理療法。認知の枠組みを修正することで、症状を 消失させるというアプローチをとる。── 527

【は】

発達障害者支援法：発達障害の早期発見や発達支援について定めた法律。発達障害者支援センターの設置についても規定する。2005年4月施行。2016年に改正され、「発達障害者の支援は、社会的障壁の除去に資することを旨と（する）」などの基本理念が追加された。── 518, 534

発達性協調運動症：協調運動が苦手な障害。「不器用」「運動が苦手」といわれることが多い。DCD（Developmental Coordination Disorder）ともいう。── 029, 031, 112, 151, 464

発達性読み書き障害：知能に問題がないとしても、読み書きに著しい困難を示す障害。学習障害（LD）の中核となる障害。── 036, 177, 183, 272, 304, 352, 451（第7章）

福祉的就労：障害者総合支援法が定める「福祉サービス」を受けて働くこと。「就労移行支援」「就労継続支援A型」「就労継続支援B型」などの種類がある。── 374, 406

【ら】

療育：治療的な要素を持たせた教育を指す。通常の保育や教育とは違い、障害のある子ども向けに特別に設定された教育的なプログラム。自治体が運営する児童発達支援センターのほか、民間の教室などがある。── 154, 184, 227, 236, 356

療育手帳：障害者手帳の1種で、児童相談所などで知的障害があると認定されると、都道府県知事や市長などから交付され、さまざまな支援策の対象となる。認定基準や運用方法は、自治体によって違いがある。── 100, 128, 270, 318, 323, 376, 412

参考文献

- 岩波明『発達障害』文春新書(2017)
- 岩波明『医者も親も気づかない 女子の発達障害－家庭・職場でどう対応すればいいか－』青春新書(2020)
- 岩波明『発達障害という才能』SB新書(2021)
- 岩波明「ユニークさは組織にもプラス」AERA 2022年12月19日号(構成:黒坂真由子)
- 宮口幸治『ケーキの切れない非行少年たち』新潮新書(2019)
- 宮口幸治『どうしても頑張れない人たちーケーキの切れない非行少年たち2－』新潮新書(2021)
- 宮口幸治/著　佐々木昭后/作画『マンガでわかる境界知能とグレーゾーンの子どもたち』扶桑社(2020)
- 宮口幸治『医者が考案したコグトレ・パズル』SBクリエイティブ(2020)
- 宮口幸治/原作　鈴木マサカズ/漫画『ケーキの切れない非行少年たち』新潮社(BUNCH COMICS)(2020)
- 宮口幸治『境界知能の子どもたち　「IQ70以上85未満」の生きづらさ』SB新書(2023)
- 高橋孝雄『小児科医のぼくが伝えたい最高の子育て』マガジンハウス(2018)
- 沖田×華『ニトロちゃん　みんなと違う、発達障害の私』光文社(2010)、光文社知恵の森文庫(2013)
- 沖田×華『毎日やらかしてます。アスペルガーで、漫画家で』ぶんか社(2012)
- 沖田×華『こりずに毎日やらかしてます。発達障害漫画家の日常』ぶんか社(2016)
- 沖田×華『こんなに毎日やらかしてます。トリプル発達障害漫画家がゆく』ぶんか社(2018)
- 本田秀夫『自閉症スペクトラム　10人に1人が抱える「生きづらさ」の正体』SB新書(2013)
- 本田秀夫『発達障害　生きづらさを抱える少数派の「種族」たち』SB新書(2018)
- 本田秀夫『学校の中の発達障害「多数派」「標準」「友達」に合わせられない子どもたち』SB新書(2022)
- 本田秀夫・日戸由刈/監修『自閉症スペクトラムの子のソーシャルスキルを育てる本　幼児・小学生編』講談社(2016)
- 中邑賢龍『育てにくい子は、挑発して伸ばす』文藝春秋(2017)
- 中邑賢龍・近藤武夫/監修『発達障害の子を育てる本　スマホ・タブレット活用編』講談社(2019)
- 中邑賢龍『どの子も違う　才能を伸ばす子育て 潰す子育て』中公新書ラクレ(2021)
- 鈴木慶太/監修『親子で理解する発達障害　進学・就労準備の進め方』河出書房新社(2016)
- 鈴木慶太・飯島さなえ/監修　TEENS執筆チーム/編著『発達障害の子のためのハローワーク』合同出版(2017)
- 借金玉『発達障害の僕が「食える人」に変わった　すごい仕事術』KADOKAWA(2018)
- 借金玉『発達障害サバイバルガイド「あたりまえ」がやれない僕らがどうにか生きていくコツ47』ダイヤモンド社(2020)
- 千葉リョウコ　宇野彰/監修『うちの子は字が書けない　発達性読み書き障害の息子がいます』ポプラ社(2017)
- 宇野彰　千葉リョウコ/漫画『「うちの子は字が書けないかも」と思ったら　発達性読み書き障害の子の自立を考える』ポプラ社(2020)
- 横道誠『みんな水の中　「発達障害」自助グループの文学研究者はどんな世界に棲んでいるか』医学書院(2021)
- 横道誠『唯が行く！　当事者研究とオープンダイアローグ奮闘記』金剛出版(2022)
- 横道誠『イスタンブールで青に溺れる　発達障害者の世界周航記』文藝春秋(2022)

- 松本敏治『自閉症は津軽弁を話さない　自閉スペクトラム症のことばの謎を読み解く』
  福村出版(2017)、角川ソフィア文庫(2020)
- 松本敏治『自閉症は津軽弁を話さない リターンズ』福村出版(2020)、角川ソフィア文庫(2023)
- 似鳥昭雄『運は創るもの』日本経済新聞出版(2015)

- アンデシュ・ハンセン/著　久山 葉子/訳『スマホ脳』新潮新書(2020)
- 宇佐見りん『推し、燃ゆ』河出書房新社(2020)、河出文庫(2023)
- 荻上チキ『いじめを生む教室
  子どもを守るために知っておきたいデータと知識』PHP新書(2018)
- カレー沢薫『なおりはしないが、ましになる』小学館(2021)
- 坂本光司『日本でいちばん大切にしたい会社』あさ出版(2008)
- ジョリー・フレミング　リリック・ウィニック/著 上杉隼人/訳
  『「普通」ってなんなのかな 自閉症の僕が案内するこの世界の歩き方』文藝春秋(2023)
- ジル・ボルト・テイラー/著　竹内薫/訳『奇跡の脳－脳科学者の脳が壊れたとき－』
  新潮社(2009)、新潮文庫(2012)
- せなけいこ『ひとつめのくに』童心社(1974)
- 高田裕美『奇跡のフォント　教科書が読めない子どもを知って
  ―― UDデジタル教科書体 開発物語』時事通信出版局(2023)
- 瀧靖之『「賢い子」に育てる究極のコツ』文響社(2016)、PHP文庫(2020)
- 東田直樹『自閉症の僕が跳びはねる理由』エスコアール(2007)、角川文庫(2016)
- 正岡子規『病牀六尺』岩波書店(1927)、岩波文庫(2022)
- 村田沙耶香『コンビニ人間』文藝春秋(2016)、文春文庫(2018)
- メアリアン・ウルフ/著　小松淳子/訳『プルーストとイカ
  ―― 読書は脳をどのように変えるのか?』インターシフト(2008)
- メアリアン・ウルフ/著　大田直子/訳『デジタルで読む脳 × 紙の本で読む脳
  「深い読み」ができるバイリテラシー脳を育てる』インターシフト(2020)
- 山本譲司『獄窓記』ポプラ社(2003)、新潮文庫(2008)
- 養老孟司『養老孟司特別講義　手入れという思想』新潮文庫(2013)
  ※『手入れ文化と日本』白日社(2002)を改題
- ヨシタケシンスケ/作　伊藤亜紗/相談『みえるとかみえないとか』アリス館(2018)
- ヨンチャン/原作・漫画　竹村優作/原作『リエゾン－こどものこころ診療所－』講談社(2020)
- リサ・パップ/作　菊田まりこ/訳『わたしのそばできいていて』WAVE出版(2016)

- 日本精神神経学会/監修　髙橋三郎・大野裕/監訳『DSM-5-TR
  精神疾患の分類と診断の手引』医学書院(2023)
- 髙橋三郎/監訳『DSM-5 鑑別診断ハンドブック』医学書院(2015)
- 日本精神神経学会/監修　髙橋三郎・大野裕/監訳
  『DSM-5 精神疾患の分類と診断の手引』医学書院(2014)
- 髙橋三郎・大野裕・染矢俊幸/訳『DSM-IV-TR 精神疾患の分類と診断の手引』医学書院(2002、新訂版2003)
- 髙橋三郎・大野裕・染矢俊幸/訳『DSM-IV 精神疾患の分類と診断の手引』医学書院(1995)

黒坂真由子

くろさか・まゆこ

編集者・ライター。埼玉県川越市生まれ。中央大学を卒業後、東京学参、中経出版、IBCパブリッシングをへて、フリーランスに。ビジネス、子育て、語学などの書籍を手掛ける傍ら、教育系の記事を執筆。絵本作家せなけいこ氏の編集担当も務める。日経ビジネス電子版では、本書のベースとなった連載「もっと教えて！『発達障害のリアル』」のほか、短期連載「養老孟司と『死にたがる脳』」などを担当。

発達障害大全

「脳の個性」について知りたいことすべて

2023年12月25日　初版第１刷発行
2024年 9月19日　初版第12刷発行

著者	黒坂 真由子
発行者	松井 健
発行	株式会社 日経BP
発売	株式会社 日経BPマーケティング 〒105-8308 東京都港区虎ノ門4-3-12

ブックデザイン	小口 翔平 + 畑中 茜(tobufune)
DTP	クニメディア株式会社
校閲	株式会社聚珍社
編集	小野 田鶴
印刷・製本	TOPPANクロレ株式会社

本書の無断複写・複製(コピー等)は著作権法上の例外を除き、禁じられています。
購入者以外の第三者による電子データ化及び電子書籍化は、私的使用を含め一切認められておりません。

本書籍に関するお問い合わせ、ご連絡は下記にて承ります。
https://nkbp.jp/booksQA

© Mayuko Kurosaka 2023
Printed in Japan

ISBN 978-4-296-20130-3